本专著受国家重点研发计划项目资助——基于"道术结合"思路与多元融合方法的名老中医经验传承创新研究（项目编号：2018YFC1704100）

郑燕飞 整理

王琦 著

王琦

医书精选

1

王琦中医理论与临床思维研究

U0129464

全国百佳图书出版单位
中国中医药出版社
·北京·

图书在版编目（CIP）数据

王琦中医理论与临床思维研究 / 王琦著；郑燕飞整理 . —

北京：中国中医药出版社，2022.12

（王琦医书精选）

ISBN 978-7-5132-7930-7

Ⅰ.①王… Ⅱ.①王…②郑… Ⅲ.①中医学—理论

研究②中医临床—研究 Ⅳ.① R22 ② R24

中国版本图书馆 CIP 数据核字（2022）第 223593 号

中国中医药出版社出版

北京经济技术开发区科创十三街 31 号院二区 8 号楼

邮政编码　100176

传真　010-64405721

北京联兴盛业印刷股份有限公司印刷

各地新华书店经销

开本 787×1092　1/16　印张 15.25　字数 294 千字

2022 年 12 月第 1 版　2022 年 12 月第 1 次印刷

书号　ISBN 978 - 7 - 5132 - 7930 - 7

定价　59.00 元

网址　www.cptcm.com

服 务 热 线　010-64405510

购 书 热 线　010-89535836

维 权 打 假　010-64405753

微信服务号　zgzyycbs

微商城网址　https://kdt.im/LIdUGr

官 方 微 博　http://e.weibo.com/cptcm

天猫旗舰店网址　https://zgzyycbs.tmall.com

如有印装质量问题请与本社出版部联系（010-64405510）

本专著受国家重点研发计划项目资助——基于"道术结合"思路与多元融合方法的名老中医经验传承创新研究（项目编号：2018YFC1704100）

第一课题组：名老中医经验挖掘与传承的方法学体系和范式研究（课题编号：2018YFC1704101）

内容提要

　　王琦教授致力于中医临床、教学、科研工作近50年，对中医理论与临床思维深有研究，本书主要论述了中医理论思维的重要性，阐释了中医理论思维的形式和特质、中西医理论思维之比较，指明中医理论思维存在的局限性和发展路向。其从自身临床与科研研究经历角度，探讨了解决中医临床思维的策略以及临床思维诊疗模式的构建，并从经方、名方、专方、小方、自拟方、辨体用方、主病主方等多方面、多层次、多角度阐明了中医思维与方药应用的关系，理论联系实际，层层深入，展现了理论对实践指导作用的思维图景。尤其是自从王琦教授担任973计划项目"中医原创思维与健康状态辨识方法体系研究"首席科学家以来，对中医原创思维进行了深入研究，并将一系列最新研究成果编写入本书，从思维科学的角度回答了中医未来发展走向等重大的、关键的科学问题，具有很强的学术价值。附录部分反映了相关科研课题、重大事件以及发表的文章，并收录了相关的珍贵资料。可供中医基础理论研究人员、临床医生及中医爱好者阅读。

前言

进入 21 世纪，知识、智力、智慧的重要性日益增长，思维对知识的产生，对智力和智慧的形成起着关键性的作用，人们对思维科学的关注也日益增强。思维科学已渗透到各学科领域，是科技领域具有战略意义的重大科学前沿之一，是各国科技竞争的制高点。钱学森在《关于思维科学》中说："思维科学的研究将孕育着一场新的科学革命，把人的知识、智力提高到前所未有的高度，这肯定又将是一场技术革命。"973 计划专家顾问组组长、中国科协名誉主席、第九届全国人大副委员长周光召先生指出："寻找自然科学规律，要在科学思维方法上做更多探索。""中国科学之所以缺乏原始性创新，与缺乏哲学思维有关。"中国哲学思维是在中国传统文化特别是中国传统哲学背景下形成的，有其自身的特点和底蕴，是坚持文化自觉、建设社会主义先进文化过程中，我国学术界特别是哲学界、理论界必须回答的、重大的、关键的科学问题。

中医药学作为中国传统文化中最为璀璨的瑰宝之一，是我国最具原始创新潜力的学科领域，具有丰富的内涵与科学价值。作为中医文化内核的中医思维不仅体现了中国传统思维，同时也促进了中国传统思维的研究和发展，是中国哲学的有机组成部分。我们在研究中医原创思维与中国哲学的关系时就请教了中国社会科学院学部委员、中国哲学史学会名誉会长方克立先生，他指出："中医是受中国传统哲学影响最深的一门具体科学，他的基本理论和思维方法可以说与中国哲学都有不解之缘，中医学是中国哲学的重要组成部分，如果没有中医学，中国哲学是不完整的。要了解中国哲学思维方式最有效的途径之一就是深入了解中医思维。"中医理论与临床思维是古医家在中国古代生产条件下，在传统文化和古代哲学的基础上，在中华民族的心理状态下，认识人体生命现象、征服疾病的过程中，逐渐积淀下来的思维方式和方法，是中国传统思维方式在医学领域的具体应用。可见，中医理论与临床思维对生命与疾病的认知是构成中医学理论与实践的关键所在，是中医学发展的内在规律。科学的发展史告诉我们，任何一门学科的发展都不能离开哲学，都必须采用一定的思维方式和方法，中医药学也不例外。但是近百年来，受西方思维方式及"科学主义"的冲击，中医药理论分化与新的学科体系逐步建立并不断完善，有关中医哲学思维研究严重滞后，其传承与发展受到了极大的制约和影响，亟需重新认识并努力发掘加以提高。卫生部副部长、国家中医药管理局局长王国强同志在 2010 年第十二届中国科协年会上指出：近年来，中医药学原创思维的内涵挖掘和发展不够，以中医药学原创思维为基础的理论和技术方法创新不够，没有取得重大突破；中医药的学术发展滞后，利用现代科技成果创新发展不够，即使利用了一些现代科技，但遵循中医药的原创思维、把握中医药的本质特征也不够。因此，他强调中医药学的发展要坚持中医药学的原创思维，在中医药学的创新发展中，把自身的原创思维作为理论创新与技术创新的前提，达到真正的中医药创新。

我从事临床、科研和教学工作近50年，其间经常思考一些问题：在一个医学群体中，他们有着同等条件，受过同等教育，然而在面对众多复杂的临床疾病、重大关键的科学问题研究方面，为什么有的人能应付自如，出奇制胜，因之名闻遐迩，有的人却困惑多歧，学术上未有突破，临床上甚至误诊误治，弄得门前冷落呢？此外，教学上，我们应该如何传道授业解惑，培养中医人，铸造中医魂？中医学历经2500多年发展至今，为什么还面临着诸多的困境……究其原因当然十分复杂，我想很重要的一点就是缺乏中医的理论与临床思维。长期以来，人们多习惯于对名医"经验""技术"的继承，而对思维艺术的探讨却少有顾及，到头来终难有长足的进步。高明的医术总是伴随着思维的技巧，如果单纯注重知识与技术的灌输或积累，当然谈不上应变力和创造力，也就是所学知识与技术不能真正"活化"。我于思考之余，发表了相关的文章，如《实践呼唤新的中医理论思维》《谈中医的理论与临床思维》《中医学鲜明的思维特点》等；教学上给研究生讲授《东方思维与临床研究十讲》课程，得到了学生们的广泛好评与热爱。如今，对优秀传统文化回归的思潮迭起，中医学作为中国传统文化的重要组成部分，对中医思维进行研究不仅是时代的呼唤，也是中医自身发展的需要。幸运的是，关于中医思维的研究已经引起我们国家的重视，国家科技部于2010年将"中医原创思维与健康状态辨识方法体系研究"纳入国家重点基础研究发展计划（973计划）中医基础理论重大研究专项之中，我很荣幸成为该项目的首席科学家，也深感责任重大。该项目的研究可以继承、弘扬、创新中医学重大的、关键的科学问题，保持其在新时代的不断发展，具有深远的意义。

著名哲学家拉普拉斯说："认识一位天才的研究方法，对科学的进步……并不比发现本身更少用处，科学研究方法经常是极富兴趣的部分。"思维被恩格斯誉为"地球上最美丽的花朵"，是人类科学研究中难度最大的领域之一，中医思维的研究更是如此。中医思维研究之路还很长，但意义重大，我们仍要坚持。我用在第十七次中国科学论坛上总结发言的一句诗歌作为结尾，"金秋香山叶正红，群雄聚首任纵横。中医思维接千载，此处风光大不同。"

王琦

2022年6月

目录

113   下篇　临床篇

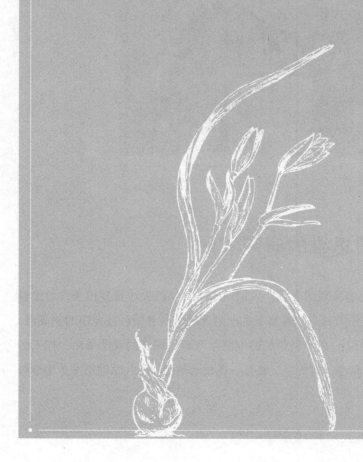

上篇

基础篇

第一章　中医原创思维研究

　　科学的发展史告诉我们，任何一门学科的发展都不能离开哲学，都必须采用一定的思维方法。中医学历经几千年的沧桑，成为至今唯一保存完整并不断发展的传统医学，究其原因，除中医学具有完整的理论体系、丰富而有效的治疗手段外，还得益于其具有独特的思维方式与方法。中医学脱胎于中国传统文化和古代哲学，具有独特的、自成体系的原创思维，是中华民族最具原始创新性的领域，研究中医原创思维与认知的理论体系和方法，对现代科学的发展将发挥重要的启示作用（图1-1）。

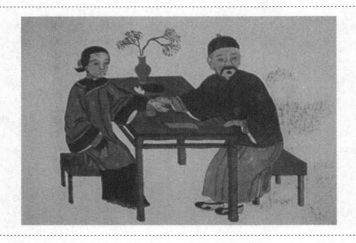

图1-1　清代诊病图

第一节　中医原创思维的研究背景

　　世界科学大格局正在发生着深刻的变化，人们对思维科学的关注日益增强，思维科学渗透到各学科领域，是科技领域具有战略意义的前沿课题，是各国科技竞争的制高点。钱学森在《关于思维科学》中说："思维科学的研究将孕育着一场新的科学革命，把人的知识、智力提高到前所未有的高度，这肯定又将是一场技术革命。[1]"原创思维是思维科

---

[1]　钱学森.关于思维科学［M］.上海：上海人民出版社，1986.

学研究最重要的一个层面。时代要求任何学科的发展必须具有原创思维。中医学是历代医家数千年来通过不断深入的观察与反复临床实践所总结的对健康与疾病的认识，是具有中国原创特征的生命科学，体现了中医学原创思维、原创成就与原创的优势。973计划专家顾问组组长、中国科协名誉主席、第九届全国人大副委员长周光召先生曾指出："寻找自然科学规律，要在科学思维方法上做更多探索。""中国科学之所以缺乏原始性创新，与缺乏哲学思维有关。""中医学有理论，中医理论是现象理论，一是指导实践，二是原创思维。"中医学脱胎于中国传统文化和古代哲学，是最具原始创新的领域，中医学要发展，必须从理论抓起；中医理论要发展，离不开对中医原创思维的研究。中医原创思维研究是中国传统原创思维在中医学领域的应用研究，是东方思维方式的再现，是继承、弘扬、传承、创新中医学的重大的、关键的科学问题。钱学森以其独特的睿智肯定了中医理论，并发现了传统中医的特殊价值，他在20世纪80年代曾发表极具鼓舞人心的预测："21世纪医学的发展方向是中医。"中国工程院王永炎院士指出："中医药学的原创思维与原创优势可引领21世纪医学发展的方向。"

中医药学正面临新的发展时机，科学技术的迅猛发展，自然科学与人文科学的交叉、渗透、融合，新兴学科的不断产生，不断增长的知识和海量数据库的涌现，分析工具和技术的发展为中医药等传统的基本原理、核心理论及关键技术的重大创新提供了方法和手段。世界科学，特别是包括生物医学在内的生命科学，出现了从分析向综合，从局部向整体的发展趋势，也使中医学的整体观念、天人合一的价值方法得以重新认识。在全球抗击SARS（严重急性呼吸综合征）期间，中医中药的神奇疗效让世人再次把目光投向这块中华瑰宝。在这样的形势下，中医要发展，就必须牢固地把握自身的学术主体性，研究积淀数千年的中医原创思维的内涵与科学价值，认识和掌握中医原创思维方式和方法，总结并提出中医原创思维模式，分析并指导中医家认识健康和疾病的思维规律，为进一步提高临床疗效做出贡献；并从最深层次上把握与世界对话的关系，解决在多态文化中自身命运问题。

目前关于思维和认知理论各国都很重视，投入了大量资金进行研究，我们国家也将思维和认知列为重点研究项目。中国传统原创思维是在中国传统文化特别是中国传统哲学背景下形成的，有其自身的特点和底蕴，是坚持文化自觉、建设社会主义先进文化过程中，我国学术界特别是哲学界、理论界必须但尚未圆满回答的重大的、关键的科学问题。因此，国家科技部于2010年将"中医原创思维与健康状态辨识方法体系研究"纳入国家重点基础研究发展计划（973计划）中医基础理论重大研究专项之中，以期继承、弘扬、传承、创新中医学的重大的、关键的科学问题，保持其在新时代的不断发展。

第二节 中医原创思维研究的意义[1]

思维科学是以思维为研究对象的科学，是当今世界前沿科学之一，已成为各国科技竞争的制高点。原创思维是思维科学研究最重要的一个层面。现今，在对创新要求更加强烈的时代，原创思维日益受到人们的重视。原创思维是一个国家和民族发展与进步的灵魂之所在。如果离开了中华民族的原创思维，就会失落博大精深的传统文化与民族精神。根植于中国传统文化的中医思维，是东方特色的原创性思维。研究和构建中医原创思维模式对中医学的发展具有重要意义。

中医原创思维模式是中医学认识自然生命现象，解决医疗实践问题的开拓性的、特有的、与众不同的、创造性的思维方式。要明白什么是中医原创思维，首先应该明确什么是中医学。"中医学是中华民族在长期医疗实践中，在中国传统文化背景下，逐渐形成的、具有独特理论和诊疗技术及养生保健思想与方法的医学体系，他以生物学为基础，与多学科相交融，与人文、哲学相渗透，有着丰厚的中国文化底蕴，是一门研究人体生命、健康、疾病的自然科学，并具有人文社会科学的特征。他是我国医学科学的特色，也是我国优秀文化的重要组成部分"[2]。鉴于此，中医学不仅具有自然科学属性，而且具有人文社会科学属性。其思维包含哲学思维与科学思维，是哲学和科学的统一。所以中医的原创思维模式是基于中医自然科学和哲学的背景条件下，对人体生命、健康与疾病认知与实践的根本思维方式，是在此思维方式指导下的生命观、健康观及其医疗实践知识体系，属于自然科学范畴与文化哲学范畴。因此，对中医原创思维的研究，既不能忽视中医原创思维的自然科学属性，也不能忽视他的哲学属性。不仅要回答其哲学层面的内涵，也要回答其科学层面的内涵，以揭示和还原中医原创思维的本质与特征。

一、阐明中医理论认知特点，实现理论飞跃

中医原创思维是中医学理论的核心。研究中医原创思维，涉及中医理论产生的文化背景、哲学基础、生成逻辑、认识论、方法论等方面，要作 2500 年来中医学术的寻根之旅，要回答其科学价值、科学原理，反映认识路线，寻求内在规律。可见，通过中医

[1] 王琦.中医原创思维研究的意义 [J].中华中医药杂志，2012，27（1）：140-141
[2] 王琦.论中医理论构建的基本原理 [J].世界中医药，2007，2（5）：267-271

原创思维内涵的研究，可以阐明中医理论认知特点，明确医疗实践活动的思维模式，进而审视自身局限，探讨如何实现与当前主流知识体系的对话，实现创造性的转化，构建未来的发展模式等问题，这些根本问题不解决，势必削弱自身的主体性，影响"卓然自立"。

任何自然科学要实现理论创新，必然首先要解决思维方法领域的问题，变革思维框架，创造性地提出问题和解决问题，从而不断向前发展。阐明中医原创思维的原理、特征与内在规律，对自身理论的丰富发展与创新将起到高屋建瓴的作用，必将促进中医理论实现又一次新的飞跃。

二、回应文化质疑，建立文化认同

近百年来，社会层面对中医的质疑之声不断，如俞樾的《废医论》，余云岫的"废除中医""改造中医"，陈独秀说："医不知科学，既不解人身之构造，复不事药性之分析，菌毒传染，更无闻焉。"[1]至今仍有不少学者称"中医是伪科学"。反省这种现象，其原因主要是"科学主义"盛行，用"科学主义"来定义中医；再者对中医药认识不足，如鲁迅、梁启超、傅斯年等一批著名学者对中医亦多有责难，竟连终身以维护中国文化的基本价值为己任的国学大师陈寅恪先生，也发出"中医有见效之药，无可通之理"之论[2]。从科学史出发，西方学者亦提出了一些观点，如爱因斯坦提出，为什么中国没有走形式逻辑＋实验的道路却形成了众多古代成就；而李约瑟则提出，中国古代没有形式逻辑，却取得了巨大成就，但是近现代科学体系依然没有在中国发生[3]。在他们的眼中，中医学似乎与科学无关。各领域学者先后对中医学提出众多质疑，产生了诸多负面的影响。因此，中医原创思维的研究，不仅是中医学自身学术发展的需求，也是回应中西方思想界、科学史界、哲学界、文化界一系列关于中国传统文化认同的难题。

中国传统文化是中医药理论的母体文化，解答这些命题，必须从中国传统文化及思维方式评价的研究入手。医学从来都是科学和人文的统一。中国的传统医学与现代医学是两种具有不同文化背景的医学，须从二者的概念、范畴、思维方式、研究方式、实践目标等方面进行比较，回答中西医对生命与健康的认识和理解，并以共同的价值理念，建立现代文化认同。

[1] 中国中医药报社.哲眼看中医[M].北京：北京科学技术出版社，2005
[2] 陈寅恪.吾家先世中医治学：寒柳堂集[M].上海：上海古籍出版社，1980
[3] 英·李约瑟.科学思想史：中国科学技术史[M].北京：科学出版社，1990

三、审视原创性思维，为当代思维科学提供借鉴

原创性思维是解决科学难题、推动社会进步的核心动力。有人对百年诺贝尔奖得主的思维模式进行分析，结论是他们都具有原创性思维，能够从思维方法的更高层次来提出问题、研究问题、分析问题和解决问题。因此，创新性思维方法被认为是预示了21世纪科学发展特征的新的复杂性科学[1]。在当今思维科学跌宕的潮流中，人们开始重新认识多元文化及多元思维方式，回眸注视东方思维。而中医学是东方思维领域中博大精深的理论体系，具有独特的思维特征，是具有东方文化特色的原创性思维，通过对中医原创思维的研究，能够为当代思维科学的发展提供借鉴。

医学界普遍认为，还原论与整体论是两种不同的思维方法，而西方医学以还原论为根本方法，中医学以整体论为根本方法[2]。还原论与整体论是两种不同的科学研究方式，他们涉及科学范式的理解问题，涉及科学研究的多元化问题。毋庸赘言，在中华文明和中医学中，整体论思维原则的秉持与实践彰显了其独特的优势。重新审视中国传统文化的思想内涵、科学形态、科学方法以及中医原创思维研究作为科学思想的前沿意义和对推动科学革命的重要意义。

第三节　中医原创思维的文化背景与哲学基础[3]

任何一门学科理论体系的形成都离不开历史文化的深厚积淀，都始终渗透着自然科学的哲学思想。中医学在形成发展的过程中，不断吸取古代思想文化的知识成果，与儒家文化、道家文化、佛家文化等多种文化形态交融渗透，互为影响。同时，中华传统文化的哲学思想的世界观和方法论，为中医学提供了直接的理论指导规范和智慧启迪，奠定了中医原创思维的理论框架，并指导着中医学的发展。

一、文化背景

文化背景指沟通主体长期的文化积淀，即沟通主体较稳定的价值取向、思维模式、

［1］郝凤霞，张春美.原创性思维的源泉——百年诺贝尔奖获奖者知识交叉背景研究［J］.自然辩证法研究，2001，17（9）：55–59

［2］杨裕华，解力.中西医学特点差异及中医学复杂巨系统的探讨［J］.现代中西医结合杂志，2008（30）：4697–4699

［3］王琦.中医原创思维的文化背景和哲学基础［J］.中华中医药杂志，2012，27（8）：2120–2122

心理结构的总和。[1]文化是思维的轨迹。人类社会的一切文化现象，都是人类思维活动的产物。中医原创思维的产生具有深厚的文化背景，其形成和发展，与各个历史时期的文化背景密切相关。从中医原创思维的理论学术体系形成与发展的历史来看，尽管在不同历史时期吸收了不同的文化科技成果，但易学、道学、儒学作为其文化母体始终未变。

易学是中国传统文化的重要组成部分。《四库提要》谓："易道广大，无所不包，旁及天文、地理、乐律、兵法、韵学、算术，以逮方外之炉火，皆可援易以为说。"《周易·系辞上》曰："一阴一阳之谓道。"《周易·说卦传》言："立天之道，曰阴与阳；立地之道，曰柔与刚；立人之道，曰仁与义。"认为阴阳是一切事物变化的根源，显示从宏观上把握事物的智慧，反映了古代阴阳思想的最高范畴。此外，易学以气化理论去说明天地万物的生成、天象物候的变化和人体生理病理现象；以"天人合一"思想，把握人与自然的和谐；以人文与科学的互动形成独特的意境……脱胎于中国传统文化的中医学，在以易学思想为学术源头的中国古代文化背景下，渗透着易文化的思想。如《素问·阴阳应象大论》指出："阴阳者，天地之道也，万物之纲纪，变化之父母，生杀之本始，神明之府也。"说明世界万物的变迁与演化是阴阳运动的结果，以整体运动的思维来看待世界和事物，这与《易经》将阴阳作为一切事物变化的根源相一致。"象数"是《周易》认识纷繁世界的门径和演绎其学理的工具，中医学也强调"象数"，应用"象数"思维方式探索生命规律，按"象"的类和属性推理，认识未知事物，形成了五脏六腑之象、经络之象、色象、脉象、疾病证候之象等，建构了生理、病理、诊疗等体系。《易经》以阴阳二气"交感相与"看待生命不断生灭的流变过程。中医学亦认为"气"是维持协调世界万物有机联系的中介，客观世界和人体都是通过气的作用而保持动态平衡。可见，中医学理论思维的构建始终渗透着易文化的思想。

"道"是中国传统文化的核心理念。老子最先把"道"看作是宇宙的本原和普遍规律。他认为，天地万物都由"道"而生。"有物混成，先天地生。寂兮寥兮，独立而不改，周行而不殆，可以为天下母，吾不知其名，字之曰道。强为之名曰大，大曰逝，逝曰远，远曰反。"（《老子·二十五章》）《道德经》曰："道生一，一生二，二生三，三生万物。"（《老子·四十二章》）说明万物从"道"演化而生，与"数"紧密相连。道与万物皆一的气，作为构成物质的基础，尽管有天道、地道、人道之分，然皆以此为统一性，坚持整体的演进与流变。孔子认为"吾道一以贯之"，从而体现了普遍存在的价值。"道"既具有抽象于实体的属性，又有物质属性。《论语·里仁第四》"子曰：朝闻道，夕死可

---

[1] 沈国芳.不同文化背景下儿童冲突解决的策略［J］.小学科学（教师论坛），2012（3）：137

矣"。"道"可通过事物的表征而体现出来，故谓："候之所始，道之所生。"（《类经·五音建运图解》）《黄帝·内经》论道达 269 次，说明对道的重视。

由上可知，"道"是世界万物产生的根源及其运动变化的规律，道一方面用以解释、说明世界上各种不同的现象，另一方面道以世界的整体联系为对象，扬弃了彼此分离而呈现了内在联系，其所论述的是高层次的动态规律，故"形而上者谓之道，形而下者谓之器。"（《易传·系辞》）因此，在中国传统文化中，以动态功能之象为事物之本，重视规律的道。

儒家文化一直作为中华传统文化的主干，其思想对中医学亦产生了深刻的影响。纵观中医学发展每每与儒家相呼应；其学说也与儒学相贯通，如先秦时期，孔学自成一家，医学初具体系；汉代儒家显学地位确立，与此同时，标志中医基础理论形成的《黄帝内经》等著作成书；而两宋理学兴起，受"格物穷理"启发，医家则探本究源，视医学为"吾儒格物之学"（《本草纲目》），有力推动了中医学的发展；到金元时期，医家竟斥古方，至此医学流派纷呈；清时复古，医家承之。儒文化对中医学形成和发展的重要性由此可见一斑。

中庸之道是儒家的世界观和方法论，是儒家思想的核心。儒家思想的基本内容和核心理论，即"中和"思想也不可避免地为中医学所接受和吸纳。"中庸之为德也，其至矣乎"（《论语·雍也》），任何事物都有一定的度，适度就是中庸。"过"与"不及"都没有把握好事物的度。中医学最重要的原则之一是整体观念，强调天与人、自然与社会以及身体与精神作为和谐统一的有机生命整体存在，协调人与环境、社会、自然之间的动态平衡关系等，均属"中和"思想。"中和"思想自始至终贯穿于中医的理、法、方、药中的各个层面，如《素问·生气通天论》言："因而和之，是谓圣度。"《素问·至真要大论》："谨察阴阳所在而调之，以平为期。"

中医原创思维的产生离不开文化背景的深刻影响。特别是在先秦时期，由于思想上的空前解放和学术上的空前活跃，使上古时期的文化积淀得以完整的保留了下来，并影响到自然科学的各个领域和各个层面，中医的原创思维也正是在这样的历史和文化背景下形成的。

二、哲学基础

哲学是文化的核心和灵魂。中医学产生于中国传统文化的大环境中，在这一文化体系中，中国古代的哲学思想在影响、渗透和参与构建中医学理论的过程中起到关键性的作用。中医原创思维的形成和发展，离不开中国哲学的熏陶和影响。中医学的"气""阴阳""五行"等内容均来源于古代哲学,古代医家将其结合到医学领域中来,演绎成为医学内涵,成为中医理论体系架构的基本要素,并逐步演化为中医原创思维的理论基础,成为中医认识和治疗疾病的重要哲学方法论。如果离开了中国哲学去谈论中医,就不可能揭示中医原创思维的内涵与特征。

气,是构成天地万物最原始、最精微的物质基础,是中国古人用于表达世界万物本体的最基本的哲学范畴。古代哲学善于从概括的角度研究和阐释"气",认为"气"构成了天地万物,是独立于人的意识之外的客观存在,侧重于对"气"物质性的阐释。如西周太史伯阳父以阴阳二气的互动解释地震现象,将"气"上升为中国哲学基本概念。张载《正蒙·太和篇》认为:"太虚无形,气之本体;气聚则离明得施而有形,气不聚则离明不得施而无形。"中医学引入古代哲学气的概念,接受气为万物本原,并加以运用,认为气对人的生命活动有重要的调控作用,用气的一元论思想阐明整个物质世界的统一性,并且把气视为物质与功能的统一体,从生命活动的复杂性出发,解释人和自然的关系以及人体生理、病理变化规律,成为贯穿于整个中医理论体系的核心范畴。如《素问·宝命全形论》说"天地合气,命之曰人"。张景岳《类经附翼·医易义》中谓:"乃知天地之道,以阴阳二气而造化万物;人生之理,以阴阳二气而长养百骸。"气是中医哲学与医学最本质的结合,是中医学中最重要的范畴之一。中医将气的这一属性用于解释人的构成,肯定了生命的物质性。

阴阳是中国古代哲学的基本范畴,他把世界所有事物或现象分解为阴阳两个方面。这两个方面相互对立又相互依存,相互制约,又在一定条件下相互转化,成为一切事物运动的根本动因和规律。阴阳学说是中医理论体系的思想方法和指导思想,又是中医学术领域中具有本学科特点的具体的学术理论,中医学将其作为观察疾病、分析疾病、治疗疾病的方法论。阴阳学说包括阴阳交感、对立制约、互根互用、消长平衡及其相互转化等内容,他是从不同角度来说明阴阳之间的相互关系及其运动规律。如阴阳学说对立统一观认为事物之间或各事物内部虽然是对立的,但又是统一的,如果离开统一性,事物将不复存在,阴阳双方相辅相成,这样事物才能在运动中求发展。《周易·系辞上》说:"刚柔相推,变在其中矣。"中医学继承了阴阳对立统一的观点,并且根据人体生理、病理实际情况,丰富和发展了阴阳的辩证关系。《素问·阴阳离合论》就说过:"阴阳者,数之可十,推之可百,数之可千,推之可万,万之大,不可胜数,然其要一也。"说明阴阳无处不在,任何事物都有阴阳,蕴含中医象数思维和类推思维的内涵。如《素问·宝命全形论》说"人生有形,不离阴阳。""在内者,五脏为阴,六腑为阳;在外者,筋骨为阴,皮肤为阳。"(《灵枢·寿夭刚柔》)说明人体一切形质结构,既是有机联系的,又可以划分为相互对立的阴阳两部分。阴阳学说重视阴阳的消长平衡,阴阳消长是阴阳运动的形式，阴阳消长在一定范围内，则取得动态平衡。这种相对平衡对自然界和人类都是至关重要的，如果没有这种相对平衡，矛盾总是处于不停地运动和相互转化之中，那么物质世界将是瞬息万变，就不可能有相对稳定的物质形态，生命现象显然也就不可能存在。《素问·至真要大论》说："谨察阴阳所在而调之，以平为期。"治病必须探求阴阳变化的观点，反应了中医运用阴阳理论进行辨证施治的主要特点。可见，阴阳学说渗透到中医学领域，对中医原创思维的形成和发展产生了深刻的影响。

五行学说是研究木、火、土、金、水五行的内涵、特性和生克规律，并以五行特性为依据归类自然界及人体多种事物和现象，以生克制化规律阐释宇宙万物之间相互关系的中国古代哲学。五行思想之所以能上升到哲理的高度，乃是因为古代哲学家在传承这个思想的过程中，力求以五行模式来观照各种各样的事物。古人应用取象比类法，将自然现象等与五行相配，如北方寒冷，似水润下，故北方属水，南方炎热，似火炎上，故南方属火等。《黄帝内经》七篇大论提出了运气学说，运气学说是五行学说的进一步发展，运气学说的核心思想是气象、物候、病候一体观。沈括《梦溪笔谈》在对五运六气的认识上，认为人是在天、地、时、日、月、星、辰这样一个大系统中开始了他生命的运动，认为可以通过五运六气的变化来预测人体疾病的变化过程。更重要的是，五行学说致力于揭示事物之间的关系和作用，以及由此引起的运动变化，成为分析、归纳各种事物和现象的属性及研究各类事物内部相互联系的一种认识论和方法论。五行之间存在着动态而有序的相互资生（相生）和相互制约（相克）的变化。如《文子·自然》言："金、木、水、火、土，其势相害，其道相待。"相生相克的结合，共同维持着五行系统的动态平衡和相对稳定，以推动事物的生化不息，即"制化"。可见五行既是概括抽象，又是万物实体；既是万化之象，又是一元之气。五行中医学从整体联系的角度来认识人体及疾病现象，把五行学说应用于医学，"五行"由物质发展到物性，再由物性发展到符号，把复杂事物纳入到五行系统，如在分析人体疾病的发生及五脏病变的传变和相互影响，主要通过五行的子母相及和生克乘侮来阐释，五即五种物质，"行"指这五种物质的运动变化，其间的联系则由"气"作为中介。《素问·玉机真脏论》说"五脏皆受气于其所生，传之于其所胜，气舍于其所生，死于其所不胜。……肝受气于心，传之于脾，气舍于肾，至肺而死"。从系统结构的观点解析人体，不仅认识到动态信息分类作用，更显示了一些重要的规律和原理。五脏系统的建立、五脏病机传变的辨析、治则治法的确立等，都与五行理论有直接的联系。

气、阴阳与五行学说是中国古代唯物主义认识世界的哲学依据，他在自身完善成熟的过程中不断向当时的医学领域渗透，贯穿于中医理论体系的各个方面，构建了自身独特的认识论和方法论内涵，促进了中医原创思维的形成与发展。

第四节　中医原创思维的认识论与方法论

科学史告诉我们，任何一门学科的发展，都不能离开哲学，都必然采用一定的认识和方法，而方法的性质对于所产生理论的特点和实质往往具有很大的制约作用[1]。中医原创思维源于中国传统文化和古代哲学思想，具有独特的认识论和方法论特点。因此，理解和把握中医原创思维的认识论和方法论特征，有助于对整个中医学术体系的科学性和深刻内涵的了解和认识。

一、认识论

认识论是探讨人类认识的本质、结构，认识与客观实在的关系，认识的前提和基础，认识发生、发展的过程及其规律，认识的真理标准等问题的哲学学说。中医原创思维具有自身独特的文化认知特点，不仅有本体论的内涵，又有认识论的探讨，属于科学和哲学的范畴，其主要包括：以整体关联的视角认知自然生命；虚实互见、多态模式的思维认知；关系求衡的思维认知。

（一）以整体关联的视角认知自然生命

中医学的整体观认为，一切事物都是相互联系的，一切互相依存、相互为用的个体都不能把他从整体的关系中割裂出来而单独加以理解和定义。归纳起来，主要有以下特点：

一是提倡自然生命本质，以不破坏生命的自然状态为整体，保持生命体的完整性，蕴含混沌科学思想。如庄子认为整个宇宙是完整混一的，强调道法自然，坚守自然，如果破坏其自然状态的完整性，丢弃混沌思想，则将重蹈《庄子·应帝王》的故事[2]。中医学认为人体各个脏腑组织器官都是相互协调合作的，是整体生命机能不可分割的一部分。机体的任何功能活动，都是建立在与其他功能活动相联系的基础上，人体内部阴阳气血变化与外在信息态势即"象"是整体的、联系的、一致的。因此在分析人体的生理病理时，采用"视其外应，以知其内脏"（《灵枢·本脏》），"司外揣内"，以表知里，以象测

---

[1]　刘长林.内经的哲学思想和中医学的方法［M］.北京：科学出版社，1982

[2]　庄子在书中写道：南海的帝王名叫倏，北海的帝王名叫忽，中央的帝王名叫混沌。倏和忽常常到混沌的境地里相会，混沌待他们很好。倏和忽商量要报答混沌的美意，他们认为"人都有七窍，用来看、听、饮食和呼吸，唯独他没有，我们试着替他凿开吧。"于是，一天凿一窍，等到了第七天七窍凿成，混沌也死了。

脏的方法，通过外在之"象"测知人体内在脏腑气机的运动状态，内外合一，体现了生命整体统一性。

二是重视人与外部世界的联系的整体，即"天人相应观"。"气为本原"的内涵说明气是构成天地万物（包括人类）的本原，是联系万事万物的中介，说明人体与外界自然环境具有广泛的联系性，强调人与自然息息相关；同时说明，人与自然界有共同运动的规律，体现了生态医学、生态调节思想，即天人合一的整体观——中医学特别注重天地与人二者关系的有机协调，强调顺应自然，人与自然的统一，即"天人合一"的自然观思想。《黄帝内经》有"生气通天"说，即以阴阳二气为中介说明人与自然密切相关，其构建的医学体系和基本指导思想，一开始就将人类的生命、生息、健康和疾病置于生存环境之中，体现环境制约思想和生态医学的意义。表明中医在认识生命现象，认为生命体内部以及生命体与宇宙自然之间通过"气"而存在着能量与信息交换。

三是形、气、神是统一的整体，相互依存，相互为用。"形以气充，气耗形病，神依气住，气纳神存"（《素问病机气宜保命集》），"形与神俱"等都显示了形、气、神三者整体性的特征，形、气、神三者是相互依存、相互为用的统一整体，体现了形、气、神三位一体的生命观。

四是强调时间要素的整体。物质存在和变化不仅有空间形式表现出来的解剖形态，而且有时间形式表现出来的运动过程，如《灵枢·本输》言："此四时之序，气之所处，病之所含，藏之所宜。""月始生，则血气始精，卫气始行，月郭满，则血气实，肌肉坚；月郭空，则肌肉减，经络虚，卫气去。"（《素问·八正神明论》）说明人体生理病理与时间的对应关系，是中医应象思维的具体表现，强调生命时相性，生命周期性，重视生命的过程、节律和节奏，藉以认识脏器法时，即生命节律和病应四时、日月等生命特征。

五是注重组合分析的整体恒动观。中医原创思维理论具有系统的人体生命活动功能信息学的质态基础，其把复杂的人体生命现象当作整体来研究，由此把握整体生命动态信息，注重在不同层面、单元之间的连接和组合方式。中医理论的这种整体恒动观贯穿在中医学的生理、病理、诊断、防治等各个方面。如在辨证上重视脏腑之间病变的影响，对患者形体、当时反应状态以及所处的自然环境进行综合分析，决不孤立地看局部病变，并且以整体联系的生理病理观直接指导治疗。

（二）虚实互见、多态模式的思维认知

人的生命与疾病现象是一个复杂的巨系统，既有实体的形态结构，又有抽象的功能状态；既有生物学的内容，又有自然、社会的内容。因此中医学对复杂事物的认识，既表现为理论思维的高度抽象，又反映实体描述的含义，是理论抽象与实体概念的综合，

从而体现对人的生命现象有多态模式的思维特征。从生态学意义上表述，自然界是人类生存的基本条件。在脏腑生理上，中医藏象学约有五个理论模型，一是解剖学模型即实体观察描述模型，中医对人体不仅有功能表现方面的认识，而且也有形质结构方面的理解。如《黄帝内经》对五脏实体、张力硬度，六腑大小形态，血脉长度等均有表述。《灵枢·胃肠》还记载了解剖实例，指出人体食道长度与大小肠长度比例约1∶35，与现代解剖测量结果相近似。二是在象数思维影响下形成的方位数学模型，如《素问·金匮真言论》《素问·天元纪大论》阐述了河图数与脏腑的关系。《灵枢·九宫八风》依洛书格局配布脏腑和四时方位，根据五行生成数、九宫数赋予五行方位和生成数概念等。《黄帝内经》运气七篇大论中亦载有五行生成数、九宫数并阐述五脏系列和四时、四方关系的定位，而其生成数则是指导治疗的重要理论依据。三是时间节律模型。"六节藏象"以人之六脏六器与一年时间节律的天地时序三阴三阳六节相应；"脏气法时"则言人的脏腑功能在一年四季功能各有旺衰，而且具有周期性变化，其所论述的生命节律和疾病应四时日月等生命现象特征是人类对生物节律的早期发现；治疗上宜"因天时而调血气"，正确地测定时间才能调理好气血，才能进行正确地治疗。四是全息关系模型。主要以五行理论体现形体结构，除以五行分别归类各个脏腑及脏器相关联组织外，还运用五行生克乘侮理论阐述人体生命活动和病理表现以及藏泻、动静、升降等生命活动形式，不是单纯概括形态学上的五脏，而是从"象"的功能出发来认识和把握事物，是从整体上、功能上来认识人体生理和病理的一种功能属性、功能关系的象思维模型，说明人体各脏器在正常或病理情况下是相互联系、相互制约的。五是五神脏模型。《黄帝内经》认为神、魂、魄、意、志五种思维情志活动与人之五脏有内在联系，据此提出了情志活动与五脏相关的生理、病理、诊断、治疗等理论。

中医藏象学的五个理论模型是在中医原创思维理论影响下形成的，呈同源同质甚至同构的关系，都是从思维的角度对人体生命的高度概括，只是有的偏于表形质实体，如实体观察描述模型；有的偏于表关系，如全息关系模型；有的偏于表时间，如时间节律模型；有的偏于表数理，如象数思维影响下的方位数学模型，其蕴涵着自然、社会环境、五脏、气血、阴阳等多个层面、多因素影响人体的整体状况，呈现出虚实多态的思维模型特征。

在病因学上，其一是基于临床实践的理论思维。如高世栻论"正气虚为发病之源"（《医学真传》）；其二是基于"气"的物质属性的病因。如吴又可论"戾气"是天地间具有传染性的某种物质（《温疫论》）等。在治疗思想上，其一是体现理论思维的治则治法，如扶正祛邪，急则治标、缓则治本及汗、吐、下、和、温、清、消、补八法等；其二是针对病因或包括手术在内的局部病灶的直接治疗，如《后汉书》记载华佗施行腹腔手术。

在疾病预防方面，从理论思维上提出"圣人不治已病治未病"（《素问·四气调神大论》），就是惜生命重养生，防患于未然，以维护健康作为医学的主要功能与目标。在形质实体研究上，如对天花的预防从服食牛虱到人痘接种，体现了人类免疫学的早期成果。

（三）关系求衡的思维认知

中医学是关系调控思维，是以关系为中心的思维方式，注重事物彼此间的联系。如五行学说在中医学的运用中，首先是将五脏归属于五体，建立了以五脏为中心，联系所属的五体、五官、五志等，从而把机体各部分联结在一起，体现了人体的整体观及人体与外在环境之间相互联系的统一性，而这种联系又具有层次性和结构性。还有阴阳互根互用、消长平衡的关系，生理与病理间的关系，五脏与六腑间的关系，脏腑与经络的关系，经络的表里关系，方药的配伍关系等，用关系调控思维来认识人体生命现象。再则，中医学强调关系的协调，其自然观、生命观、健康观以及诊疗旨趣的调节平衡思想无处不在，把握了关系的平衡范畴就展开了他的多维性、多面性。《黄帝内经》称健康人为平人，如《素问·调经论》言："阴阳匀平，以充其形，九候若一，命曰平人。""阴平阳秘，精神乃治。"（《素问·生气通天论》）若阴气平和，阳气固密，阴阳平衡协调，则身体健康，精神愉悦，这也是古人对健康观的诠释。在发病的认识上，《素问·经脉别论》："生病起于过用。"就是因为"过用"，超越了常度，而导致疾病的发生。在治疗原则上，"谨察阴阳所在而调之，以平为期"（《素问·至真要大论》）是中医学防治疾病的主导思想，调整机体阴阳失衡是中医治疗疾病的基本原理。"疏其血气，令其调达而致和平"（《素问·至真要大论》），"求其所属"（《素问·至真要大论》）等作为基本法则达到"治病求本"，实现疾病向健康转化。《素问·至真要大论》"寒者热之，热者寒之……适事为故"，体现了平衡调节的思想。中医在养生方面也提倡平衡的观念，如《灵枢·本神》"故智者之养生也，必顺四时而适寒暑，和喜怒而安居处，节阴阳而调刚柔。如是则僻邪不至，长生久视"。

受中国传统文化的影响，中医学在医疗实践过程中逐渐形成了独特的观察、认识和研究人体生命现象和疾病规律的视度与价值观，在整体动态观、多态模式思维认知、关系求衡理念的认知思路和方法指导下，体现了中医原创思维的认识论内涵，形成了中医独特的自然观、生命观、健康观和养生观。

二、方法论

方法论，是人们认识世界、改造世界的一般方法，是人们用什么样的方式、方法来观察事物和处理问题。方法论是普遍适用于各门具体社会科学并起指导作用的范畴、原则、理论、方法和手段的总和。中医方法论，就是要告诉人们用什么理论和方法来解决中医的理论和实践问题，其主要包括司外揣内、活体取象的认知方法，实体求证以及内求体悟的认知方法。

（一）司外揣内、活体取象的认知方法

中医学对人体生理、病理及疾病的认识，一直以活体生命现象作为研究的主体，并在此基础上进行理论思维抽象，从而有很多独特发现。以"象"为生命与疾病信息链的认知模式。在中医学里，"象"被理解为"动态、客观、真实地"折射内部机能的状态。中医理论重要的思维特点，是以表知里，这是一种通过观察表象去理解体内变化的方法。英国科学家李约瑟曾指出："经脉与内脏有联系堪称中世纪中国在生理学方面一大发现，因为他已经涉及了今天称作内脏－皮肤反射作用的问题。""象"不是孤立存在的，而是互有连接、有序的"信息链"。"一脏、一腑、一体、一窍"构成了一个系统，如肝在体为筋，开窍于目，其华在爪，在液为泪，在志为怒，这一系列的"象"是相互联系的，共同反映机体内在的状态信息。全息藏象提出人体某一局部有全身缩影的全息特征，如按五行藏象系列之面部色诊全息（《灵枢·五色》），眼诊之五脏全息（《灵枢·大惑》《灵枢·五色》），耳穴有体病之全息（《灵枢·厥论》《灵枢·五色》），舌诊之脏腑全息（《灵枢·经脉》《灵枢·五色》），寸口脉之全息（《素问·五脏别论》《素问·脉要精微论》）等。经络现象的发现也是通过把握人体活体信息观察，把一些穴位连成经，或据以往的特性推出经上孔穴的功能，根据穴位的特性又配以相应的脏腑而逐步形成的。临床上，具有不同特征的信息条目间相互关联，这些信息包括时间和空间信息、生命和疾病信息、线性和非线性信息、局部和整体信息以及反馈信息等。通过四诊采集到这些信息，再将其融合便形成一条完整的信息链，得出疾病诊断。

（二）实体、求证的认知方法

中医学理论体系在其构建中，同时也注重实体与求证，实体求证也是中医理论体系重要的思想方法之一。在生理认识上，把人体解剖作为认识人体的重要途径。《灵枢·经水》说："若夫八尺之士，皮肉在此，外可度量，切循而得之；其死可解剖而视之。其脏之坚脆，腑之大小，谷之多少，脉之长短，血之清浊，气之多少……皆有大数。"《素问·痿论》《素问·脉要精微论》《灵枢·肠胃》《灵枢·九针》等皆有关于人体解剖知识的描述。可见，通过解剖，对五脏的质地、六腑的容积、经脉的长短以及动静脉的情况均已有所了解。古人对形体、骨骼、血脉、筋膜等均有度量，在《素问·通评虚实

论》中称为形度、骨度、脉度、筋度，这种思想路线从中医学理论构建起始到漫长的发展过程中从未中断，如解剖学自《黄帝内经》以后，北宋时期出现了最早的人体学解剖图谱——《欧希范五脏图》与《存真图》，表明 11 世纪以前中国解剖处于世界领先水平，直到清代王清任仍投身人体解剖的观察研究，提出"业医诊病，当先明脏腑"。这些直观的解剖和度量方法，体现了通过实证认识世界的思维与方法。在对疾病的认识上，也是不断求证的探索过程。通过长期对不同疾病的表现及不同病理损害的观察，中医将疾病的归纳为 3 个表述层面：一是功能状态改变，如梅核气、郁病、痞病、伤湿、疰夏等；二是形质改变，如鹤膝风、瘰病、瘿病、疮疡丹毒、瘘疝等；三是脏器损伤，如肺痈、肺痿、肠痈、肠覃、石瘕、卒中、鼓胀、血臌等。中医病名 3900 余种，大多反映了古人求证的认识过程。在药物分类及功效的认识上，运用了观察方法、实验方法进行实证。如本草名著《本草品汇精要》《本草纲目》采用实物观察与实地观察及动物解剖等方法进行药物分类，通过人体实验进行药物气味功效的确定。

（三）内求体悟的认知方法

中医学在特定的历史条件下形成了许多独特的思维方法，而内求体悟是中医认识人体生命现象重要的认知方法之一。象的思维，属于理性上的悟觉思维，讲求融通，反映象的流动与转化。气本体论的产生，可以使人类的认识和实践逆常识而行，"损之又损"（《庄子·知北游》），向内而求，返观内视。李时珍在《奇经八脉考》一书中说到，"经络者，内景隧道，唯返观者能照察之"，对经络的本质做了明确的说明，认为脏腑内景和经络隧道，只有通过某种锻炼和修养的人，才能内视（返观）体察认识到，其透过功能现象认识经络的本质，从"象"内视"玄览"到体内微弱信息即气的变化。《圣济总录》中亦指出"闭目内视，五脏历历分明，知其所处，然后五脏可安……视表如里，亦能驱五脏之神，为人治病"，即通过对活的人体各种外在生命征象的观察，内视经络、脏腑等气机的变化，从而进行诊疗疾病。中医利用气功修炼法来开化悟性，即强化精神，提升主观认知能力，以期能达到"以近知远""俱视独见"的境界，这都是内求体悟认知方法的具体体现，是气本体论在沟通主客的同时，将中医方法引向主观内求，直觉心悟之路的。因此，气本体论的形成决定了内求体悟的认知方法的产生。成中英在谈到中国哲学的思维结构时说："中国哲学的源头上重视综合直观、直觉与体验的本体思想。""是一种纳本体体验于认知之中的思维方式，中国式思考是本体境界体验性的。"[1]成氏关于中国传统哲学方法的见解，言中了中医思维方法的特点，道出了内求体悟产生的渊源。

在中国传统文化的模塑下和长期的临床实践过程中，中医学形成了认识人体和诊治疾病的独特方法，以司外揣内、活体取象，实体求证和内求体悟的认知方法构建和形成了中医原创思维的方法论内涵，与中医天人一体观、生命观与养生防治体系密切相关，是中医原创思维不可或缺的重要组成部分。

中医学理论具有的东方文化特质，是否具有现代品质和意义呢？诺贝尔物理学奖、哥本哈根学派代表人物玻尔发现，他最得意的科学创见——互补思想在中国古代文明中早就是一块哲学基石，太极图就是互补原理最好的标志和象征。因此，他把太极图选为自己的"族徽"。诺贝尔物理学奖获得者汤川秀树说："当重温中国的古典著作时，最使我惊奇的是，两千多年前的中国古代思想家们竟能在那么早的年代摆脱了各种原始成见。"[2]诺贝尔化学奖获得者、耗散结构理论创始人普利高津说："中国传统的学术思想是着重于研究整体性和自发性，研究协调和协和，现代新科学的发展，近十年物理和数学的研究如托姆突变理论、重整化群、分支点理论等，都更符合中国的哲学思想。"[3]协同学（Synergetics）的建立者，德国物理学家哈肯（H. Haken）说："我认为协同学和中国古代思想在整体观念上有深的联系。""虽然亚里士多德也说过整体大于部分，但在西方一到具体问题进行分析时，就忘记这一点，而中医却成功地应用了整体思维来研究人、人体和防治疾病，从这个意义上中医比西医优越得多。"[4]中医学的理论特质不仅具有现代品质，还具有引领未来的品质，如我们知道，生态学研究包括人类在内的生物与包括自然和社会环境在内的环境之间的相互关系，生态文明是人类未来的新文明形态，而中医学崇尚的"天人合一"思想是整体论的生命理论，有着深刻的生态学意义。综上所述，我们可给中医理论做如下4个定位：即东方思维特质的地域定位、与时俱进的品格定位、引领未来的层次定位、服务于临床的功能定位。

第五节　中医原创思维模式的内涵

中医原创思维模式是在中国传统文化的特定历史条件下形成的，是古代医家基于自身知识构架，对人体生命现象不断探索、不断思考、不断求故明理，而逐渐形成的思维

［1］叶新苗，唐云.中医阴阳学说源流研究［J］.浙江中医学院学报，1998，15（3）：228—230
［2］汤川秀树著.周林东译.创造力与直觉——一个物理学家对于东西方的考察［M］.上海：复旦大学出版社，1987
［3］湛恳华.普利高津与耗散结构理论［M］.西安：陕西科学技术出版社出版，1982
［4］张淑媛，陈云寿.协同学与中医学——兼与哈肯谈中医的方法论［J］.大自然探索，1989（4）：62-74

模式。中医原创思维的核心内涵散在浩瀚的文化典籍当中，本课题组在承担国家 973 计划 "中医原创思维与健康状态辨识方法体系研究" 项目过程中，通过对几千年中医学发展史的溯源，经过文献整理、体会总结、书面征求意见、电话咨询、网络讨论、专家走访、组织会议等多种途径，并运用文献学、发生学、思维科学、比较学等方法，对中医学发展史进行深入研究，提出中医原创思维模式是以 "取象运数，形神一体，气为一元" 的整体思维模式，即中医学的 "象数观－形神观－一元观"，并以此形成了独特的自然观、生命观、健康观与养生防治的认知体系，共同构成了中医理论的核心内涵，可以通过实践与实验得到验证（图 1-2）。

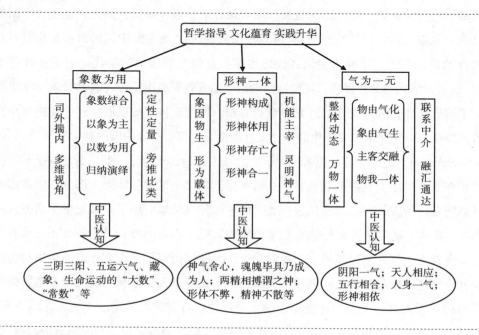

图 1-2　中医原创思维模式图（patterning of the original thought of TCM）

一、取象运数的象数观[1]

取象运数就是指象数思维，象数思维是运用带有直观、形象、感性的图像、符号、数字等象数工具来揭示认知世界的规律，通过类比、象征等手段把握认知世界的联系，从而构建宇宙统一模式的思维方式，是象思维和数思维的合称[2]。

［1］王琦.取象运数的象数观［J］.中华中医药杂志，2012，27（2）：410-411
［2］张其成.中医哲学基础［M］.北京：中国中医药出版社，2004

（一）象思维

"象"在中国传统文化中，主要有物象和意象两层意思，是事物表达于外的客观现象以及主观感知的体悟。如《圣济经》言："见乃谓之象，物生而可见是谓有象。"《周易·系辞上》说："圣人立象以尽意。"但作为动词义的"象"，又可指取象、象征、比拟。如《周易·系辞》谓："夫象，圣人有以见天下之赜，而拟诸其形容，象其物宜，是故谓之象。"象是一种非线性地、关系性地反映事物运动变化的信息与状态，故《周易》说："易者，象也。"中医象思维在利用"象"进行思维的过程中，从直观所见的感性素材的初始思维阶段，从所见实物到象征系统，经过复杂多样的思维方式，呈现了研究对象的层次性，如有形之物象、思维之意象、援物比类之象、人与自然关系的应时之象等，象因物生，象以类比，寓物以意，从不同角度展现"象"思维的丰富性、生动性。

取象思维贯穿于中医学实践的整个过程中，是古代医学获取知识、经验的重要方法。取象，不仅要取人体的外在形象、征象，还通过获取天地之中的天象、地象、物象等某些运动规律，由表知里，领悟人体生命活动的内在生理病理之象。因此，中医取象的思维过程分为3个阶段：活体取象 – 取象测脏 – 据象类推。活体取象强调观物取象是取生命态的活体之象，他是中医理论思维的起点，他的思维不脱离具体的感知活动，如《素问·六节藏象论》言："帝曰：藏象何如？岐伯曰：心者，生之本，神之变也，其华在面，其充在血脉。"所谓"象"，即可直接感知的事物外部形态，如王冰注云："象，谓所见于外，可阅者也。"当认识主体在获得"象"的信息后，在"有诸内必形于外"思想的影响下，司外揣内，推测内在脏腑机能的变化，如《素问·评热病论》言："视其外应，以知其内脏，则知所病矣。"通过援物类比、象征方式演绎推理，以"象"悟"类"，从而把握对象的世界联系，同时带有对未知的预测性，如《素问·五脏生成论》提出："五脏之象，可以类推。"取五脏之象，以五行分类，推导其规律，这是中医学具有的创造性思维。

（二）数思维

"数"包括定量之数和定性之数。"数"在测量中产生，指数目、数量，也指计算；"数"还有"自然之理""易数""方术"等含义，这是一种特殊的"象"，如天地生成数、九宫数、河图数、洛书数等。前人在生产实践中发现，自然界的事物都有一种数量的规定，事物之间也有一种数量的关系。如《管子·七法》言："刚柔也、轻重也、大小也、实虚也、远近也、多少也，谓之计数。"这里的"数"既涉及数量关系，又包含空间关系。《吕氏春秋·贵当》言："性者，万事之本也，不可长，不可短，因其固然而然之，此天地之数也。"数"则又被认为是天地间的自然规律。数思维就是运数思维,是运用"数"进行比类、象征。"引而伸之,触类而长之,天下之能事毕矣"(《周易·系辞上》),指的是运数比类可以推尽天下之事。李树菁先生在《自然科学第三次浪潮条条道路通象数》的文章里说:自然科学发展从先秦迄今,共分三个大阶段,亦称之为自然科学发展的三次浪潮。第一次浪潮以象数相结合的《周易》整体观为代表。第二次浪潮以伽利略、牛顿、爱因斯坦为代表,以仪器观察数据为特征,在此阶段,科学部门越分越细……面临复杂的科学问题无能为力。第三次浪潮以 60 年代的系统科学为开端,相继出现耗散结构理论、混沌理论……都与系统科学《周易》象数观念有许多共同观点[1]。

运数思维是中医学另一种重要的思维方式。中医学对人体组织器官的实际测量之数、脉数、呼吸之数、血气运行度数等,还有阴阳五行、五脏六腑、六淫七情、三部九候、灵龟八法等,都给了"数"的规定,这些都是运数思维的体现。如《素问·上古天真论》曰:"女子七岁,肾气盛,齿更发长;二七而天癸至,任脉通,太冲脉盛,月事以时下,故有子……七七,任脉虚,太冲脉衰少,故形坏而无子也;丈夫八岁,肾气实,发长齿更……七八,肝气衰,筋不能动天癸竭,精少,肾脏衰,形体皆极,则齿发去。"说明人的生长、发育和衰老与"数"有着密切的关系。"天地之至数,始于一,终于九焉。"(《素问·三部九候论》)《素问·阴阳离合论》曰:"阴阳者,数之可十,推之可百,数之可千,推之可万。"即用"数"进行比类的体现。中医学在进行"数"的规定时,亦形成了"倚数 – 极数 – 逆数"的思维过程,也就是认为可以凭借数学方法去观察事物,这是度量事物数的依据(倚数),穷尽数的变化规律从而测定万物之形象、认识万物的本质(极数),而要预测未来的事物就必须反推其数(逆数)。

(三)象、数思维关系及其应用

象数思维是中国传统文化特有的思维方式,前人认为象和数是事物的基本属性,故认识事物皆从象数入手。《左传·僖公十五年》载韩简:"物生而后有象,象而后有滋,滋而后有数。"表达了以象为主论述事物的有序性,而物质世界必然有"数",万物皆有定数,《类经》谓:"数者气数也,气者气候也,既有其气,必有其数,物各有其数,物各有气,各有其数。"故"象"中有"数""数"中有"象",象、数密不可分,以象为主,以数为用,体现出有机论的数学观理念。《灵枢·根结》言:"阴道偶,阳道奇。"《素问·上古天真论》谓:"法于阴阳,和以术数。"体现了象数结合,成为医学的理论工具。中医学

---

[1] 李树菁.周易象数通论[M].北京:光明日报出版社,2007

以阳奇阴偶之数相配，论述人体生命现象的生成之数，并推导五脏补泻特征。

中医学以象数构建中医理论，三阴三阳、五运六气、藏象、经络穴位、解剖生理等与象数皆有深刻联系。《黄帝内经》有"数与形"的原始数学思想，有生命运动的"大数""常数"等定量思想，以及对色、脉变化数量的揣度。"数"不仅有数字、可测、量化的含义，还有可预测、推算的含义，如对人的生命、寿限、"命数"等，对数的运用包括符号、形象和数字等。如"东方、肝、木，其数八；南方、心、火，其数七；中央、脾、土，其数五；西方、肺、金，其数九；北方、肾、水，其数六。"（《素问·金匮真言论》）

取象运数的象数观是中医原创思维模式的要素之一，反映了中医思维主体（医者）在认识的起始阶段，运用"象数"作为认识的手段和工具，观察认识客体的基本属性，达到主客一体、物我交融的思维境界，使认识过程能以简驭繁，保存客体现象的丰富性和完整性，并囊括人体生理、病理情况下的全部变量、参数和要素，使中医理论思维呈现思维的整体动态观的结构图式和运行模式，显示从宏观上把握事物的智慧，使中医学术形成自身的特质和理论体系。

二、形神一体的形神观[1]

"形神"概念既是一对重要的哲学范畴，也是中医学生命观中的基本范畴，是中国古代哲学文化背景下对生命和谐延续的描述，二者的关系是一种重要的哲学思考。唯物主义形神观的代表人物荀子认为，形是神的物质基础，神依赖于形，有了形体才会产生心理活动，提出了"形具而神生"的光辉论点。《淮南子》在形神问题上提出"神主形从"说，认为神是形之君，形是受神主宰的，全面体现了形和神的辩证统一，形神相须，形神一体，不可分离。

（一）形

形指事物之形体、形状、形质、形器、形象。"形"概念的形成受先秦时期"形名"理论的影响，其认为任何客观事物（形体）都有其一定存在方式（形），人们对形和器的主观把握称作名。《管子》曰："物固有形，形固有名。"形名理论显赫于战国、秦、汉时期，许多思想家用来探讨自然和社会认知。《易经·系辞》云："形而上者谓之道，形

---

[1]　王琦. 形神一体的形神观［J］. 中华中医药杂志，2012，27（3）：652-654

而下者谓之器。"人类认识世界的观点，就是器和道，而"形"是对"道""器"这二者认识的思维过程。王夫之论证了"道"对于"器"的依存性，得出了"据器而道存，离器而道毁"的结论。中医学理论体系的确立也受到"形名"理论的影响。其一，认为人体是由具体形质结构构成的。如《灵枢·经水》："若夫八尺之士，皮肉在此，外可度量切循而得之，其死可解剖而视之。其脏之坚脆，腑之大小，谷之多少，脉之长短，血之清浊，气之多少……皆有大数。"说明人体具有一定的空间结构，不是单纯的功能状态的存在，而是一个实实在在的个体，而不是单纯的动态功能状态的存在，其有大小、硬度、颜色，可视亦可及。《灵枢·本脏》亦云："五脏者，固有小大、高下、坚脆、端正、偏倾者，六腑亦有小大、长短、厚薄、结直、缓急。"前人对形体、骨骼、血脉、筋膜等均有度量，其有大小、硬度、颜色。可视亦可及，说明人体是由具体的形态结构构成的。其二，"形"是对人体组织结构如五脏六腑、五官九窍、四肢百骸等有"形"躯体的抽象和概括。如"论理人形，列别脏腑"（《素问·阴阳应象大论》）、"人生有形，不离阴阳"（《素问·宝命全形论》）等都是对人体形质结构的抽象。其三，生命功能活动有赖于"形"的存在。"形"是功能活动的载体。如"升降出入，无器不有。器散则分之，生化息矣"（《素问·六微旨大论》），器指有形之体，生化则是人体气机的功能作用，气机的生化功能离不开有形之体。可见，形既指实体结构的客观存在，亦是对其进行的总结和概括，更是功能活动的载体。此外，前人在疾病的认识上亦重视形质的改变，如鹤膝风、瘿病、瘘、疝等反映外部形态结构的改变；而肺痈、肠痈、鼓胀、血臌等病名则反映其脏器损伤。因此，无论在生理还是在病理上，中医都十分强调形质结构存在的重要性。

（二）神

神的涵义广泛，有自然规律、变化莫测、神采气色、聪明智慧、巧妙高明、精神活动、意识思维等意思。如《周易·系辞》言："阴阳不测之谓神。"徐灏说："天地生万物，物有主之者曰神。""神"概念内涵十分广泛，但作为"形神一体"的"神"主要指生命活动的一切表现、灵明神气及思维活动。如《灵枢·小针解》曰："神者，正气也。"将正气称为神，《素问遗篇·刺法论》曰："神失位，使神采不圆。"指神采、气色。《素问·灵兰秘典论》曰："心者，君主之官，神明出焉。"指的是主宰人体生命活动的灵明微妙的神气。"神"亦是中医学思维与认知的重要方法。如《灵枢·五色》言："积神于心，以知往今。"《素问·八正神明论》言："神乎神，耳不闻，目明心开而志先，慧然独悟，口弗能言，俱视独见，适若昏，昭然独明，若风吹云，故曰神。"这是一种听不见的，心灵的妙悟，是摆脱了感性、概念的一种思维状态和清楚明了的境界。此外，人的精神思维活动非常复杂，形式多样，如《灵枢·本神》言："所以任物者谓之心，心有所忆谓之意，意之所存谓之志，因志而存变谓之思，因思而远慕谓之虑，因虑而处物谓之智。"用意、志、思、虑、智对思维活动的回忆、记忆、思考、想象、判断等进行了概括，并做了区别论述，认为这些思维活动都是在"心"的基础上产生的，是"神"的具体表现。

（三）形神一体

中国古代哲学认为，形神合一，形与神不可分离。《管子》4篇对形神一体思想的产生和发展有着启蒙的重大意义。《管子·内业》云："一物能化谓之神，一事能变谓之智。化不易气，变不易智。"这里的"气"是一种能够完成思维功能活动的物质基础。《管子·内业》："思之思之，又重思之，思之而不通，鬼神将通之，非鬼神之力，精气之极也。"这样将有思维功能活动的无形的精气——"神"与脏腑器官等有形有象之躯——"形"合而不分[1]，范缜亦指出形与神"名殊而体一。"（《神灭论》）世界是物质的，生命是物质长期演化的结果，组成生命的"形"和"神"亦都具有物质性，二者在此基础上达到高度协调，形成统一的生命体，其具体表现在形神构成、形神体用、形神存亡3个方面，共同构成形神一体观。

形神构成：人体是形和神的统一体。如《老子》称人为"神器"，即生命由"神"和"器"二者构成。《墨子·经上》云："生，刑（形）与知处也。"认为人的生命现象是形体与知觉相结合的产物。中医学亦认为人体是由形和神构成的，如《灵枢·天年》云："血气已和，营卫已通，五脏已成，神气舍心，魂魄毕具乃成为人。"《素问·上古天真论》指出："故能形与神俱，而尽终其天年，度百岁乃去。"生动地刻画了人的形体和精神思维活动是一个统一的整体。

形神体用：形与神关系至为密切，形只有在神的主宰下才有一切生命现象的产生，神必须依附于形才能完成所有生命功能。如荀子指出"形具而神生"（《荀子·天论》），强调神对形的依赖关系。中医学亦认为形神二者不可分割，形是产生生命活动的前提条件，"故生之来谓之精，两精相搏谓之神"（《灵枢·本神》）、"五脏者，所以藏精神血气魂魄者也"（《灵枢·本脏》），而神是生命活动的主宰，故曰："心者，君主之官也，神明出焉……主明则下安。"（《素问·灵兰秘典论》）神是形的生命体现，形是神存在的载体。形与神二者关系至为密切，不可分离，故《灵枢·九针十二原》曰："粗守形，上守神。"张介宾亦言："形者神之体，神者形之用。"（《类经·针刺类》）

形神存亡：没有脱离形的神，也没有脱离神的形。形体存在，精神方存在，形体衰

---

[1] 程雅君.中医哲学史［M］.成都：四川出版集团巴蜀书社，2009

亡，精神亦毁灭。《史记·太史公自序》曰："神大用则竭，形大劳则弊，形神离则死……由是观之，神者生之本也，形者生之具也。"强调了身心、形体与精神的统一。范缜在《神灭论》中开宗明义指出："神即形也，形即神也。是形存即神存，形谢则神灭也。"说明形体是精神存在的基础，形亡则神灭。中医学认为神对形具有依附性，神不能离开形体而独立存在，只有依附于形体才能产生正常的思维功能。如《素问·上古天真论》言："形体不弊，精神不散。"《素问·八正神明论》云："故养神者，必知形之肥瘦，营卫血气之盛衰。"反之，神对形体亦具有主宰的作用，若神失内守，最终亦会出现"形乃大伤"的局面。如《灵枢·天年》云："百岁，五脏皆虚，神气皆去，形骸独居而终矣"。《类经·针刺类》云："无神则形不可活。""神去离形谓之死。"对生命起始与终结均强调形神的并存并亡。

思维活动包括思维主体、思维客体和思维工具。形神一体的形神观是中医原创思维模式的要素之一，思维认识的主体通过获取客体的信息进而认识客体，而作为思维对象的客体的人，中医学认为是形神相谐相依的统一体。形神一体的形神观反映了中医学的整体观念，对中医学的诊断、治疗、预后、养生康复以及对心身医学的发展等均具有重要的临床意义和现代价值。

三、气为一元的一元观[1]

一元指"气"，即气一元论。所谓气一元论，是指以气作为宇宙万物之本原的一种古代哲学思想，在这种思想体系中，气是哲学、医学乃至整个民族传统文化最基本、最独特、最高的范畴，是古代圣贤认识客观世界的独特见解，是中医理论与中国古代哲学的本质结合点，在中国传统文化中具有十分重要地位。在中医原创思维理论中，生命活动的物质性和功能性在"气"这一范畴中达到了完满的结合与统一。

（一）气一元论的产生与演变

"气一元论"的产生也经历了一个萌芽、演变、发展和完善的过程。"气一元论"滥觞于先秦时期，老子《道德经》言："道生一，一生二，二生三，三生万物，万物负阴而抱阳，冲气以为和。"认为承载万物的"气"是由"道"而生，促使了"气一元论"的产生。管子在继承前人的基础上，提出"气者，身之充也"（《管子·内业》），明确指出气

---

[1] 王琦. 气为一元的一元观 [J]. 中华中医药杂志，2012，27（4）：42-43

是构成人体不可缺少的生命基础，初步形成了"气一元论"的理论雏形。东汉的王充，宋明时期的张载、罗钦顺、王廷相等对"气"均做了论述，大大地推动了"气一元论"的发展。明清之际的王夫之最早明确提出"气一元论"，如《正蒙·太和》"太虚无形，气之本体，其聚其散，变化之客形尔";《正蒙·乾称》"凡可状皆有也，凡有皆象也"。对气的内涵及特性等做了充分的阐述，将"气一元论"发展到成熟而完善的地步。

（二）气一元论的主要内容

1. 气是构成天地万物的本原

古代唯物主义哲学家认为"气"是构成世界的物质本原，是天地万物最原始、最精微的物质基础。《庄子·知北游》言："通天下一气耳。"东汉·王充谓："天地合气，万物自生。"（《论衡·自然》）何休则认为元气为天地万物的最初本原："元者，气也。无形以起，有形以分，造起天地，天地之始也。"（《公羊传解诂》）可见宇宙万物都是来源于气。中医在道家精气学说的基础上，构建了中医气学理论。如《素问·天元纪大论》言："太虚寥廓，肇基化元，万物资始，五运终天，布气真灵，摠统坤元。""本乎天者，天之气也。本乎地者，地之气也。天地合气，六节分而万物化生矣。"（《素问·至真要大论》）气是一种极精微的物质，是世界的本原，是构成天地万物的最基本元素，体现了气为宇宙万物的本原这一基本观念。"天地合气，命之曰人"（《素问·宝命全形论》），人类是自然界的产物，作为认识主体的人实际上也是由天地之气所生，由气充塞其中而形成。如《灵枢·决气》言"余闻人有精、气、血、津液、脉，余意以为一气耳"，说明气是生命的本原，是构成生命的基本物质。在中医学中，"气"概念的使用非常普遍，有"原气""卫气""营气""宗气""精气""水谷之气"等。

2. 气是宇宙万物运动的根本属性

气弥漫于整个宇宙时空，是运动着的天地万物最精微的物质。运动是物质的根本属性。气或动静、聚散，或絪缊、清浊，或升降、屈伸，使宇宙处于不停的运动变化之中，如北宋·张载言："太虚无形，气之本体；其聚其散，变化之客形尔。"（《正蒙·太和》）气为宇宙之本体，或聚或散，以运动变化不拘而存在。《素问·六微旨大论》说："是以升降出入，无器不有。""出入废，则神机化灭；升降息，则气立孤危。故非出入，则无以生、长、壮、老、已；非升降，则无以生、长、化、收、藏。"气始终处于运动变化之中，以运动变化作为自己存在的条件或形式，其不仅化生万物，而且万物也因此体现出气的运动变化的属性。气的运动，必然产生各种各样的变化，这些变化，称为气化。由于万物都是由气构成的，故万物之变化，亦皆属气化，如《素问·六微旨大论》说："物之生从乎化，物之极由乎变，变化之相薄，成败之所由也。""成败倚伏生乎动,动而不已,则变作矣。"可见,变化基于气之运动。《素问·五常政大论》则认为:"气始而生化,气散而有形,气布而蕃育,气终而象变。"

3. 气是宇宙万物之间联系的中介

中国古代哲学认为,宇宙万物之间的相互联系和相互作用,源于他们之间的相互感应,而作为万物本原之气充塞于宇宙万物之中,使他们之间相互贯通,相互影响,处于和谐有序的运动之中,从而产生一定的联系。如《鹖冠子·环流》言:"万物相加而为胜败,莫不发于气。"《吕氏春秋·召类》说:"类同则召,气同则合,声比则应。"正因为气作为天地万物之间的中介,把天地和万物联系起来,使之成为一个整体,人也是这个整体中的一部分。因此,人和天地万物的变化往往是相通的,如在认识人体与外界环境,认为人与天地万物的变化息息相通,与自然界的大气的运动及其气候的变化时时相应,故"人以天地之气生,四时之法成。"(《素问·宝命全形论》)人体内部相对独立的脏腑组织,通过充斥其间的气相互联系在一起;以及外在信息感应和传递于内脏,内脏的各种信息反映于体表,皆以人体内无形之气来感应传导。《难经·三十七难》言:"夫气之所行也,如水之流,不得息也,故阴脉营于五脏,阳脉营于六腑,如环无端,莫知其纪,终而复始,其不覆溢。人气内温于藏府,外濡于腠理。"人体经脉之气周流全身,内外表里,融汇通达,毫不止息,"如环之无端",黄元御《四圣心源》提出的"一气周流"理论亦强调了气的贯通。气是维持协调世界万物的有机联系的中介,客观世界和人体都是通过气的作用而保持动态平衡。

(三)气一元论对中医思维的影响

中国哲学的源头上重视综合直观、直觉体验的本体思想,是一种纳本体体验于认知之中的思维方式[1],是通过直觉领悟来对人与自然、人自身在不断的运动过程中的相互关系进行把握。气为世界万物的本原、气的物质性、气的运动联系性等气一元论内涵体现了直觉体悟认知思维方式的内在关系,奠定了中国古代哲学和包括中医学在内的古代科学理论思维的基调,是中医理论体系整体观、功能观、运动观特点形成的哲学基础,并以此产生了整体思维、取象思维、变易思维等思维方式,促进了中医理论的构建,对中医临床病因病机的认识、病证的诊断、治则方药等均具有重要的指导意义。

---

[1] 何凯文.略论气本体论对中医方法论的影响[M].中医药理论研究:医学与哲学(人文社会医学版),2009

四、"象数－形神－气"关系探讨[1]

在明确"象数－形神－气"三个要素各自的本质内涵基础上，深入研究三要素间的关系，对完善和丰富中医原创思维模式理论具有重要意义。"象数－形神－气"中医原创思维模式是三位一体、密不可分、呈现模式要素的构建关系，认识渐次深化的递进关系以及实践运用的整体关系。

（一）模式要素的构建关系

任何思维模式都离不开思维要素的构成，都是思维在一定思维意念的主导下通过一定认知手段以自身各要素的不同组合特点来思考和把握对象。他是多要素的综合，是多样性规定的统一。要素的不同、要素的作用不同、以及其结构的不同，都会给他的活动样式带来变化[2]。我们提出"象""数""形""神""气"构成中医原创思维模式的要素，并以此形成模式要素的构建关系，即"象"是"形神"和"气"的外在表现；"形"是"象"和"气"的载体；"神"是"象"和"气"的主宰；"气"是"象"和"形神"的本原。因"数"在测量中产生，为推理、计算、测序，其与"形神""气"的关系，主要侧重于对事物的度量。

1."象"是"形神"和"气"的外在表现

"象"中寓"形"，"形"中寓"象"，形象相连，"象"是"形"的外在表现。"象事知器"（《易传·系辞下》）即通过对事物"象"的观察来了解和掌握事物的信息。可见，"形"通过"象"表达自身信息，"象"将"形"的信息传达、显露于外。如中医学中的藏象学说认为，通过考察脏腑活动外部的征象，而能推知其内部状况，即通过"象"所反映的"藏"的信息来"以象测脏"。

中医认为"神"是人体生命活动的外在表现，如《素问·移精变气论》："得神者昌，失神者亡。"《素问·脉要精微论》："头倾视深，精神将夺矣。"说明有"神"就有了生命，"神"去则标志着生命的终结，"神"是机体表现于外的全部生命现象。中医学对人体的认识方法，是以表露于外部的"象"来研究人体生命活动规律的。因此，"象"成为"神"的外在体现，如"圣人立象以尽意……鼓之舞之以尽神"（《周易·系辞上》），正因为这种"象"是"神"的体现，所以"神"便又成为中医学观察、研究人的生命状态的

［1］ 王琦.“象数－形神－气”关系探讨［J］.中华中医药杂志，2012，27（6）：44-46
［2］ 苗启明.论思维方式的现代化、科学化、合理化［J］.青岛海洋大学学报，2001（1）：21-24

重要依据，"神"也成为人体生命存在的象征，是五脏所生之外荣[1]。

"象"不仅是"形神"的表现形式，更是"气"内在活动的外在体现。"象"代表的不仅是客观事物具体形态结构的共性（形），而且代表了物质运动变化的共性（气）。"象"的实质是"气"，"象"乃"气"之流动，"象"传达的是整体动态的气机变化的信息，是整体动态机能反应，体现"气"之动态联系性。北宋张载认为"凡可状，皆有也。凡有，皆象也。凡象，皆气也"，说明事物现象的实质就是"气"，有"气"则有"象"，"气"止则"象"息，"气"的运动不息可以产生千变万化之"象"。如中医的经络就是在人体中不断运动着的"气"的轨迹，是人体生命活动所表现出的"象"，非有形实体的存在。《灵枢·营气》中说："营气之道，内谷为宝，谷入于胃，乃传之肺，流溢于中，布散于外；精专者，行于经隧，常营无已，终而复始，是谓天地之纪。"所以，所谓经络的实质即是在人体中不断运动着的"气"，而"气"本身就是人体生命运动之"象"，通过"象"表达出机体内生命功能活动的信息。

2. "数"是对"形神""气"的度量

"数"在测量中产生，为推理、计算、测序，其在中医学里多有体现，如对人体组织器官的实际测量之数、脉之至数、呼吸之数、血气运行度数等，以及阴阳五行、五脏六腑、六淫七情、三部九候、灵龟八法等。"数"与"形神""气"的关系，主要侧重于对二者的度量。如《素问·灵兰秘典论》在讨论十二脏相使的问题时有"至道在微，变化无穷，孰知其原！窘乎哉，消者瞿瞿，孰知其要！闵闵之当，孰者为良！恍惚之数，生于毫氂，毫氂之数，起于度量，千之万者，可以益大，推之大之，其形乃制"。可见，人们对十二脏间关系的认识，起始于似有似无的状态的观察，到发现毫氂可度量的数据，经过推理外在形迹，形成十二脏相使规律。这是一个由"数"到"形"的认识过程，体现"数"对"形"的度量。要在变化无穷、混沌的世界万物中认知"形"，需要通过运数方式，进行度量、测序、类推。

再则，人们总是"用序"来考虑问题，认识世界讲"排列组合"，讲"规范"，其实世界是有序无序交替的。混沌科学认为，自然界的组织原则常以犬牙交错、缠结纷乱、劈裂破碎、扭曲断裂来形容，中医系统有序与无序交替核心原理是有序与无序的关系。可以是规则可测的、对待替换、连续排列，同时双向；也可以是犬牙交错、缠结纷乱、劈裂破碎、扭曲断裂，中医的优势正是通过调节手段维持深层次的公理有序，遏止着潜在病理无序。而这种有序是通过"数"来度量的。

---

[1] 王克勤.中医神主学说［M］.北京：中医古籍出版社，1988

《素问·上古天真论》认为人出生发育、衰老的过程是有序的，但其过程中有着无序的变量在人体与环境物质流与能量的交换过程中发挥作用。此外，"气"所以能生养万物，因其具有阴、阳二性。"何谓气？一阴一阳之谓气"（《吉斋漫录》）"气"具有阴阳二性。"阴阳者，数之可十，推之可百，数之可千，推之可万，万之大不可胜数，然其要一也。"（《素问·阴阳离合论》）所以，气的变化、动静之阴阳属性亦需要通过"数"的度量。

3. "形"是"象"和"气"的载体

形气相即，形象相依，"形"谢则"气"止，"形"散则"象"息，形体是"象"和"气"的载体。《淮南子·精神训》言："夫形者，生之舍也；气者，生之充也；神者，生之制也。"邵雍在《皇极经世书·观物外篇》中言："气者，神之宅也；体者，气之宅也。"指出形、气、神三者之间是一种相互依存、相互为用的关系，形体是神气的宅舍。中医学虽然重视整体动态功能，但关于形体组织结构对人体生命的重要性亦有不少论述。如《素问·上古天真论》言："形体不蔽，精神不散。"说明神气不能离开形体而独立存在，"形"是神气的载体。《素问·六微旨大论》说："故器者生化之宇，器散则分之，生化息矣。""器"指有形之体，生化则是人体气机的作用，可见气机的生化作用离不开有形之体。

人体是一个有机整体，由人体的脏腑、经络、组织组成，且这些组成部分间都是有机联系、相互协作、内外互应，如肾其华在发，发的质地、色泽和生长状态等可以反映肾中精气充盛与否。五体之皮肉筋骨脉，五华之毛唇爪发面，五官之鼻口目耳舌，也包括五液之涕涎泪唾汗，皆有具体的形态结构，皆可视为五脏之"体象"，这都是五脏精气和机能显露于体表的客观标志。《素问·六节藏象论》说："心者，生之本，神之变也，其华在面，其充在血脉，为阳中之太阳。"在人体自身层面，可见"藏"在体内，而"象"表现于外，"有诸内必形诸外"，是"藏"决定"象"，不同的脏腑有不同的内在功能，同时有与之相应的外在表象。可见，脏腑、形体、组织结构是"象"呈现于外的载体，"象"是对脏腑组织信息的反映与表达，是内在形质所见于外的表征。

4. "神"是"象"和"气"的主宰

"神"不仅为"形"之主，亦为"象"和"气"的主宰。"神"的变动可以反映于"象"和"气"的变化上。如清·喻嘉言《医门法律》言："神旺则色旺，神衰则色衰，神藏则色藏，神露则色露。"临床上有"神"之"赤欲如白裹朱""白欲如鹅羽"之色泽荣润；无"神"之"黄如黄土""黑如地苍"之色泽晦暗；神衰乏用，生机不旺，则可出现"目始不明""好卧""言善误"等神倦欲寐、失神健忘及脏腑机能减退诸症等现象。南宋·陈言对七情动神之脉象变化亦有描述，如"喜则散，怒则激，忧涩，思结，悲紧，恐沉，惊动"。

神气合一，"神"与"气"密不可分，"神"主宰"气""神"与"气"融为一体，故又通称为"神气"。神伤可导致气机紊乱。如《素问·阴阳应象大论》："喜怒伤气……暴怒伤阴，暴喜伤阳。"《素问·举痛论》言："怒则气上、喜则气缓、悲则气消、恐则气下、惊则气乱、思则气结。"即过度的情志活动，心身受损，可导致气机失调，甚则逆乱。可见，"神"对"象"具有主宰性、统摄性的作用。

5."气"是"象"和"形神"本原

"气"是构成世界万物的本原，物由"气"化，"象"由"气"生，如《管子·内业》言："一物能化谓之神。""化不易气。"说明事物时常在变，但总离不开"气"。中医学认为生化之道，以"气"为本，"气"在其中上下周流，升降出入，推动其变化，其一部分聚于形体之表，显示出该事物的生化状况、功能特点、内在实质即为"象"，并通过"气"反映"象"的流动与转化，呈现融通之态。"象"可反观"气"，"气"为"象"之原。因此，现象的本质其实质就是"气""象"的真正源头在于"气"，现象层面的规律，体现于"气"的运动，是"气"的升降出入运动构成了千变万化的"象"。

《庄子》说："气变而有形，形变而有生。"可见，形是由"气变""气聚"而来。《论衡·论死》说："人之所以生者，精气也。"因此，人的形体与精神皆由精气构成和化生。"气"充塞于人体之中，是生命活动的动力源泉。中医亦强调"气"在防病延寿中的重大意义，指出"气"是人体盛衰寿夭的根本。如刘完素《素问病机气宜保命集·原道》阐述道："故人受天地之气，以化生性命也……形以气充，气耗形病，神依气位，气纳神存"。人生赖之一气尔，"气"具有超形态性，"气"是人的"形神"之本，形（精）、气、神和谐协调，则维持生命活动的存在与发展。

（二）认识深化的递进关系

从整个思维模式来说，中医认识疾病的思维过程，是以象数思维作为认识的起点，以"象"作为信息，只要有事物存在，就会有外在表现，也就是事物的"象"。从认知途径来说，"象"可分为物象、现象、意象等。物象，即物体的形象，如对心脏形态的描述，形如倒垂之莲蕊。现象，即可观察的征象，如通过观察目、舌、口、鼻、耳及机体的筋、脉、骨、肌、皮，以了解脏腑反映于外的生理、病理表征。意象，即体悟、感知之象，如对"神"的认知。何谓"神"？《素问·八正神明论》说："神乎神，耳不闻，目明，心开而志先，慧然独悟，口弗能言，俱视独见，适若昏，昭然独明，若风吹云，故曰神。"言其神，作为人感知的各种现象，难以用语言直接表述，他通过人的生命活动诸多特征，无所不在，但无实体可寻。因此，从"象"本身观察到的客体既有实体之"形"，又有无实体可寻的客体之"神"。亦即随着认识的逐次渐进，从认识主体（医者）到认识客体（生命现象），而这个客体是形神一体的。人类的认识规律是从现象的外在性深入到实质，而"气"作为宇宙万物的本原，是认识过程的最后归本阶段。气机的升降出入，维持着人体动态平衡，贯穿于生命的全过程。《素问·五常政大论》言："气始而生化，气散而有形，气布而蕃育，气终而象变，其致一也。"即万事万物的生成、发展和变化，无不本源于气。如此，由"象数"作为认识起点、到客体之"形神"、再到融通整体之"气"，渐次递进形成了整个思维模式的思维过程。受中国传统文化和哲学思想的影响，古人在认识的生命现象的过程中形成了"象数－形神－气"的中医原创思维模式，三位一体，密不可分，呈认识渐次深化的递进关系。

（三）实践运用的整体关系

思维模式中的组成要素之间通过相互作用，能使原先属性不同的各要素形成某种相干效应，即能使相互作用的各要素之间的关系，由原先相对外在、机械的联系，融合为内在、有机的联系，形成具有某种新质的整体，即形成一系列具体的信息加工、整理模式。也就是说，思维模式在实践运用过程中其各个组成的要素是相互作用、相互联系、不可分割的整体[1]。正如恩格斯所说："思维模式把相互联系的基本要素联合为一个统一体。"[2]中医原创思维模式中"象数－形神－气"各要素间亦有着不可分割的内在联系。如中国传统文化认为，宇宙万物皆由"气"构成，任何事物的运动变化和发展终皆归结于"气"的运动变化，即通过气化来沟通各组织器官、精神魂魄等即"形神"构成整体，如"气聚则形存"（《医门法律·大气论》）、"气者，精神之根蒂也"（《脾胃论》），并使人体呈现出生生不息的生命运动过程。象思维正好与气一元论相符合，宇宙客观存在统一于一元的"气"，其运动变化产生统一的阴阳矛盾关系，并衍生五行等各级子系统，所以象思维能把中医学术中的内容联系起来。中医原创思维模式由"气"贯通整体，整体由部分构成，而整体与部分之间由"气"的流变作用，形成有着相类、相通的特征。"气"的本体论把外部世界看成是一个连续的不可分割的整体，以"气"范畴为基础的整体思维方式决定了中医学研究的基本路向，"气"的发现与利用使主客观达到相互交融。这种内在同质性规定了思维模式宏观整体的统一性。

五、中医原创思维模式的特质[3]

特质是描述事物本身特有的内在性质和特点。中医原创思维模式来源于中华文化，

［1］苗启明.论思维方式的现代化、科学化、合理化［J］.青岛海洋大学学报，2001（1）：21-24
［2］王琦."象数－形神－气"关系探讨［J］.中华中医药杂志，2012，27（6）：1604-1606
［3］王琦.中医原创思维模式的特质［J］.中华中医药杂志，2012，27（7）：1865-1867

他是以哲学思维方式的观点，通过长期临床实践的总结而升华成的独特科学理论体系，蕴含了思维活动的三个要素，反映了认知的过程，体现了中医认知的特点，走向了思维科学前沿。

（一）蕴含了思维要素

思维模式是以一定的文化背景、知识结构、习惯和方法等因素构成的，是主体认识过程中特定的稳态格局与秩序[1]。可见，思维模式是一个由许多不同要素、方面所构成的思维活动的复杂系统，是由思维诸要素相互作用、相互结合而形成的相对定型、相对稳定的思维样式。思维模式中的思维要素包括知识结构、思维方式、价值观念和情感结构[2]。任何一种思维模式都是思维诸要素结合而成的，中医原创思维模式亦不例外。

任何一种思维模式的产生都有其深刻的文化内涵，中医原创思维模式是以中国传统文化为知识基础，并涉及天文、历法、气象、哲学、数学、地理、心理等多学科内容，知识内涵宏富，并具有开放、动态、多层次和融通的构架。再则，中医原创思维模式是多种思维方式综合的结果，有直觉思维、形象思维、灵感思维、顿悟思维，共同体现了中医原创思维模式的思维特征，他们或者借助类比、直觉、灵感等创造出新办法、新概念、新形象、新观点，从而使人们对生命现象和疾病规律的认识或实践取得突破性进展。临床上面对各种各样病证的复杂生命现象，我们从什么角度、在什么层次上收集这些信息，这不只是取决于思维模式中知识结构的性质，而主要取决于思维模式中的价值观念。中医原创思维模式通过围绕以"象数－形神－气"为核心，选择符合其思维规律和价值观念的客体信息，舍弃与其不符合的客体信息，从而使思维带有价值色彩，成为对主体有用的思维，以此做到"知犯何逆，随证治之"。中医原创思维有着丰厚的中国文化底蕴，不仅具有科学属性，而且具有人文属性，应用该模式在进行诊疗疾病的过程中，必然带有强烈的中医人文情怀，正因为这种强烈的人文情怀，影响并驱动着中医原创思维模式对客体的诊疗活动。综上所述，中医原创思维模式是由知识结构、思维方式、价值观念、情感结构组成的有机整体，各要素相互作用、相互结合，构成内在、有机的联系，形成一系列的信息加工、整理模式。

思维活动是一个由多种因素构成的动态系统，思维对象、思维主体和思维方法是思维活动中最基本和最主要的三个要素。中医原创思维模式是以医者作为思维活动的主体，

---

[1] 林喆.论思维模式的建构及其沟通[J].思想战线，1990（5）：12–19
[2] 郑仓元.论思维模式及其在认识中的作用[J].江汉论坛杂志，1989（7）：9–14

以象数作为思维工具，进而认识思维对象即作为客体存在的人。因此，无论从思维模式构成的要素，还是思维活动包含的要素来看，中医原创思维模式均有蕴含。

（二）反映了认知过程

认知是大脑对外界信息的加工处理过程，即信息是如何获得、贮存、加工和使用的，具体表现为感知觉、表象、记忆和思维等过程[1][2]。中医思维过程是医者在进行诊疗的过程中，通过大脑的感知把"四诊"信息融会，上升为揭示认知对象本质的规律。如医者运用望、闻、问、切等多种诊断方法，收集认知对象所反映出来的客观信息，如病人全身的气色、形态、神志等外在征象，在大脑中形成表象以后，通过比较、分析和综合，从较多的个别现象中，发现事物的属性和他们之间的共性，以寻找病证的根源和病变的本质，"立象表意"。

"取象运数，形神一体，气为一元"的中医原创思维模式反映了认知过程是起始于现象，深入于事物，寻求于规律，归结于一气，由现象到本原的一个认知过程。从整个思维模式来说，中医认识疾病的思维过程，是以象数思维作为认识的起点，以"象"作为信息，只要有事物存在，就会有外在表现，也就是事物的"象"。当获得"象"的信息后，亦即随着认识的逐次渐进，从认识主体（医者）到认识客体（生命现象），而这个客体是形神一体的。人类的认识规律是从现象的外在性深入到实质，而"气"作为宇宙万物的本原，是认识过程的最后归本阶段，气机的升降出入，维持着人体动态平衡，贯穿于生命的全过程。如此，由"象数"作为认识起点，到客体之"形神"，再到融通整体之"气"，渐次递进形成了整个思维模式的认识过程。在进行课题论证和书面评价时，国医大师李振华指出："'取象运数，形神一体，气为一元'的中医原创思维模式完全符合中医学的思维模式和思维要素的界定，并对'象数''形神''气'之内涵进行详细的阐述，其反映了思维的认识过程。"

（三）体现了认知特点[3]

中医学最大的认知特点是整体观。中医学的整体观是天人合一的，是一个不肢解、不破坏、不干扰的自然态，是一个不被破坏的整体，集中体现了思维关联性的特征。整体观认为一切事物都是相互联系的，一切互相依存、相互为用的个体都不能把它从整体

［1］ 杨巧芳.《黄帝内经》对认知过程的认识［J］.长春中医药大学学报，2011，27（1）：1-2

［2］ 谭绍珍，曲琛.认知过程模型研究述评［J］.四川教育学院学报，2004，20（11）：33-35，40

［3］ 王琦.中医原创思维模式的提出与论证［J］.中医杂志，2012，53（6）：458-460

的关系中割裂出来而单独加以理解和定义，这一思想贯穿在中医学的生理、病理、诊断、防治等各个方面。中医原创思维模式的"象数观""形神观""一元观"均体现了整体观的认知特点。如在诊疗思维活动过程中，以"象数"为工具，采用"视其外应，以知其内藏"（《灵枢·本藏》）、"司外揣内"、以表知里、以象测脏的方法，通过外在之"象"测知人体内在脏腑气机的运动状态，内外合一，体现了生命整体统一性。在生命现象的认识上，认为作为客体的人是形神一体、相互依存、相互为用、不可分割。"形与神俱"显示了生命整体性的特征。气为世界万物的本原、气的物质性、气的运动联系性等气一元论内涵不仅从气本元论或本体论的角度阐明了整个物质世界的统一性，又说明了人体与外界自然环境具有广泛的联系性，体现了"天人合一"的整体观思想。此外，中医原创思维模式亦呈现了认知的整体思维模式，他通过象数思维、形神一体观、"气一元论"把握整体生命动态信息，从现象到本质，注重在不同层面、单元之间的连接和组合方式。因此，中医原创思维模式体现了整体论的认知特点，具有整体、连续、动态、有序的特征，体现了主客一体，定性定量相结合，天人合一的关系。在进行课题论证和书面评价时，国医大师路志正指出："王琦教授创见性提出'取象运数，形神一体，气为一元'的中医原创思维模式，从思维科学的角度阐明了中医理论的认知特点和内在规律。'象数 –形神 – 气'三者是一个不可分割的整体，其在理论认知上体现了中医学的特点——整体论原则，表明中医思维是'天人合一'、主客交融、物我一体，是一个不破坏、不干扰、自然态的整体……展现了人与自然及人体自身整体论思维图景。"

（四）走向了思维科学前沿

中医原创思维模式蕴含了什么科学价值？首先，他体现了对中国哲学及思维的贡献。中医原创思维模式是根源于中国传统文化和中国哲学，是从中医理论研究的源头做起，概括了中医学的哲学观，树立了鲜明的独有的世界观、认识论和方法论，体现了中国哲学的生命力，印证了哲学的指导意义，印证了哲学与人文的关系，从哲学的高度把握了中医学发展的大方向。"象数观""形神观""一元观"准确提炼和概括了中医思维模式的基本内涵，完全符合中医学的思维模式和思维要素的界定，理清了思维要素间的关系，概括了中医思维认识的工具和本原，反映了思维认识过程，体现了认知特点，展现了人与自然及人体自身整体论思维图景，蕴含了丰富的复杂性科学的思维方法，为现代哲学由逻辑思维走向非逻辑思维提供借鉴。再则，回应了文化质疑。中医原创思维模式从本质上区别于西方不同的思维模式，回答了中西医对生命与健康的认识和理解，并从概念、范畴、思维方式、实践目标等方面进行比较，从而能够回应哲学界、文化界、思想界、科学史界的质疑。同时，中医原创思维模式促进了中医学自身的发展。中医原创思维模式的研究回归和坚持中医自身理论研究的大方向，把握中医学理论的自身主体性，对中医学的开创与形成、系统构建的认知以及自身规律的进一步发展，具有重要的指导性意义；对中医思想、中医理论、中医文化的认定及继承发扬，具有重要的、历史的、现实的应用价值；对制定中医临床、教学、科研方面的规章制度具有重要的参考价值。在进行课题论证和书面评价时，国医大师周仲瑛指出："'象数－形神－气'整体思维模式是中医学独特的中医原创思维，是中华民族最具原始创新的领域，他以不同于西医学的视角与思维方式认识生命与健康，形成了独特的概念和理论体系。该课题研究对阐明中医自身理论认知特点，反映了认识路线，寻求其内在规律，明确今后中医自身发展方向，进行创造性转化，实现学术创新、实现理论飞跃等都具有重要的指导意义。"国医大师张学文亦指出："此研究成果深化了中医原创思维'象为信息，形为载体，气为本原'的整体思维模式，以科学的新概念阐释了东西方科学史界、思想界一系列关于中国传统文化认同的难题。同时，此研究成果还将为当代思维科学提供史实内涵，并有力促进原创科技创新。"

第六节　专家对中医原创思维模式的评价[1]

一、对中医原创思维模式要素的评价

（一）对"取象运数的象数观"的评价

在对中医原创思维模式要素之一——"取象运数的象数观"的评议过程中，方克立先生指出："在中国古代系统整体思维中，象与数是分不开（王夫之有'象数相倚'，'象数相因'之说），定性与定量相结合。现在学术界对象思维比较重视，而对数思维重视不够，所以一起提出。特别是在中国古代各门科学的发展中，数思维的贡献不可忽略。"北京中医药大学张其成教授指出："象数思维是运用带有直观、形象、感性的图像、符号、数字等象数工具来揭示认知世界的规律，通过类比、象征等手段把握认知世界的联系，从而构建宇宙统一模式的思维方式。中医象数思维模型源于易道的象数思维模型，是中医学的基本思维模型……中医'象'思维模型还未很完全精确地、数量化地把握和反映人体各个脏器实体的所有生理结构功能、病理变化，'象'思维需要修补，关键在于落实在'类'时的适宜程度，也就是精化和量化程度。"这是因为象思维模型不能完全概括中

[1]　王琦.中医原创思维模式的提出与论证［J］.中医杂志，2012，53（6）：458-460

医学的基本思维模型，人体生理病理均需要精化和量化，即运数思维。取象思维和运数思维二者密不可分。上海中医药大学李其忠教授亦认为："作为中医学的原创性思维，在强调'象'，所谓象为信息、以象测脏、象为态势体悟的同时，本人以为应'象数'并称，两者不可偏废其一，即中医学特有的象数思维。"指出了中医原创思维内涵应包括取象思维和运数思维，强调二者的统一性，不可分割，浑然一体。

（二）对"形神一体的形神观"的评价

在对中医原创思维模式要素之一——"形神一体的形神观"的评议过程中，中国工程院院士、国医大师吴咸中教授说："形神一体的形神观，这是大家所熟悉的诊治原则与方法，报告中又做了充实的引证及阐述，内容充实，说理性亦强，体现了中医的原创思维。"强调了形神一体的形神观是中医学的原创思维内涵之一。中国人民大学哲学系苗东升教授亦指出："中医理论中象和神是论述思维的概念，形由于是象和神的载体，也可以作为论述思维的概念。形象思维是思维科学的基本概念之一，当然要用'形'这个概念。"从思维科学的角度说明中医原创思维理论中应当包含形神概念。

（三）对"气为一元的一元观"的评价

在对中医原创思维模式要素之一——"气为一元的一元观"的评议过程中，中国社会科学院学部委员、中国哲学史学会名誉会长方克立先生说："列宁说应该使'我们的认识从现象的外在性深入到实体'，在这个意义上把'象'和'气'分别看作是认识过程的起始阶段和最后归本阶段是可以的。"方先生从认识渐次深化的规律指出了"气"是"象"和形神内在联系及其存在的本原。北京中医药大学图娅教授亦指出："'气一元论'整体论和本体论特征体现于这种'气'是化生的而非结构的。这是东西方整体理念的最根本区别所在。"明确指出"气一元论"是中国传统文化不同于西方文化的本质所在。脱胎于中国传统文化的中医学，亦离不开"气一元论"的影响。

（四）"象数－形神－气"的整体思维模式

"象数－形神－气"三者共同构成的思维模式包含了思维方式的三大要素，即思维主体、思维客体和思维工具。从思维活动的过程来看，思维认识的主体即医者，以象数作为认识的工具，获取客体的信息进而认识客体，作为思维对象的客体的人，是形神相谐、相依的统一体，而"象""形神"的内在本质是由"气"构成的，并通过"气"贯通内外、上下，达到整体联系、动态统一，这是中医独特的、与众不同的思维方式，并以此形成了独特的自然观、生命观、健康观与养生防治的理论体系。

二、中医原创思维模式的论证

中医原创思维研究的意义重大，且其研究涉及中医理论产生的文化背景、哲学基础、生成逻辑、认识论、方法论等方面，因此，我们就教了哲学界、思想界、中医界等专家学者，得到了他们的论证和肯定。

（一）体现了对中国哲学及思维的贡献

1. 对中国哲学的贡献

"取象运数，形神一体，气为一元"的中医原创思维模式根源于中国传统文化和中国哲学，从中医理论研究的源头做起，概括了中医学的哲学观，体现了中国哲学的生命力，印证了哲学的指导意义，印证了哲学与医学的关系，从哲学的高度把握了中医学发展的大方向。如中国社会科学院学部委员、中国哲学史学会名誉会长方克立先生说："准确把握中医的思维模式对深入了解中国哲学的思维方式，我认为，极有帮助。中医是受中国传统哲学影响最深的一门具体科学，他的基本理论和思维方法可以说与中国哲学都有不解之缘。要了解中国哲学思维方式最有效的途径之一就是深入了解中医思维。大作显示作者具有中医学、哲学、科学和中国文化方面的丰富学识，富有创新精神和人文情怀，读之令人鼓舞……文章对气一元论的理论特质和与之相应的思维方式'象思维'的论述非常精彩，道理讲得比较透彻、到位。"国医大师朱良春教授亦指出："著名哲学家任继愈先生说过，中国哲学的出路在于中医学，中医学的出路在于中国哲学。因此，中医学是吸收了古代诸子百家的哲学思想、融会贯通形成的一门独特的医学科学。中医学也必须深入研究中国古代哲学，才能提高中医理论，使其发扬光大。王琦教授总结了中医学的原创思维为三种：象数观、形神观、气一元论。基本概括了中医学的哲学观，是从中医理论研究的源头做起，具有理论原创性。对于提高中医理论研究水平，指导临床实践具有重要意义。"

2. 对思维科学的贡献

"象数观""形神观""一元观"准确提炼和概括了中医思维模式的基本内涵，符合中医学的思维模式和思维要素的界定，理清了中医思维过程中诸思维要素间的关系，概括了中医思维认识的工具和本原，反映了思维认识过程，体现了认知特点，展现了人与自然及人体自身整体论思维图景，蕴含了丰富的复杂性科学的思维方法，为当代思维科学的发展和人类的原始创新提供借鉴。如中国社会科学院哲学所研究员、中华外国哲学史学会名誉理事长王树人先生说："大作在哲学和医学科学两方面都有深入事情底里的真知灼见……对中医思维的原创性表达，有具体理据，比较切合中国传统思维和中医思维活动的实际；王琦教授所作的中医原创思维研究，具有非常重要意义，并有其重要价值……我感到这项研究所写成的大作，已经披荆斩棘迈出关键一步，为中医学研究开辟出新路径。"国医大师李济仁教授亦指出："中医原创思维是中医学的灵魂，也是中医学区别于其他医学的本质特色。王琦教授提出'取象运数，形神一体，气为一元'是中医原创思维模式，这一学术观点是作者经过查阅大量相关文献、征求各方面意见之后提出来的，是作者深入思考的结果，我很赞同。这一观点涵盖了中医思维模式的几个最重要的要素'象数'、'形神'、'气'，理清了这几个思维要素之间的关系。文章对这几个思维要素的内涵进行了详细的阐述，指出'象数观'、'形神观'、'气一元论'作为中医思维的三要素，符合中医整体思维特征。这一命题既考虑到中医思维认识的主体和客体，又概括了中医思维认识的工具和本原。'象数'、'形神'内在本质通过'气'贯通内外上下达到整体联系、动态统一，这一表述充分体现了中医学独特的原创性思维特征。"国医大师李振华教授亦言："'取象运数，形神一体，气为一元'是中医学的原创思维模式。该模式完全符合中医学的思维模式和思维要素的界定，并对中医原创思维模式的要素'象数'、'形神'、'气'之内涵进行详细的阐述，其反映了思维认识过程，体现了中医学整体、动态、联系、有序的特征，展现了将人与自然及人体自身整体论思维图景，从而凸显了其科学价值。"国医大师路志正教授亦指出："王琦教授经过 2 年多的努力，创见性地提出'取象运数，形神一体，气为一元'的中医原创思维模式，从思维科学的角度阐明了中医理论认知特点和内在规律，反映了认识过程，明确中医医疗实践活动的思维模式，对中医学的发展具有指导性的意义。他不同于建立在解剖学、生物化学、生理学等人体的还原论医学模式，展现了人与自然及人体自身整体论思维图景，必将促进中医学的发展，是中医界的一件大事。"

（二）回应了不同的文化质疑

"取象运数，形神一体，气为一元"的中医原创思维模式从本质上不同于西方医学的思维模式，回答了中医对生命与健康的认识和理解，并从概念、范畴、思维方式、实践目标等方面进行界定，从而能够回应哲学界、文化界、思想界、科学史界的质疑。如国医大师邓铁涛教授说："我支持王琦教授课题研究。期待他们的研究，能够真正从中国传统文化及思维方式评价入手，运用发生学、思维科学、复杂科学、比较学等方法，对中医学术发展史进行研究，探讨取象运数、形神合一、气为一元的中医原创思维模式，回应思想界、科学史界、哲学界、文化界一系列关于中国传统文化认同的难题。在继承中创新，也是个大方向。"国医大师路志正教授说："中医学脱胎于中国传统文化和古代哲学，是中国传统文化中最灿烂的瑰宝之一，既是古代先民医疗实践经验的总结和概括，更是中国灿烂文化的集中体现和创造性成果，为我国乃至全人类的健康作出了重要贡献。近百年来，社会各层面对中国质疑之声不断，我想这主要是由于思维模式不同造成的，思维模式不同导致认识上的差异。因此，认真研究和构建中医原创思维模式对中医学的发展具有重要意义。"国医大师张学文教授指出："王琦教授的研究成果以科学的新概念阐释了东西方科学史界、思想界一系列关于中国传统文化认同的难题。"国医大师颜正华教授亦指出："王琦教授提出'取象运数，形神一体，气为一元'的中医原创思维模式，对中医学发展史的研究具有一定价值。中医学的文化背景和思维体系不同于西医学，有其自身特点。'取象思维'、'运数思维'、'形神一体'、'气一元论'阐明了中医理论的认知特点，全面总结了中医学在医疗实践活动中的思维模式，观点是正确的。该研究的成果能够回应社会各层面对中医药学和中国传统文化认同的难题。"

（三）促进了中医学自身的发展

"取象运数，形神一体，气为一元"中医原创思维模式的研究回归和坚持中医自身理论研究的大方向，把握中医学理论的自身主体性，对中医学自身学术体系的认定、应用、继承、发扬以及对自身规律的进一步发展与创新，对中医临床实践，均具有重要的指导意义。如国医大师路志正教授说："中医学的发展必须理论和实践相结合，理论能够指导临床实践。王琦教授提出的'取象运数，形神一体，气为一元'中医原创思维模式，是源于医疗实践，是对临床医疗实践的总结和提炼，必然能够对实践起到很好的指导作用。"国医大师李振华教授说："该项研究从指导思想、方法步骤和提出的'象数、形神、一气'的论点，完全符合中医学的自身理论体系和临床实践。历代的临床实践足以验证了这一论点的正确性，并说明中医学在理论上，临床防治疾病思维方法以及在治未病等诸多方面的科学性。该项研究既体现了对中医学的继承性，又有国内外创新性的论点，为中医学术的研究也提供了正确的研究方向和防治疾病的理论依据。"国医大师周仲瑛教授亦指出："原创思维是中医学理论的源头。该研究首先界定了中医原创思维模式的基本内涵、特征及意义，揭示出中医与西医以完全不同的视角与思维方式认识生命现象，为确立未来中医发展方向提供指导。'取象运数、形神一体，气为一元'，研究者用 12 个字准确提炼和概括了中医思维模式的基本内涵。'象数－形神－气'整体思维模式是中医学独特的中医原创思维，是中华民族最具原始创新的领域，他以不同于西医学的视角与思维方式认识生命与健康，形成了独特的概念和理论体系。"

通过哲学界、思想界、中医界诸位大师的话语我们可以感知：中医原创思维的研究对中医学自身学术体系的认定、应用、继承、发扬以及对自身规律的进一步发展与创新，对中医临床实践，均具有重要的指导意义，研究中医原创思维模式能够回应哲学界、文化界、思想界、科学史界的质疑。而"取象运数，形神一体，气为一元"则基本概括了中医学的哲学观和中医思维模式的基本内涵，是中医学的原创思维模式，他符合中医学的思维模式和思维要素的界定，理清了中医思维过程中诸思维要素间的关系，概括了中医思维认识的工具和本原，反映了思维认识过程，具有理论原创性，树立了鲜明的独有的世界观、认识论和方法论，体现了中国哲学的生命力，从哲学的高度把握了中医学发展的大方向。其亦说明了中医原创思维的认知特点是不肢解、不破坏、不干扰、联系、动态、有序、自然态的整体，他从本质上是不同于西方的思维模式，回答了中医对生命与健康的认识和理解，蕴含了丰富的复杂性科学的思维方法，可以为当代思维科学的发展和人类的原始创新提供借鉴。

相关链接：专家评价意见

1. 方克立先生评议（图1-3）

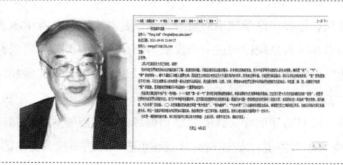

图1-3　中国社会科学院学部委员、中国哲学史学会名誉会长方克立先生及其评议

准确把握中医的思维模式对深入了解中国哲学的思维方式，我认为，极有帮助。中医是受中国传统哲学影响最深的一门具体科学，他的基本理论和思维方法可以说与中国哲学都有不解之缘。要了解中国哲学思维方式最有效的途径之一就是深入了解中医思维。

列宁说应该使"我们的认识从现象的外在性深入到实体"，在这个意义上把"象"和"气"分别看作是认识过程的起始阶段和最后归本阶段是可以的。大作显示作者具有中医学、哲学、科学和中国文化方面的丰富学识，富有创新精神和人文情怀，读之令人鼓舞……文章对气一元论的理论特质和与之相应的思维方式"象思维"的论述非常精彩，道理讲得比较透彻、到位。

中国社会科学院学部委员
中国哲学史学会名誉会长　　方克立

2. 王树人先生评议（图1-4）

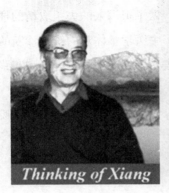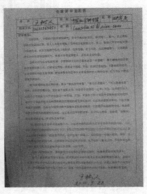

图1-4　中国社会科学院哲学所研究员、中华外国哲学史学会名誉理事王树人先生及其评价

我首先感到，大作在哲学和医学科学两方面都有深入事情底里的真知灼见……对中医思维的原创性表达，有具体理据，比较切合中国传统思维和中医思维活动的实际。

王琦教授所作的中医原创思维研究，具有非常重要意义，并有其重要价值……这项研究非常复杂，不过我感到这项研究所写成的大作，已经披荆斩棘迈出关键一步，为中医学研究开辟出新路径。

中国社会科学院哲学所研究员
中华外国哲学史学会名誉理事长　　王树人

3. 陈可冀院士评议（图1-5）

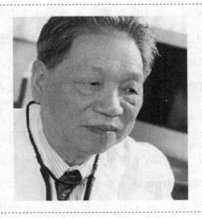

图1-5　中国科学院院士陈可冀先生及其评议

我认为由王琦教授主持的"973"项目《中医原创思维》是一项具有重要意义的课题，对于继承和发展中医，是一项基础性的工作。该课题对融汇中国古典哲学理念和长期临床医疗经验于一炉的中医药学的理论，做了很深入的去粗取精的抽提，提出了象数观、形神观及气一元论的基本概括。表达了中医学整体观的辨证诊断的思维模式，表达了医疗与预防上的形神合一的科学思维，表达了气在中医学理论和实践中的重要地位的理解，不容漠视。

中国科学院院士　陈可冀

4. 邓铁涛国医大师评议（图1-6）

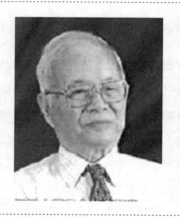 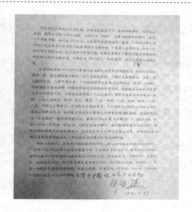

图1-6　国医大师邓铁涛先生及其评议

中医学发展五千年，有精华有糟粕，精华是主要的，精华应当努力加以发掘。过去所谓"创新"，沿着动物实验的路走，套用一个中医名词，这不是973方向。实践是检验真理的惟一标准，中医药学在古代、近代、当代为我国人民医疗卫生保健作出重要贡献，产生重大社会需求。对这一原创的学术研究方法，我认为可以百花齐放，尤其是重视对中医原创理论的发掘诠释以指导临证实践，不能因为"古已有之"和没有SCI论文的质疑而动摇信念。

中医学是宏观医学，也有一套完整的体系，只有中国才有。中医药能够诊治未见过的疾病如"非典"与防治航天运动病等，这都与中医的系统理论分不开的。因此，我们站在以西医学为主流医学看中医，中医是我国的另一个主流医学……应该继续"古说参证"的传统研究方法。实践-认识-再实践-再认识，不断提高成为理论，理论解释现象又指导实践，实践为理论提升产生新的原动力，这就是中医学术不断发展的过程。

我支持王琦教授课题研究。期待他们的研究，能够真正从中国传统文化及思维方式评价入手，运用发生学、思维科学、复杂科学、比较学等方法，对中医学术发展史进行研究，探讨取象运数、形神合一、气为一元的中医原创思维模式，回应思想界、科学史界、哲学界、文化界一系列关于中国传统文化认同的难题。在继承中创新，也是个大方向。

国医大师　邓铁涛

5. 朱良春国医大师评议（图1-7）

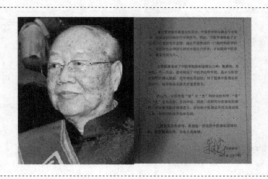

图1-7　国医大师朱良春先生及其评议

　　著名哲学家任继愈先生说过，中国哲学的出路在于中医学，中医学的出路在于中国哲学。因此，中医学是吸收了古代诸子百家的哲学思想、融会贯通形成的一门独特的医学科学。中医学也必须深入研究中国古代哲学，才能提高中医理论，使其发扬光大。

　　王琦教授总结了中医学的原创思维为三种：象数观、形神观、气一元论。基本概括了中医学的哲学观，是从中医理论研究的源头做起，具有理论原创性。对于提高中医理论研究水平，指导临床实践具有重要意义。

　　我认为，中医学是"道"与"艺"相结合的科学。"道"与"艺"互为起源，互相印证。因此，在研究中医原创思维时，应注重其临床指导意义。原创的中医理论不仅仅是说理工具，也可切实指导临床实践。

国医大师　朱良春

6. 颜正华国医大师评议（图1-8）

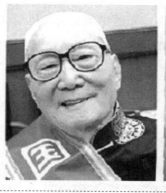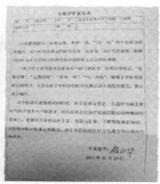

图1-8　国医大师颜正华先生及其评议

王琦教授提出"取象运数，形神一体，气为一元"的中医原创思维模式，对中医学发展史的研究具有一定价值。该研究的成果，能够回应社会各层面对中医药学和中国传统文化认同的难题。

中医学的文化背景和思维体系不同于西医学，有其自身特点。"取象思维""运数思维""形神一体""气一元论"，阐明了中医理论的认知特点，全面总结了中医学在医疗实践活动中的思维模式，观点是正确的。对中医原创思维模式的研究，表示支持与肯定。

国医大师　颜正华

7. 张学文国医大师评议（图1-9）

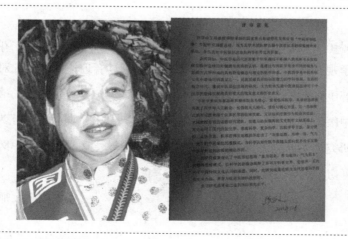

图1-9　国医大师张学文先生及其评议

拜读由王琦教授领衔承担的国家重点基础研究发展计划'中医原创思维'专题研究课题总结，深为其学术团队博古通今、孜孜以求的探索精神所感动，并为其对中医原创思维的科学新界定所折服。

众所周知，中医学是历代医家数千年来通过不断深入的观察与反复临床实践所总结的对健康与疾病的认识。是通过与西医学完全不同的视角与思维方式所形成的具有特定概念与理论的医学体系。中医药学是中国传统文化中最灿烂的瑰宝之一，是我国最具原始创新潜力的学科领域。在新的概念时代，重视中医原创思维的研究，大力传承发展中医原创思维对于中医学的整体发展将具有重大的现实意义和历史意义。

中医学素以形象思维和整体观念为核心，重视临床医学，其原创思维既体现了科学与人文融合，也强调了天人相应、调身与调心并重。这一思维模式的形成既来源于众多医家的临床实践，又以临床疗效作为检验的证据。王琦教授带领的课题研究团队，在温习浩如烟海的文史医哲文献基础上，充分运用了现代的发生学、思维科学、复杂科学、比较学等方法，条分缕析，去伪存真，积厚而薄发地概括界定出了"取象运数，形神一体，气为一元"的中医原创思维模式，为科学认知中医学真髓及面向世界传承发展中医学将起到积极的推动作用。

此研究成果深化了中医原创思维"象为信息，形为载体，气为本原"的整体思维模式，以科学的新概念阐释了东西方科学史界、思想界一系列关于中国传统文化认同的难题。同时，此研究成果还将为当代思维科学提供史实内涵，并有力促进原创科技创新。

此项研究成果业已达到国家领先水平。

国医大师　张学文

8. 李振华国医大师评议（图 1-10）

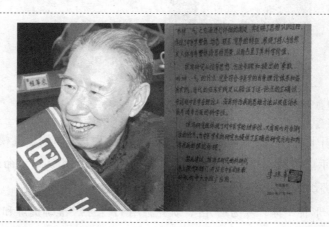

图 1-10　国医大师李振华先生及其评议

以王琦教授为首席专家承担国家"中医原创思维"项目，经过近两年的专项研究，查阅上千篇相关文献，通过古今临床实践，以中国传统文化和古代哲学的影响为基础，对人的生命现象，对疾病防治和实践提出了"取象运数，形神一体，气为一元"是中医学的原创思维模式。该模式完全符合中医学的思维模式和思维要素的界定，并对中医原创思维模式的要素"象数""形神""气"之内涵进行详细地阐述，其反映了思维认识过程，体现了中医学整体、动态、联系、有序的特征，展现了将人与自然及人体自身整体论思维图景，从而凸显了其科学价值。

该项研究从指导思想、方法步骤和提出的"象数、形神、一气"的论点，完全符合中医学的自身理论体系和临床实践。历代的临床实践足以验证了这一论点的正确性，并说明中医学在理论上、临床防治疾病思维方法以及在治未病等诸多方面的科学性。

该项研究既体现了对中医学的继承性，又有国内外创新性的论点。为中医学术的研究也提供了正确的研究方向和防治疾病的理论依据。

据此建议，该项目研究的科研成果上报有关部门，并应在中医的医、教、研机构中大力推广应用。

国医大师　李振华

9. 周仲瑛国医大师评议（图1-11）

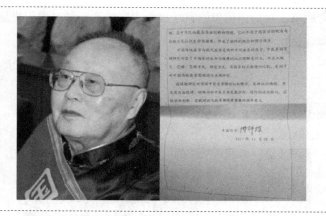

图1-11　国医大师周仲瑛先生及其评议

原创思维是中医学理论的源头。该研究首先界定了中医原创思维模式的基本内涵、特征及意义，揭示出中医与西医以完全不同的视角与思维方式认识生命现象，为确立未来中医发展方向提供指导。

"取象运数，形神一体，气为一元"，研究者用12个字，准确提炼和概括了中医思维模式的基本内涵。其中的"象"，是指中医学以藏象理论为核心，通过"司内揣外""司外揣内"模式认知活体生命健康状态；"形神一体"则反映了生命活动的物质基础与功能并存的基本认知特征；"气为一元"揭示了宇宙万物整体运动变化过程中"气"的根本属性。

"象数－形神－气"整体思维模式是中医学独特的中医原创思维，是中华民族最具原始创新的领域，他以不同于西医学的视角与思维方式认识生命与健康，形成了独特的概念和理论体系。

中国传统医学与现代医学是两种不同体系的医学，中医原创思维研究回答了中西医对生命与健康的认识理解是什么，并且从概念、范畴、思维方式、研究方式、实践目标方面进行比较，有助于对中国传统医学思维进行正确评价。

该课题研究对阐明中医自身理论认知特点，反映了认识路线，寻求其内在规律，明确今后中医自身发展方向，进行创造性转化，实现学术创新，实现理论飞跃等都具有重要的指导意义。

国医大师　周仲瑛

10. 李德新教授评议（图 1-12）

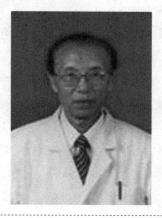

图 1-12　973 计划中医理论专项专家组副组长李德新教授及其评议

中国传统原创思维是在中国传统文化特别是中国传统哲学背景下形成的，以意象、整体、辩证为特点的思维方式，或者说是以意象思维见长的整体辩证思维，与基于西方文化、哲学的、以还原论为特点的逻辑思维迥然不同。中国传统原创思维是中国传统文化的原创思维，是坚持文化自觉、建设社会主义先进文化过程中，我国学术界特别是哲学界、理论界必须但尚未圆满回答的重大的、关键的科学问题。

中医原创思维研究是"973"计划和中医理论专题研究的重要方向之一。对于中医学的创新和建设社会主义先进文化，具有重要的学术意义和社会意义。

以首席科学家王琦教授为首的学术团队，运用发生学、思维科学、复杂科学、比较学等方法，对中医学发展史进行研究，提出了"取象运数，形神一体，气为一元"的中医原创思维模式。从理论上对中医学原创思维进行了科学概况，构建了中医原创思维的思想模型或称理论模型。是一项重大研究成果。

"气为一元"是坚持中国古代哲学气一元论。中国古代哲学气－阴阳－五行，形成了中国传统文化的整体辩证思维方式。

"形神一体"，在认识或思维范畴，形，一为认识的对象，属客观；二指感官的功能。"形也，神也，物也，三相遇而知觉乃发"（《张子正蒙注·太和篇》），"视听之明，可以摄物，心知之量，可以受物。"（《张子正蒙注·大心篇》）神，指思维活动或精神现象，属主观。"君子独言心者，魂为神使，意因神发，魄待神动，志受神摄，故为四者之津会也。"（《思问录·外篇》）形神一体，是主观与客观的统一，体现了中医学的形神观。

"取象运数"，为《易传》所用的方法，属中国古代科学哲学术语。即认识事物从取象开始，观察天地万物，在此基础上进行分类，概况成卦义之象，并形成数学模型，然后再将数学模型加以推广，是为运数。取象运数的目的在于阐释易理，所谓"行数循理""由数达理"。体现了中医学由物而象（或意象）而理的，以形象（意象）思维为特点的形象思维与抽象思维相统一的整体辩证思维方式。

"取象运数，形神一体，气为一元"的思维模式可以视为中国传统文化的原创思维模式。中医学运用这一思维模式，对生命、健康与疾病的理性认识，形成了中医学的思维模式、思维规律与思维方法。因此，中医原创思维研究应重在研究中国原创思维在中医学中的具体应用的模式、规律、方法。将思维的哲学研究、科学哲学研究、思维科学研究和医学科学思维研究区别开来。

973 计划中医理论专项专家组副组长　李德新

11. 段金廒教授评议（图 1-13）

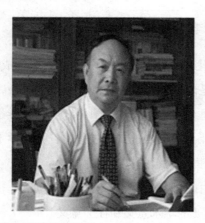

图 1-13　973 项目首席科学家段金廒教授及其评议

以王琦教授为首席科学家的研究团队承担的"中医原创思维模式"国家重点基础研究（973）项目，经过2年多的孜孜以求，综览相关文献逾千篇，运用发生学、思维科学、复杂科学、比较学等方法，对中医发展史进行了梳理和系统研究，创见性地提出了"取象运数，形神一体，气为一元"的中医原创思维模式，从思维科学的角度阐释了中医理论的认识特点和形成过程。

　　原创思维是学科形成的基石，是中医学理论产生的核心，王琦教授的研究成果将为弘扬中医学术思想和文化特质，引导人们科学认知机体生命活动要素和疾病发生与诊治规律产生广泛而深邃的影响，对丰富和发展中医原创思维和理论体系作出贡献。

南京中医药大学教授、973项目首席科学家　段金廒

12. 王振国教授评议（图1-14）

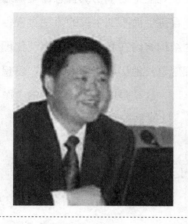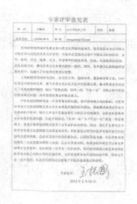

图1-14　973项目首席科学家王振国教授及其评议

　　任何科学的形成和发展总是与其文化背景休戚相关，医学因其本身具有的人文特征而与文化的关系尤其密切。中医学在发展的过程中不断从当时的哲学、文学、数学、历史、地理、天文、军事等学科汲取营养，因此，无论是理论基础、还是思维方式，都与中国文化有着天然的一致性。同时，在中国文化的构建和发展过程中，也融入了中医学的思想与智慧。

　　王琦教授领导的研究团队，运用发生学、思维科学、复杂科学等方法，对中医理论中的形神关系、精气学说以及认知方法中的取象比类、数术等诸多论说进行了系统梳理和概括，提出"取象运数，形神一体，气为一元"为核心的中医原创思维模式问题，具有重要的理论和现实意义。

山东中医药大学教授、973项目首席科学家　王振国

第二章　中医理论思维研究

　　中医基本理论是中医学术之根，他直接关系到中医学的兴衰，关系到中医学的未来。可以说，欲求中医之振兴，必求学术之振兴，欲求学术之振兴，必求理论之振兴。理论研究是学科的基础，处于战略的重要位置，只有更新、拓展、扬弃旧的思维方式，构建符合科学发展的理论思维，在不断的自我否定中重塑和完善，才能使其蓬勃发展。

　　作为人类历史上思想的奇迹，中医学从中华文明源头的《易经》里，秉承《易经》整体观的结构图式和整体观的运动模式，显示从宏观上把握事物的智慧，整体运动地看待世界和事物，并以《易经》阴阳二气"交感相与"看待生命不断生灭的流变过程；他仍以阴阳五行为说理工具，辨别事物的属性和演绎事物的结构与内在联系；他仍以气化理论去说明天地万物的生成、天象物候的变化和人体生理病理现象；他仍以"天人合一"思想，把握人与自然的和谐；以人文与科学的互动形成独特的意境，这就是中国文化孕育的中医，这就是当今东方文化的标志，这就是东方文化存在的根系，这就是东方文化活的传承！[1]

第一节　理论思维研究的重要性

一、思维学习的重要性 [2]

　　让思维插上翅膀 ■▷北宋年间，洛阳城曾修建了很高的城墙。一次，连日的暴雨，城墙上一块巨石掉落在城门中央，巨石的一多半还深深砸进了地下，致使城里城外交通堵塞。而知府大人又要出城，于是宋城的官兵赶紧四处找人把巨石搬走，结果来了十个，二十个，三十个怎么搬也搬不动。而且由于道路泥泞，越陷越深。这时来了一个路人，说了一个办法，很快道路畅通了。**想一想，他用了什么办法？** 挖一个更深的坑，把石头埋起来。

---

[1]　王琦.论中医理论的特质与路向[J].中国中医基础医学杂志，2005，11（1）：4-10
[2]　据王琦教授为北京中医药大学在校医学生、研究生及学术继承人讲授《东方思维与中医十讲》整理

（一）"鱼"与"渔"的问题

我们知道"鱼"是钓鱼的一种目的，而"渔"是一种手段和方法。所以《老子》言："授人以鱼，不如授之以渔，授人以鱼只救一时之及，授人以渔则可解一生之需。"也就是说，一条鱼只能解一时之饥饿，却不能解长久之饥，如果想永远有鱼吃，那就要学会钓鱼的方法。这就是一种思维。

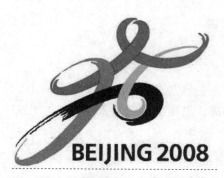

图 2-1　2008 年北京奥运会中奥标志

2008 年北京奥运会，当时在征集中奥标志《新北京、新奥运》时，全国许多设计师设计了很多图样，有华表，有天坛，有故宫，有画运动员，有画长城，总是想要把北京设计进去，但这些人的都没有被选上。而陈绍华画的被选上了（图2-1）。他是怎么思考的？他在电脑上画来画去，突然看到五环的转动，产生了灵感，他思考着如果把这五环连接起来，又让他转动，刚好就形成了中国古老的太极拳模式，看起来抽象，但是又能代表。这样就把中国古老的传统文化与现代的体育精神融为一体，横空出世，形成这个既很轻灵、动感，又能凸显中国文化特点的图。这就是我们讲的思维问题。

所以关于"鱼"和"渔"，"渔"是捕捞的方法，其实这就是一种思维方法。所以作为教育来说，要更多地授人以渔（图2-2），而不能是一味的灌输现有的知识。金·元好问《论诗》："鸳鸯绣出从教看，莫把金针度与人。"医犹将军。尤在泾《金匮翼·中风》云："夫医之治病，犹将之御敌，宰相之治民也。御敌有法，奇正虚实，随机应变。不知法，则不足以御敌矣。治民有道，刑政教化，以时而施，不明道，则不足以临民矣。病有阴阳、表里、虚实、缓急之殊，医有寒、温、汗、下、补、泻、轻、重之异，不知此，则不足以临病矣。"

> 所以授人以渔的方法，是教育的一个很重要的目的，要让学生超过老师，不是形似，而是神似，不仅神似还要超越。那么这个教育才是成功的教育。
>
> ——王 琦

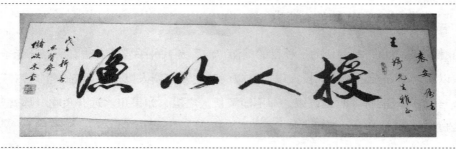

图 2-2　中国著名书法家储欣木先生赠送王琦教授"授人以渔"

（二）"学"与"思"的问题

孔子讲过"学"与"思"的关系："学而不思则罔，思而不学则殆。""学"与"思"是互为连贯的，而"思"较"学"又显得更为重要。孟子言："心之官则思，思则得之，不思则不得也。"将"学"与"思"的关系解释得很清楚。

> 我们现在希望大家有更多的时间去思考。思考是很重要的。当思维能形成一种升华的时候就会有一种豁然开朗的感觉。当百思不得其解的时候，当山穷水尽疑无路的时候，通过思可以带来很多明媚的感受。所以思与学的关系是思更为重要。
>
> ——王　琦

（三）"道"与"术"的问题

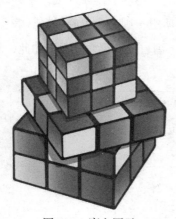

图 2-3　魔方图示

"道"的层面是驾驭"术"的层面。且在"道"的背后还有很多滋生体，这些滋生体就是随机应变等思维问题，所以我们要学习"道"。"道"与"术"的关系是"道"更为重要（图 2-3）。"道"是理论的层面，是思维的层面。"术"是操作的层面。如果我们只有"术"，没有"道"，则不足以延其大。如果我们整理老中医经验只有"术"，没有上升到"道"，没有整理其学术思想，只整理几个方子，那就只是学到了"皮毛"而已。"道"和"术"的关系是形而上和形而下的关系。我们在临床上遇到很多问题需要我们理论联系实际，需要理论思维和临床实践相结合。比如病人颜面浮肿、咳嗽、小便不通，一般的思维方法是利尿，因为浮肿，又尿不出来，就考虑怎么去利尿，所以用泽泻、滑石、茯苓等利尿消肿。但是，服了许多药后仍尿不出来，仍然浮肿。我们转换一下思维角度，因为病人咳嗽、浮肿，这与肺有关。肺的功能除呼吸之外，还可通调水道、下输膀胱，是人体水液代谢过程中的重要脏器。《素问·经脉别论》中说："饮入于胃，游溢精气，上输于脾，脾气散精，上归于肺，通调水道，下输膀胱。"肺为水之上源，病人咳嗽，肺"开"的功能受到了影响，所以要宣肺，宣肺后尿就通了。这个宣肺的方法叫"提壶揭盖"，可用两味药：桔梗和紫菀。所以"道"是思维的层面，一定要掌握"道"，由"道"而"术"。比如魔方可以不断重新地组合，我们在一起共同学习的时候要交换思想。我在1998年《科技日报》上发表了一篇文章叫"交换的不是手中苹果"。我们在一起要交换魔方，交换思想，而不是苹果。现在有一种科学研究的方法，叫"头脑风暴"。大家在一起讨论问题的时候要创新，要形成"风暴"。

因此，我们应该打破思维的定势，转化思维的角度，让思维插上翅膀，让思想放飞（图2-4）。

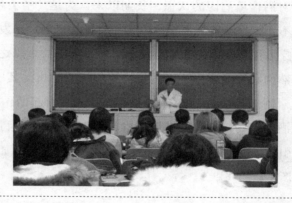

图2-4　王琦教授为北京中医药大学在校医学生、研究生及学术继承人讲授"东方思维与中医十讲"

二、思维存在的问题[1]

（一）惯性思维

人们在长期学习生活过程中自然形成的某种固定的思路，即所谓习惯思维，它使人们被固定的框框束缚而不能打开思路。心理学研究表明，人的思维由于生理原

---

[1] 王琦.谈中医的理论与临床思维[J].云南中医学院学报，1989，12（3）：6-12

因，具有一种惰性，每当一种特定的思路产生后，就会长时期内形成模式或一种特别的"回路"，使人不自主地联想老观念、老经验、老方法，有时即使是明显的谬误，也视而不见，以至新观念受到压抑，削弱了创新的动机，这种现象在我们中医队伍中表现得特别明显，老师说用白虎汤要有"大热、大渴、大汗、脉洪大"，于是"白虎四大症"就真的像那么回事，书上说大承气汤治"痞、满、燥、实、坚"也就随声附和，说小柴胡汤专治"半表半里少阳病"，从来也不怀疑，以致仲景理论真谛失传，理论与临床脱节。

（二）单一思维

所谓单一思维，是指只追求一个思维角度，运用一种思维模式去研究问题，因而常常顾此失彼，陷入片面性，同时单一思维由于思路狭窄、僵化，面对复杂的问题或者束手无策，或者极力排斥多角度富于创造性思维方式介入自己的思维轨道，呈现极端保守性。例如对酒糟鼻病因的认识，长期以来认为是"嗜酒之人，酒气熏蒸"，其治疗思路也一成不变，尽管效果不佳也不另作研究，直到后来发现酒糟鼻是一种螨虫所致，从而使治疗才得到根本的改变。又如男性不育既往多责之肾虚命火不足，治疗一味补肾温阳，然而我们通过近 200 例男性不育患者分析，其中有因慢性前列腺炎、精囊炎、睾丸炎、附睾炎引起的，有因精索静脉曲张引起的，有因原发性不育引起的，有因长期饮酒引起的，有因长期服用棉籽油引起的，有因其他物理因素引起的，有因染色体改变引起的，对其治疗就必须认真分析综合考虑，如果统统用一个思维模式，治疗就难以产生质的飞跃。

（三）封闭性思维

封闭性思维使人思想禁锢，排斥文明的输入，产生学术的退化。欲求学术的新境界，必须向外部世界张开思维之网。在每个人的知识结构中，有不少薄弱处和空白点，要善于利用其他知识调整补偿空白点，从而使自己形成新的知识体系或实现对本系统知识结构的超越。例如中医治疗再生障碍性贫血刚开始多从血虚考虑，单纯一味养血补血，疗效不显，后来吸取了肾主骨生髓的中医理论，采用了补肾法为主的治疗方法，疗效有明显的提高。结石的治疗，以前认为该病是湿热凝炼成砂，故多从湿热着手治疗，予清热利湿之剂，但效果始终不明显，殊不知，结石乃为有形之物，不单纯是湿热的问题，应在清热利湿基础上，配伍破血化瘀药，如莪术、三棱等。过敏性哮喘的治疗，单纯用麻杏石甘汤治疗效果不明显，我常于方中加入抗过敏药物如乌梅、蝉蜕等，疗效大大提高。因此，要打破封闭性思维，才能产生新的境界。

三、实践呼唤新的中医理论思维[1]

中医基本理论是中医学术之根，他直接关系到中医学的兴衰，关系到中医学的未来。但在一个较长历史时期以来，中医理论研究淡化，缺乏理论争鸣与撞击，理论滞后于实践，没有形成重大突破，从而影响了整个中医学术的发展。从中医理论形成的历史渊源到目前的客观现状出发，揭示其发展规律，分析其历史局限性，提出存在的问题，探讨今后的发展道路，已成为事关全局，刻不容缓的历史重任。目前中医理论，尤其在思维研究方面仍存在不少问题，如理论体系的不够完善、基本概念的含混和歧义、理论提升滞后于实践、理论超常稳态等。

（一）理论体系的不完善

中医学作为一门学科，其学科领域尚有许多空白，作为知识体系，有些尚未建立起相应的概念和原则。如中医对疾病病因、病机的认识几乎都是外感六淫、内伤七情、饮食不节、房劳所伤，对诸多其他物理因素、化学因素、生物因素、营养因素、遗传因素缺乏细致的分类和认识。许多病证分类不清，病因病机在不同性质的疾病中难以显示其特殊性。病原学上的粗糙性导致诊断水平的落后、辨证治疗框架的程式化、各种辨证方法相互间缺乏有机关联，成为中医临床疗效缺乏可重复性的一个原因；近几十年来在强调辨证论治的同时，又有忽视辨病、辨体质、辨症状等其他综合因素的趋向。中医理论体系的学科分化建设也有待进一步加强。由于上述种种因素，限制了中医理论对实践的指导作用。

（二）基本概念的含混和歧义

由于古代语言的抽象性、模糊性及中医多流派、多学派的原因，致使中医理论的一些基本概念表现为外延广泛、一词多义或易地而变。中医基本概念歧义性不少，表现于这些概念的解剖学属性与非解剖学属性的内涵两重性。如三焦名实之争、六经名实之争、心主神志与脑为元神之府的相左等，怎样把他们通过临床实践统一起来，是中医理论研究的一项重要内容。许氏[2]曾分别把作为中医学术语言、普通语言和现代医学语言的统计样本的《中医大辞典》（基础理论分册）、《辞海·语词分

---

[1] 王琦，夏仲元.实践呼唤新的中医理论思维[J].南京中医药大学学报，1996，12（6）：3-5

[2] 许志泉.中医学术语的多义性及其标准化[J].山东中医药大学学报，1994，18（5）：329

册》（增补本）、《辞海·医药卫生分册》统计处理，结果发现，中医术语与普通语言均存在显著的多义性，多义率分别达 15.8% 和 11.2%。而现代医学样本基本上实现了术语标准化，多义率仅为 0.3%。中医名词术语的多义性给中医研究、教育和国际交流带来很大的障碍。

（三）理论滞后于实践

科学的理论应具有超前指导实践作用，但目前中医理论研究落后于中医临床实践，究其原因，主要是产生在古代历史条件下的中医理论，以阴阳、五行学说等哲学观点作为说理工具，中医理论对中国古代哲学的依附性已成为阻碍理论发展的一个症结。其次，随着时代的变迁，疾病谱发生了变易，新问题、新现象大量涌向临床，而中医理论未能依据新的事实进行理性概括与提炼，产生崭新的理论，而是多从前人的论述中寻找说理依据。如将再障、缺铁性贫血、各种血液病均归于"血虚"，难以与实践相符；针对致病源的其他中药新药研制也必须找到传统的中医理论依据，而不试图从其他新的角度如消灭病原菌等方面去考虑创立一种新的中医理论观点，科学地解释、指导中医临床实践。中医理论研究的滞后性又导致了中医临床实践难以产生重大突破，二者相互影响。

（四）理论的超常稳态

中医理论体系虽然在历史的长河中延伸，但与生机勃勃、阔步前进的现代科学体系相比，则显得十分缓慢，呈现出"超稳态结构"。这不仅与前述古代哲学构建、中医理论的发展形式有关，而且与传统文化渊源有关。这种几千年一贯制的超稳态结构对中医理论的发展极为不利。科学发展史表明，任何一门学科，假若在理论上始终没有本质的突破，他的活力就将日趋衰弱。反之，科学的进步是以新理论、新观点、新学派的形成与发展为标志的。中医理论要发展，就要有强烈的超前和突破意识，要打破传统的经典决定论，不断提出新思路、新方法，形成新理论、新学派。

近代科学的兴起，虽然有西医学的传入，产生了中西医汇通学派及中西医结合学派，但并未对中医理论产生特别重大影响。从而导致中医学落后于现代科技，未能像西医学那样同步进入科技大循环。一部中医学发展史，即是一部中医理论思维发展史，正是理论思维的不断变化才使这一古老的学科充满活力和生机，什么时候理论思维衰弱了，学术的活力和生机也就削减了。

我们知道：理论之所以成为体系，主要并不在于他的组成完整性，而在于其贯串始终的统一的内在联系，而这种内在联系就是这一理论体系所特有的思维方式，他是一门学科理论体系的灵魂。每一个理论体系由于其产生的历史背景的限制，必然有一定的缺陷。中医临床实践呼唤新的理论思维，如何构建符合科学发展的中医理论思维，是中医药学长足进步的关键。

第二节　中医理论思维的形式和特质

一、中医理论思维的主要形式[1]

世界上的每个民族几乎都有自己独特的思维方式。中医学思维方式是在中华传统文化基础上形成的，具有不同于西方医学的思维特征，其主要有以下几种理论思维形式：

（一）直觉思维

直觉思维是指不受某种固定的逻辑规则的约束而直接领悟事物本质的一种思维模式。《列子·汤问》记述两小儿辩日的故事[2]，反映了人的两种思维方式如何看待太阳距离人的远近（图2-5）。

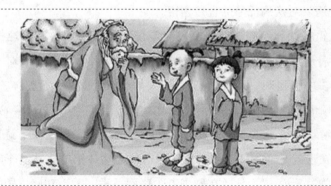

图2-5　两小儿辩日

---

[1]　据王琦教授为北京中医药大学在校医学生、研究生及学术继承人讲授《东方思维与中医十讲现场》整理
[2]　《列子·汤问》载："孔子东游，见两小儿辩斗，问其故。一儿曰：'我以日始出时去人近，而日中时远也。'一儿以日初出远，而日中时近也。一儿曰：'日初出大如车盖，及日中则如盘盂，此不为远者小而近者大乎？'一儿曰：'日初出沧沧凉凉，及其日中如探汤，此不为近者热而远者凉乎？'孔子不能决也。两小儿笑曰：'孰为汝多知乎？'"

一种思维方式是通过视觉，亲眼所见太阳是大还是小；另一种是通过感觉，是感到太阳暖还是不暖。中医思维方式凭的是直觉，故《素问·生气通天论》说“阳气者，一日而主外，平旦人气生，日中阳气隆，日西而阳气已虚，气门乃闭。”说明人的阳气随日照的变化而变化。《史记·扁鹊仓公列传》记述扁鹊给齐桓公诊病判断并预测其吉凶，其间没有逻辑推理过程，而是通过直觉、内在的自我体验的积累进行判断（图 2–6）。

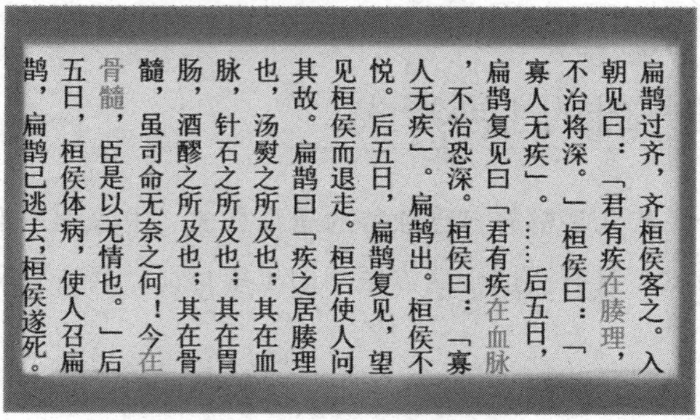
扁鹊过齐，齐桓侯客之。入朝见曰：「君有疾在腠理，不治将深。」桓侯曰：「寡人无疾」。……后五日，扁鹊复见曰「君有疾在血脉，不治恐深。桓侯曰：「寡人无疾」。扁鹊出。桓侯不悦。后五日，扁鹊复见，望见桓侯而退走。桓后使人问其故。扁鹊曰「疾之居腠理也，汤熨之所及也；其在血脉，针石之所及也；其在胃肠，酒醪之所及也；其在骨髓，虽司命无奈之何！今在骨髓，臣是以无情也。」后五日，桓侯体病，使人召扁鹊，扁鹊已逃去，桓侯遂死。

图 2–6 《史记·扁鹊仓公列传》原文

《医原·望神须察神气论》言：“期望而知之谓之神，既称之曰神，必能以我之神，会彼之神。……人之神气，在有意无意之间流露最真，医者清心凝神，一会即觉。”这种“一会即觉”就是医者对疾病征象的直接领悟。

直觉思维常凭感觉和经验进行判断。直觉思维具有突发性和快速性，是认识主体受到某种信息的启迪而突然发生“恍然大悟”。孙思邈《千金要方》对“雀盲病”的发现[1]，便是其例。中医强调“天人合一”，把人与自然看成是一个整体，在这个前提下，通过经验和直觉顿悟的方法来认识世界，便成为主流意识。中医强调“心悟”，在当时缺乏先进的观察、解释的情况下，能够发现细致入微的生理病理现象，就是直接体验的生动体现，经络的发现就是通过“返观内照”对活体生命体悟的表达。李时珍在《奇经八脉考·奇经八脉总说》说：“八脉散在群书者，略而不悉。医不知此，罔探病机；仙不知此，难安炉鼎。时珍不敏，参考诸说，萃集于左，以备学仙、医者筌蹄之用云。”指出：“内景隧道，唯返观者能照察之。”在孙一奎的《医旨绪余》有“人身内景说”一篇，非常重视人的内景研究。

[1] 孙思邈发现山区老百姓容易得一种怪病，白天视力正常，到了晚上，光线不足，就像麻雀一样什么都看不到了。他发现患病的人穷人多而富人少。他突然想到穷人多吃素的，不吃荤的，就试用动物的肝脏来治夜盲症，果然很有效。

他在《赤水玄珠·凡例》中说："医要先识人身内景，脏腑形质，手足经上下，宗气、营气、卫气，呼吸出纳，三焦终始及各经表里阴阳，金木水火土，部位配合命名之义，上下不得错宗，一经不得两配。"《医旨绪余》还有"人身内导说"一篇，叙述了咽喉、二窍和五脏六腑皆有所系，描述了人体内部的动态变化，对指导临床实践很有意义。爱因斯坦曾高屋建瓴地指出直觉思维的创造价值："物理学家的最高使命是要得到那些普通的基本定律，由此世界体系就能用单纯的演绎法建立起来。要通向这些定律，并没有逻辑的道路，只有通过那种以应对经验共鸣的理解为依据的直觉，才能得到这些定律。"[1]

《科学创造方法论》指出："中医是受这种传统思维方式明显影响的比较典型的科技领域。中医的创造性思维活动有着明显的东方文化思想特征。学习和研究中医讲究的'心悟'，即直觉体验，在缺乏先进的观测、检查手段条件下，中医仍能发现人体很多细微的病理变化，并且辨证施治，往往取得西医达不到的效果，这是直觉体验的创造功能的生动体现。"现在，如果我们把直觉思维丢掉，只靠仪器、化验报告单等，就会流失大量的疾病信息。

> 直觉思维需要我们去体验。
>
> ——王　琦

（二）形象思维

形象思维是在对形象信息传递的客观形象体系进行感受、储存的基础上，结合主观的认识和情感进行识别（包括审美判断和科学判断等），并用一定的形式、手段和工具（包括文学语言、绘画线条色彩、音响节奏旋律及操作工具等）创造和描述形象（包括艺术形象和科学形象）的一种基本的思维形式。形象包括实物形象；抽象形象——图示；想象形象。他突出了"形象""模型"，并利用形象进行类比分析、概括、以直观形象向抽象思维转移。中医常通过表现于外的信息，反映内部的物质、能量来推断内部的功能活动，《灵枢·刺节真邪》形象地比喻为"下有渐洳，上生苇蒲，此所以知形气之多少也"。中医学在构建过程中大量运用了形象思维如"上焦如雾，中焦如沤，下焦如渎""平肺脉来……如落榆荚""肝为将军之官""脾为仓廪之官""膀胱为州都之官"等，治则上有"提壶揭盖""逆流挽舟"、"以脏补脏，以枝达肢，以藤通络"等。关于形象思维，钱学森先生做了十分精辟的论述："人的说话，人的认字，都有经验的因素。这就联系到形象思维。形象思维比抽象（逻辑）思维更广泛，逻辑思维只是解决科学问题，形

---

[1] 爱因斯坦著；许良英，范岱年编译.爱因斯坦文集·探索的动机［M］.北京：商务印书馆，2009

象思维是把还没有形成科学的前科学知识都利用起来。这是智能机的问题。""形象（直感）思维现在没法讲清楚。如果将来我们说能讲清楚了，哪怕只讲清楚了点儿也不是小事，我想那将是人类历史上又一次科学革命。"[1]

在形象思维里可以通过联想、想象揭示思维的本质特点，可以通过事物的形象，比如说把一个实物变成抽象，有时候抽象比真的还形象，有的时候是通过想象得出模型，这个模型是从大量经验事实中提炼出来。通过提炼产生概念，这种概念可以归纳，可以防止思维散乱。

我们通过抽象把一些描述变成图，如《伤寒论》里说"少腹急结""心下痞满"等都体现了形象思维（图2-7）。

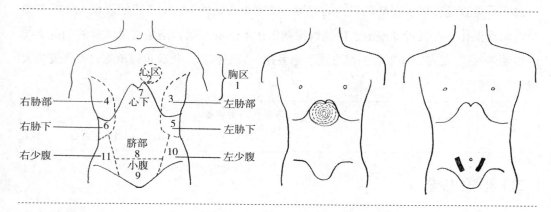

图2-7 中医腹诊

心下痞满，是在剑突下的虚线，是虚线，不是实线，这就是痞满的感觉——胀满不适。心下痞按之濡，就是心下感觉很满，但按之未触及实质的东西。日本将少腹急结画个实线在小腹两旁，只要是少腹急结就用桃核承气汤，是心下痞满就用泻心汤。《伤寒论》里5个泻心汤，即半夏泻心汤、生姜泻心汤、甘草泻心汤、大黄黄连泻心汤、附子泻心汤。大黄黄连泻心汤治热痞，半夏泻心汤治痰气痞，生姜泻心汤治水气痞，有水气，即肠鸣漉漉；甘草泻心汤治虚气痞，中焦有虚，重用甘草；附子泻心汤治寒热痞，除了痞之外，还有背部恶寒。这些都很形象。

（三）灵感思维

灵感是指在积累大量经验的基础上，人的大脑对客观事物的内在的本质、规律

———————
[1] 钱学森.关于思维科学［M］.上海：上海人民出版社，1986

的常规思维过程中突然发生的飞跃和质的变化，他使人们以一种豁然开朗的方式获得新的想象、新概念或者新思想。灵感英语为 inspiration（出自希腊文，原意是"神的气息"），即对内心神的运用。《素问·八正神明论》有这样一段精彩论述："请言神，神乎神，耳不闻，目明心开而志先，慧然独悟，口弗能言，俱视独见，适若昏，昭然独明，若风吹之故为神。"这是医者在大量临床实践过程中，在对某些疑难问题的反复琢磨，激发潜能，进而对某个医疗问题产生的灵感。在临床诊疗过程中，灵感思维并不少见。如医生在四诊结束后根据患者脉证与方证对应直接选用某汤方药物进行治疗的汤方辨证；根据医生自己或他人的长期临床经验在某一疾病诊断明确后径选用某方药治疗的专病专方；以及医生有时在全面了解患者病情后立即联想到属于某病某证，直截了当地作出诊断并提出治疗方案等，其实都属于顿悟的范畴[1]。

现代科学研究表明，灵感是大脑的一种特殊技能，是思维发展到高级阶段的产物，是人脑的一种高级的感知能力。钱学森指出："我认为现在不能以为思维仅有逻辑思维和形象思维这两类，还有一类可称为灵感。也就是人在科学和文艺创作的高潮中，突然出现的、瞬息即逝的短暂思维过程。它不是逻辑思维，也不是形象思维，这两种思维持续的时间都很长，以致人们所说的废寝忘食。而是灵感时间极短，几秒钟而已。总之，灵感是又一种人们可以控制的大脑活动，又一种思维，也是有规律的。"

> 灵感不是空穴来风的。一个人一无所知就会有灵感，那是不可能的。他是在积累大量经验的基础上，人的大脑对客观事物的内在本质、规律的常规思维过程中突然发生的飞跃和质的变化。他是一个过程性。只不过这个过程有个突发性，突发性的前面有个渐进性。
>
> ——王 琦

（四）顿悟

顿悟是指在尝试失败后，通过摆脱原有思维定势，突然获得对事物正确判断的过程。灵感与顿悟看起来好像相似（图2-8），但是他们还是有一定的区别。他们的产生都有一个突然性，灵感常常是产生新的形象而获取知识，而顿悟是解决具体问题。如清代医生

---

[1] 畅达，畅立宏. 试论中医临床思维中的"顿悟"[J]. 山西中医，2003，19（1）：1-2

陆以湉《冷庐医话·卷二·今书》记载了崔医生治疗一个油漆过敏病人的故事[1]，正是思维顿悟的体现。临床上治疗少弱精子症的病人，我们亦应当注意患者的工作环境，很多时候精子质量、数量上升不了，就是过敏导致的。

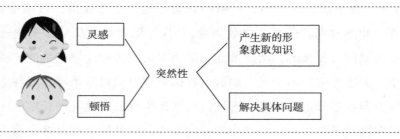

图 2-8 灵感与顿悟比较图

　　直觉思维、形象思维、灵感思维、顿悟思维体现了中医理论思维的本质特征，四者并不是孤立的、割裂的，而是密切联系的。直觉思维和形象思维具有整体思维的特征，而直觉思维和灵感思维、顿悟思维又有很多相同之处，四者的区分只是从不同角度、不同层面对中医理论思维特征所作的分类，虽各有侧重但彼此渗透融纳。中医理论思维是多种思维方式综合的结果，从而使人们对生命现象和疾病规律有个新的认识。

二、中医理论思维的特质[2]

　　中医学的特质主要体现于中医理论的特质，而中医理论的特质主要是理论思维，他所侧重表达的是生命疾病现象的动态调节关系，而不是形态结构的实体；他所凭借的认知方法是通过传达信息的"象"，而不是细胞、蛋白质；他所归纳的理论是直觉思维，而不是柏拉图、亚里士多德的概念思维，总之两者之间有着质的差异。

（一）中医学是关系与调控思维而非唯实体思维

　　实体思维使人们相信，一切现象、表现都是某个实体存在，对于世界的解释找到一

---

[1]《冷庐医话·卷二·今书》载："太平崔默庵，医多神验。有一少年新娶，未几出痘，遍身皆肿，头面如斗。诸医束手，延默庵诊之。默庵诊症，苟不得其情，必相对数日沉思，反复诊视，必得其因而后已。诊此少年时，六脉平和，惟稍虚耳，骤不得其故。时因肩舆道远腹饿，即在病者榻前进食。见病者以手掰目，观其饮啖，盖目眶尽肿，不可开合也。问：'思食否？'曰：'甚思之，奈为医者戒余勿食何？'崔曰：'此症何碍于食？'遂命之食。饮啖甚健，愈不解，久之，视其室中，床榻、桌椅漆器熏人，忽大悟，曰：'余得之矣！'亟命别迁一室，以螃蟹数斤生捣，遍敷其身。不一二日，肿消痘现，则极顺之症也。盖其人为漆所咬，他医皆不识云。"

[2] 王琦.论中医理论的特质与路向[J].中国中医基础医学杂志，2005，11（1）：4-10

个什么"体"（如支原体、抗体、线粒体），什么"子"（如分子、原子、粒子），或者什么"性"（如酸性、碱性、阳性、阴性）才能作为确信无疑的依据，反之皆不足凭。而中医理论却体现着动态的调节关系思维，其思维方式注重事物彼此之间的关系，包括信息、系统、控制等，目的是解释世界是如何存在的，事物之间存在什么样的关系等。认为生命现象是整体现象，生命是在与"他"相联系的整体中存在的。如在藏象学说中讲五脏之间的关系，脏腑表里配属的关系，生理功能与病变的关系，五脏与形体诸窍的关系，脏腑与经络的关系，沟通人体内外环境的关系等。五行学说在中医学的运用中，首先是将五脏归属于五体，建立了以五脏为中心，联系所属的五体、五官、五志等，从而把机体各部分联结在一起，体现了人体的整体观及人体与外在环境之间相互联系的统一性，而这种联系又具有层次性和结构性。其他如在发病学上讲正邪关系；治疗学上讲虚实补泻关系、标本缓急关系；方剂学上讲君、臣、佐、使配伍关系；药物学上讲升、降、浮、沉关系等。中医学的自然观、生命观、健康观以及诊疗旨趣，调节平衡思想无处不在，把握了关系范畴就展开了它的多维性、多面性。时至今日，人们已经发现实体思维方式不能完全解释世界，从而从以实体为中心的思维方式，逐步转向以关系为中心的思维方式。

（二）中医学是"象"思维而非概念思维

概念化的逻辑思维讲求分析、演绎，注重思维形式的规范，而中医理论思维属于"象"思维，与《易经》的象思维一脉相承，《周易》说"易者，象也"。中医是通过"象"来由外揣内，由表知里，是观察、分析人活体状态下生理病理变化的认知思维方法。故在中医学中随处都可见到藏象、脉象、舌象、证象的表述，与重在"器"的形态研究是两种认识路线。

中医讲"藏象"不讲"脏腑"，因藏象是内脏外象，通过人体所显露于外的多种"现象"加上医者的"意象"去感知内在脏腑生理病理功能，这就是唐代医家王冰所说的"所见于外，可阅者也"。所以它讲的心、肝、脾、肺、肾是一种理论模型，是一种功能符号，而不是脏腑实体，如用解剖实体的角度看中医的"肝生于左，肺藏于右"的脏腑升降功能理论，中医则没有什么科学可言。中西医都切脉，西医切脉主要是了解脉率和脉律，中医把脉主要感知的是脉形、脉势、脉的通畅度和脉位。如端直有力，如按琴弦，即为弦脉之象，而这种脉象与自然界的东方、春季、人体的肝气之间存在联系，故《素问·玉机真脏论》说："春脉如弦……春脉者肝也，东方木也，万物之所始是也……反此者病。"所以西医切的是"脉搏"，中医切的是"脉象"。一字之差，认知对象、范畴、内涵形成了很大差别。

中医还通过"取象比类"，测知未知领域，如"五脏之象，可以类推"，即取五脏之象，以五行为类，推导其规律。《素问·征四失论》说："不知比类，足以自乱，不足以自明。"象不仅有有形之形象，还有经过人为抽象、体悟而提炼出来的意义符号，为无形可感之意象，"候之所始，道之所生"，《素问·五运行大论》指出了象对中医理论产生的重要作用（图2-9）。

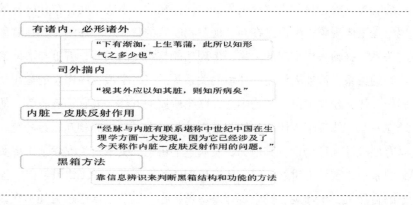

图2-9　中医对"象"的认知思维

象的思维，属于理性上的悟觉思维，讲求融通，反映象的流动与转化。信息是反映事物运动状态与变化的方式，象的思维离不开信息作用。我们的祖先把他作为一种实用性的理论体系创造出来，确属聪明睿智。

（三）中医学是一元论的哲学思维而非两极化思维

中医理论思维是从生命体验中凝结成的活的生命辩证法，形成了独特的风格和意境，富含着丰厚的辩证法资源。

中医理论思维的哲学思想集中表现在气、阴阳、五行的三大范式之中。"气"是中国哲学与医学最本质的结合。气是中医学从理论上解释人和自然关系，人体生理、病理变化规律的核心概念，气的一元论思想阐明整个物质世界的统一性。通过气化理论来阐明生命的运动变化形式，《素问·气交变大论》有句名言"善言气者，必彰于物"，就是说懂得气和气的作用的人，必能对物质世界有深刻的了解。中医学"气"的概念作为哲学范畴而被广泛应用，如对气的运动形式用"升、降、出、入"加以概括，《素问·六微旨大论》说"升降出入，无器不有""非出入，则无以生、长、壮、老、已，非升降，则无以生、长、化、收、藏"。表达了人体生命活动的运行状态。

中医学把阴阳理论作为事物相互联系和对立统一的哲学范畴，来解释生理病理现象，如阴阳离合、互依、消长、转化等。在临床上有很强的指导性，如张景岳说："善补阳者，必于阴中求阳，则阳得阴助而生化无穷；善补阴者，必于阳中求阴，则阴得阳升而泉源不竭"。而中医应用五行理论，从相生、相胜原理推导出相制、相化原理，用于说明五脏生理功能及其相互关系，五脏病变的相互影响，并藉此指导疾病的诊断治疗。

在中医理论的哲学思维中，既讲"一分为二"，也讲"一分为三"。在我国历史上最早明确提出"一分为二"概念的是隋代医家杨上善，他在注《黄帝内经太素》中说："一分为二，谓天地也。"此后明代医家张景岳在《类经·阴阳类》中说"道者，阴阳之理，阴阳者，一分为二也"，把"一分为二"和阴阳直接相连起来。而值得指出的是，在中医理论上还有"一分为三""含三为一"的问题，《淮南子·天文》说："道曰规，始于一，一而不生，故分而为阴阳，阴阳合而和而万物生。故曰'一生二，二生三，三生万物'。"以道为代表的一元论宇宙，有异于西方二元论的世界，一而二，二而三，三而万物，生生化化，品物咸章。如《素问·天元纪大论》："阴阳之气各有多少，故曰三阴三阳也。"三阴三阳被用来描述人体组织结构和生理活动，而"天、地、人"三才观把人、物、自然看做是生命不可缺少的组成部分。中医理论哲学思维体现了理论上的简约性，从而展现了概括性，提供了广阔的想像空间，因而成为千古流芳的箴言。这种以"生成变化"机理为核心的思维与西方两极化追求本质的抽象化思维相比，显示了自身独到的灵采。

（四）中医学是复杂思维而非线性思维

近年来非线性科学在探索非线性现象的普遍规律，发展处理他们的普适方面取得了明显成就。

人体是个复杂系统，中医认识生命现象时含有混沌、非线性的复杂科学思想。20世纪90年代初，王琦教授曾主编一本《中医全息诊疗学》，书中提出：中医全息诊疗是以中医基本理论为指导，研究人体生命活动部分与整体，人体与宇宙间的全部信息联系规律，并应用这种规律防治疾病、保健养生的一门医学科学，他包括人体全息规律的研究，人体宇宙全息规律的研究，使人们不断自觉地从全息认识模式出发采用崭新的认识模式。

生命全息思想体现了复杂科学思维的合成性，即超越事物原有的系统，把思维的触觉从本系统拓展到他系统，从不同系统的多维视角寻求内在联系，从更高层次、更广阔的背景关系中去认识对象。而线性思维把一切因果关系简单地归纳为一个由此点到彼点的线性关系，常常撇开了事物总体的广泛联系。阿尔文·托夫勒在给诺贝尔奖获得者伊·普里戈金《从混沌到有序——人与自然的新对话》一书的前言中写到：在当代西方文明中，得到最高发展技巧之一就是拆零，即把问题分解成尽可能小的一些部分。我们非常擅长此技，以至我们竟时常忘记把这些细部重新装到一起。而伊·普里戈金花了一生精力试图去把这些细部重新装到一起，具体地说"就是把生物学和物理学重新装到一起，把必然性和偶然性重新装到一起，把自然科学和人文科学重新装到一起"。而伊·普里戈金本人及伊·斯唐热在为该书中译本序言中热情写到："中国文明具有了不起的技术实践，中国文明对人类、社会与自然之间的关系有着深刻理解。近代科学奠基人之一的莱布尼兹，也因对中国的冥想而著称，他把中国想像为文化成就和知识成就的真正典范。"伊·普里戈金还在序中指出："因此，中国思想对于那些想扩大西方科学的范围和意义的哲学家和科学家来说，始终是个启迪的源泉。"对中国文明他真实地表述了以下思想："我们特别感兴趣的两个例子。当作为胚胎学家李约瑟由于在西方科学机械论理想（以服从普适定律的惯性物质的思想为中心）中无法找到适合于认识胚胎发育的概念而感到失望时，他先是转向唯物辩证法，然后转向了中国思想。从那以后，李约瑟便倾其毕生精力去研究中国的科学和文明。他的著作是我们了解中国的独一无二的资料，并且是反映我们自己的科学传统文化特色与不足的宝贵资料。第二个例子是尼尔斯·玻尔，他对他的互补性概念和中国的阴阳概念的接近深有体会，以至他把阴阳作为他的标记。这个接近也就有其深刻思想起源的。和胚胎学一样，量子力学也使我们直接面对'自然规律'的含义问题。"

中国东方文化对于混沌现象有着精彩的描述"道之为物，唯恍唯惚。惚兮恍兮，其中有象，恍兮惚兮，其中有物，窈兮冥兮，其中有精。其精甚真，其中有信。"（《老子·二十一章》）而《素问·灵兰秘典论》在探讨十二脏的相使规律时说道："至道在微，变化无穷，孰知其原！窘乎哉，消者瞿瞿，孰知其要！闵闵之当，孰者为良！恍惚之数，生于毫氂，毫氂之数，起于度量，千之万之，可以益大，推之大之，其形乃制。"说明医学道理恍惚不清，极其微小，似有似无，很难掌握，而毫厘之数生于其中，不断积累，度量从此而起，故推之而千、而万逐渐扩大，乃至形成完整。把生命物质、生命运动中的数量规定，数量关系视为生命规律，揭示脏腑生理功能相互联系。在《素问·阴阳离合论》中同样表达了不可数、不可计算的思想："阴阳者，数之可十，推之可百，数之可千，推之可万，万之大不可胜数，然其要一也。"张景岳说："万生于一……而交感之妙，化生之机，万物之数，皆从此出矣。"这种阴阳可分的观点广泛地被应用于人体的生理、病理现象和辨证论治方面。张其成在《东方生命花园》里指出，在近代广义相对论中由于发现"测不准原理"，于是出现量子力学……不可数，不可决定，不可计算，不可预言，这种概念的明确性，预示着复杂性研究成为科学[1]。人体是个复杂系统，中医在认识生命系统的不可数、不可决定、不可计算、不可预言的现象时采用了十分巧妙的方法，中医的这套方法是否可以反过来给非线性科学以启迪呢？

> 因此，我们每个中医学人在思考的过程中要将复杂思维、整体思维、形象思维贯穿到我们的学习和医疗思维过程中去。这样的话，我们就感觉到思维生命力的所在。
>
> ——王　琦

[1]　张其成. 东方生命花园［M］. 北京：中国书店，1999

当我们运用了这些思维、把握了这些思维、创造了这些思维的时候，我们就会有很多新的发现和感悟。

三、中医理论思维的科学性[1][2]

中医学历数千年而不衰，是由他本身的科学性所决定的。长期以来，他形成了一套独特完整的、具有科学规律的理论体系。诸如阴阳五行学说、藏象学说、经络学说、病因病机学说、诊断治疗学说等，无不蕴藏着大量的精华，而整体恒动观、辨证论治体系又是其最大特点。

（一）中医思维的系统论观点

中医学的特点是整体恒动观，这一思想贯穿在中医的生理、病理、诊断和防治等各个方面，他把人体看作是一个脏腑经络为内在联系的有机整体，如藏象学说对脏腑之间的关系论述，以心为主导，通过经络联属关系，把人体各部分组成一个既有等级分工，又有密切合作的有机整体，并用阴阳五行学说来论述人体的整体性，认为脏腑之间的动态平衡以及人体与外界环境的整体统一，是机体维持正常生命活动的基础。不仅如此，中医学还认为，包括生命现象在内的一切事物，都是永恒运动的。指出"升降出入，无器不有"，就人而言"故非出入，则无以生、长、壮、老、已"；就物而言"非升降，则无以生、长、化、收、藏"，《素问·六微旨大论》还进一步指出："成败倚伏，生乎动，动而不已，则变作矣。曰：有期乎？曰：不生不化，静之期也。"明确认为，唯有永恒运动，才能变化无已，否则生命则因之毁灭。

令人惊奇的是，中医学的整体恒动观，与本世纪下半叶出现的普通系统论有极其相似之处。所谓普通系统论，实来源于机体论。贝塔朗菲提出，用以下几点才能正确地解释生命现象：①系统观点：一切有机体都是一个整体——系统；②动态观念：一切生命现象本身都处于积极的活动状态；③等级观点：各种有机体都按严格的等级组织起来，主张把机体描绘成一个整体系统，他具有专门的系统属性和遵循的不能简单化的规律。美国学者E·拉兹洛把上述基本观点归纳成四点：①整体观点；②科学知识的整体化；③自然界的统一性；④重视人的因素。这些构成了普遍系统论的主要内容。系统科学被认为是二十世纪科学发展史上的伟大创举，对现代科学的发展正产生深刻的影响。人们评价普遍系统论和理论控制论彻底改变了世界科学图景和当代科学家的思维方式，而中医学里早就蕴含

［1］ 王琦，邱德文，李铁君.浅论中医学的科学性［J］.上海中医药杂志，1981（2）：25-27，36
［2］ 王琦.论中医理论的特质与路向［J］.中国中医基础医学杂志，2005，11（1）：4-10

着丰富的系统思想，更值得珍视。系统学创始人哈肯说："虽然亚里士多德也说过整体大于部分，但在西方，一到对具体问题进行分析研究时，就忘了这一点，而中医却成功地应用了整体性思维来研究人体和防治疾病。"他认为中医从整体思维研究人体和疾病是个整体联系的方法，内外之间、脏腑之间都处于一个平衡的状态。

（二）中医思维的控制论观点

再从中医学与控制论的原理来说，由于中医学从整体联系的角度来认识人体及疾病现象，所以把人体看做是一个精密的自动调节和控制系统，用"五行"学说作为说理工具，把复杂的机体以心、肝、脾、肺、肾五大系统为中心，认为这些不同的子系统之间互相联系，互相调节控制，使人体内部与外在环境保持动态平衡与稳定。具体地说，这五大系统之间有生我、我生、克我、我克四种关系，亦即四个不同系统，加上"我"本身的系统，因而构成了四种关系五个方面。这种克中有生、生中有克相反相成的观点，基本上反映了控制论反馈论中的输入与输出的相互作用，同时说明用"五"来分类，有着以动态信息分类的客观科学依据。由于五行代表的每一个系统，既是控制系统，又是被控制对象，故其自动调节及反常结果的原理即在于"亢则害，承乃制，制则生化，外列盛衰，害则败乱，生化大病"（《素问·六微旨大论》），这种论述是极其精辟的（图 2-10）。

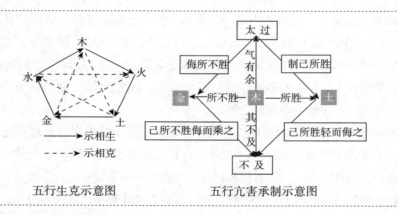

五行生克示意图　　　　　五行亢害承制示意图

图 2-10　五行生克、亢害承制示意图

我们知道，中医辨证论治的理论，从总体上、相互联系上，用发展变化的动态观点认识疾病，处理疾病，有许多优越之处。从控制论的角度来看，由于中医把人体看成是一个自动调节系统，因而自动调节系统的反常即为病理信息，"有诸内必形诸外"，这种信息可以通过各种途径反映到体表状态上来（即所谓机体反应状态）。中医对疾病的诊断在"不打开黑箱"的情况下，通过望、闻、问、切的手段将收集到的病理信息运用中医理论进行相关及类比分析，以此推断病因、病位及疾病的转归等，进而分别情况采取"虚则补之""实则泻之""寒者热之""热者寒之"等方法来调节机体的动态平衡，达到防治疾病的目的。这种从综合角度，以动态信息分析为主的方法，把疾病与患者机体紧密联系起来，使人们的思维不受某一局部生理、病理的局限，为人们提供了一条认识疾病的重要途径，成为医学领域的一个创举。

还值得指出的是，中医学把人体的自稳调节机制及人体对外在环境因素的防御能力，看成是维持正常生命活动以及疾病发生或治愈的根本原因或内部根据，这种卓越的认识，对未来医学科学的发展，提供了十分宝贵的借鉴。近年有人在谈到未来医学发展的方向时指出："同调节机制和防卫反应机制有关的问题，今天在生物学研究中起着最重要的作用，只要弄清了调节机制和防卫反应机制的活动原则，就意味着医学发展中有质的飞跃"[1]。人体心身相关的自控稳态调节，是生命科学的尖端，而中医学的有关理论，必将引起科学界的高度重视。1977 年李约瑟在国际科学史大会上指出："谁知道心身相关概念的未来进展？将在医学中需要怎样进一步发展呢？在这方面，中国传统科学的思想复合体，可能会在科学发展面临决定性阶段的时刻，发挥大于人们所承认的作用。"又如中医学"气"的理论，也是一大特色。中医学认为，"气"是构成人体和维持人体生命活动的物质基础，所谓真气、宗气、营气、卫气、经络之气、脏腑之气等均有其真实的物质含义和生命特性。"气"遍及于人体，一切生命活动均有赖气的调摄升降，调控着人体、脏腑、组织，使之协调，并与外在环境相适应，维持正常生命活动。"气"不仅是人体生命的物质基础，同时对人有重要的调控作用，是中医理论的科学内核。近年来，有关气的实质研究正日益引起国内外学者的普遍重视。

诺贝尔物理学奖获得者、哥本哈根学派代表人物玻尔发现，他最得意的科学创见——互补思想在中国古代文明中早就是一块哲学基石，太极图就是互补原理最好的标志和象征。因此，他把太极图作为自己的"族徽"或"图腾"。诺贝尔物理学奖获得者汤川秀树说："当重温中国的古典著作时，最使我惊奇的是，两千多年前的中国古代思想家们竟能在那么早的年代摆脱了各种原始成见。"诺贝尔化学奖获得者、耗散结构理论创始人普利高津说："中国传统的学术思想是着重于研究整体性和自发性，研究协调和协和，现代新科学的发展，近十年物理和数学的研究，如托姆突变理论、重整化群、分支点理论等，都更符合中国的哲学思想。"

诺贝尔奖获得者杨振宁教授在香港中文大学发表了《中国文化与科学》演讲，在谈到传统文化以归纳法求"理"，通过抽象化求"内外一致"时讲到，今天的中医，不只在中国社会，在西方也有重要地位了。那么中医说起对于人体的了解，总结出几个字"阴阳，

[1]　哈根·拜因豪尔.展望公元 2000 年的世界［M］.北京：人民出版社，1978

表里，寒热，虚实"，他的精神就是要把对于人的身体、人的疾病这个非常复杂的问题，归纳成几个字，而从这几个字来了解人的身体结构跟人的疾病是怎么回事，这是传统思想方法的重要表现。

协同学（Synergetics）的建立者，德国物理学家哈肯（H. Haken）说："我认为协同学和中国古代思想在整体观念上有深的联系。""虽然亚里士多德也说过整体大于部分，但在西方，一到具体问题进行分析时，就忘记这一点，而中医却成功地应用了整体思维来研究人、人体和防治疾病，从这个意义上中医比西医优越得多。"[1]

中医学的理论特质不仅具有现代品质，还具有引领未来的品质，如我们知道，生态学研究包括人类在内的生物与包括自然和社会环境在内的环境之间的相互关系，生态文明是人类未来的新文明形态，而中医学崇尚的"天人合一"思想是整体论的生命理论，有着深刻的生态学意义。国外有些学者一再指出，中医理论包含若干诺贝尔奖级的问题，中国要想得诺贝尔奖，最有希望的是中医药，中医药将日益国际化。

第三节　中西医理论思维特质之比较

中西医是医学领域两个不同的分支，由于产生的文化背景、哲学基础及所经历的社会发展道路不同，决定了其理论体系、认识路线、思维方法、诊疗模式等方面存在一定的差异。正确认识东西方思维存在的问题，分析二者的差异性，比较辨明二者的认识路线，将为中医理论思维的发展提供有益的借鉴。

一、东西方思维存在的差异[2]

世界上有两种主要思维方式主导着人们的思维，一个是东方思维，一个是西方思维。我们每个人的思维各有差异，东西方思维同样存在着差异。我们应该在东方和西方的对流过程中去思考东西方思维出现了什么问题，并如何相互借鉴。

目前，在东方和西方思维之间出现了三个问题：

（一）生命科学研究的复杂性问题

生命科学的研究遇到以下几个问题，一是生命科学的整体性；二是生命科学的层次

---

[1]　王琦．论中医理论的特质与路向［J］．中国中医基础医学杂志，2005（1）：4-10+13
[2]　据王琦教授为北京中医药大学在校医学生、研究生及学术继承人讲授《东方思维与中医十讲》整理

性；三是生命科学的多态性。汇总起来就是生命科学的复杂性问题。生命是一个整体，不是一个细胞的单个结构，因此要解释生命现象必须要整体看待。但是这个整体又是分层的，而这个分层又是在不同的时空条件下不断地变化。人体在时空的过程中形成了他的多态性。因此，我们遇到整体性、层次性、多态性等一系列的问题，其实质就是复杂性问题。复杂性和非线性的问题必须在东方的思维中找答案。因此，物理学家海特勒说："在中国的东方文化中找问题。"

（二）对事物的整体认知问题

近年来非线性科学成为探索非线性现象的普遍规律，人们对于事物的认知，开始从事物的关系这个角度上进行讨论。在关系的科学问题下，出现了一个新的理论，叫系统理论。系统理论是讲关系的。我们回到中医理论本身，他所体现的亦是动态的调节关系思维，其思维方式注重事物彼此之间的关系，认为生命现象是整体现象，生命是在与"他"相联系的整体中存在的。假如把阴阳五行学说从中医理论中去掉，关系思维就丢失了。如中医讲的脾土，"土"是一个符号，他是从一个实体逐渐上升为一个符号，这个符号是解释事物的一种方法。如果把这个关系去掉，就没有脾土，我们就只能讲"脾"了。普里戈金在《从混沌到有序》中说："中国文明具有了不起的技术实践，中国文明对人类、社会与自然之间的关系有着深刻的理解。"

（三）虚拟与现实的问题

我们都认为，实在的东西就是确实存在的，虚拟的东西看不到，摸不着，因而不太重视，对于世界的解释都要找到实体才能作为确信无疑的依据。我们研究经络、寻找经络，申请到了很多经费。"找啊找啊找啊找，找到什么也没有"。思维方法很重要，我们要知道经络是从哪里来，然后到哪里去，从根源上解决问题。

据于上述问题的出现，人们开始从东方去寻找思维。

二、中西医思维特质比较

东方思维，多半体现在直觉的、整体的、有机的、模糊的、混沌的、体悟的、形象的和模拟的。

西方思维的主要形式是逻辑的、分割的、精确的、确定的、抽象的和演绎的。

——王 琦

（一）中医从宏观整体认识生命现象，西医以还原分析为特征

古人对自然界的认识具有直接综合的特点，善于从宏观上把握事物的本质，认为人与天地万物是统一体，人自身也是统一体，认为整体不可以还原为部分，坚持把现实事物看成是一个自组织的有机系统，如"天人合一""三才之道"等是古人整体观的体现。脱胎于中国传统文化的中医学不但认为人体是一个整体，而且认为人与自然、社会，机体与精神也是一个整体，把人体生命活动与自然界、人类社会的变化作为一个相互联系的整体运动来认识，并强调人与自然的和谐统一，重视人的生命现象与时令气候、昼夜晨昏、地土方宜的关系，如《黄帝内经》言："人与天地相参也，与日月相应也。"中医理论包含了系统方法，中医的系统方法从一开始就强调人体自身的完整性，人与自然的统一性，人与社会环境的融合性，对每一个部分的认识都要把他放入与其他部分、与整体的联系中予以考察，提示了整体观念是中医理论体系的核心之一。还原论是欧洲原子论和科技革命的产物。西医学是在西方哲学及科学的背景下发展起来的。既往，西医学的还原分析思维认为人的整体由部分组合而成，认为只有把部分弄清楚了才有可能真正地把握整体，因此，其将人体分解成一个个相对简单的部分，然后单独地进行研究，由器官、系统水平一直追溯到组织细胞水平和分子水平，努力寻找作为病原本质的微观粒子和作为疾病本质的微观客体。还原论思维方式存在一定的局限，美国生物学家斯蒂芬·罗思曼博士指出："这种思维方式无可避免地导致两重深层的混淆和误解：第一层混淆与误解，是将生命的物质体现等同于或归因于生命本身；而第二层混淆和误解则仅将生命组成部分之加合错定为生命整体本身。""而且还会导致科学研究方法本身的严重扭曲。"[1]

（二）中医以气一元论为生命观，西医以身心二元论为生命观

中医对生命的物质与功能关系的认识不是用二元论，而是用一元论来解释生命现象，并通过气化论来表达生命活动状态。阐述气化是一个沟通各组织器官之间的联系而形成有机整体，使人体各个系统成为活的有机整体过程，形成了气一元论的整体生命观。中医通过气将人与天地联系为一个整体，如《素问·宝命全形论》说"人以天地之气生"；通过气将人体五脏六腑、四肢百骸、五官九窍、经络根结联系为一个整体，《素问·六微旨大论》言"是以升降出入，无器不有"，说明气弥散于躯体之内，各组织器官之间，周流不息，无所不至，体现其整体性的特点。西方人以二元论构建生命观。笛卡尔第一次

————————
[1]　斯蒂芬·罗思曼著，李创同，王策译.还原论的局限——来自活细胞的训诫［M］，上海：上海世纪出版集团，2006

提出身心二元论的系统理论，将心灵与脑和身体分离，认为心灵与物质是两个相互对立的实体，为西医解剖学开路。疾病被看成是一种发生于躯体之上的、可以完全脱离病人而独立存在的实体。同时，诊断疾病必须依靠躯体方面的客观病理证据才能明确，那些不确定的、无法测量和观察的主观现象，如潜意识等都不能作为疾病诊断的对象，形成身心二元论的生命观。

（三）中医以时间为本体，西医以空间为本体

一切物质的存在形式，都离不开时间与空间。时空二者不可分割，但又是各具特殊意义的两个不同的方面。因此，人们在认识世界时，对时间和空间必定有所选择，或以空间为主，时间为辅；或以时间为主，空间为辅。中医学主要是以时间为本位看世界的，认为人体是一种按时相展开的生命过程。在个体发育过程中，人体的发展经历了"稚阴稚阳"之幼年、"气血渐充"之青年、"阴阳充盛"之壮年和"五脏衰弱"之老年等不同阶段，反映了个体发展的时相性和阶段性。中医描述人体的生命过程有生、长、壮、老、已的不同阶段，表现其生命现象和规律，如《素问·上古天真论》："女子七岁肾气盛，齿更发长；二七而天癸至，任脉通，太冲脉盛，月事以时下，故有子；三七肾气平均，故真牙生而长极；四七筋骨坚，发长极，身体盛壮；五七阳明脉衰，面始焦，发始堕；六七三阳脉衰于上，面皆焦，发始白；七七任脉虚，太冲脉衰少，天癸竭，地道不通，故形坏而无子也。"此外，中医的脉应四时、四时病理、四时发病、顺时用药、子午流注等均强调时间本体，如《黄帝内经》强调"脏气法时"之论（《素问·脏气法时论》）；在诊治疾病应当依从时间之道，"顺天之时，而病可与期，顺者为工，逆者为粗。"（《灵枢·顺气一日分为四时》）基于还原论的西医学主要是以空间为本位。还原论以实体本原论为出发点，由宏观到微观探索物质的空间结构，希望用最基本的物质组成说明世界的本源，主张通过调整和修善对象的物质构造，以使对象恢复原状。

（四）中医注重功能与关系，西医注重实体与结构

中医学探讨人体的生理病理特性主要不是从解剖、结构、实体的角度，而是注重从事物的功能、属性、行为、程序、关系、效验等方面对事物进行研究，其在理论上展示了作为一种程序系统的人体功能系统不同于解剖学实体结构系统的根本属性。中医理论体现着动态的功能调节关系思维，其思维方式注重事物彼此之间的关系，包括信息、系统、控制等，目的是解释世界是如何存在的，事物之间存在什么样的关系等。如在藏象学说中讲五脏之间的关系，脏腑表里配属的关系，生理功能与病变的关系，五脏与形体诸窍的关系，脏腑与经络的关系，沟通人体内外环境的关系等。其他如在发病学上讲正

邪关系，治疗学上讲虚实补泻关系、标本缓急关系，方剂学上讲君、臣、佐、使配伍关系，药物学上讲升、降、浮、沉关系等。而西医是以解剖学为基础，其思维的着眼点在于形体器质性的改变及具体的各种物理、化学机制，研究逐渐向微细方向深入，甚至到达细胞、亚细胞及分子水平，注重于元素及结构的分析，是一种实体思维。实体思维使人们相信，一切现象、一切表现都是某个实体存在。任何疾病的发生都必须找到客观实体作为确信无疑的证据，如支原体、衣原体、病毒、细菌等，要求实际客观存在，而非虚拟的现实。

（五）中医注重动态变化，西医注重静态观察

中医学认为人体与外界自然环境的关系，人体生命、健康和疾病是一个普遍联系和永恒运动变化着的过程。如人体的阴阳二气相互对立、制约、转化，始终处于此消彼长的不断变化的状态；五行的相生相克、相乘相侮关系，亦体现了恒动的整体观念。《素问·天元纪大论》曰："动静相召，上下相临，阴阳相错，而变由生也。"动静互相为用，促进生命体的运动变化、发生发展。"一动一静，互为其根。"（《太极图说》）《格致余论》言："天之生物，故恒于动，人之有生，亦恒于动。"可见，中医具有恒动变异的思维特征。西医的产生和发展有赖于人体解剖学的产生。以还原分析为特征的西医学，是以揭示人体器官、组织、细胞、分子的单个结构为目的。西医主要从单个结构考虑生命现象，对组织细胞结构的研究多是在静态方式的条件下进行的。

（六）中医是实践－经验－直觉的思维过程，西医是形式逻辑加实验的思维过程

中国传统文化注重直觉思维，古人巧妙地利用非逻辑性、非连续性的直觉思维方法，探究天地和人体。中医学正是运用了直觉思维而获得了发展。古代医家在具备一定的医学知识，对有关问题进行长期的有意识思考后，或在一定的医疗实践并积累了丰富的临床经验基础上，对某个突然出现的问题给出一个迅速的理解和判断。如"医之为言，意也"（《后汉书·郭玉传》），"慧然独悟"（《素问·八正神明论》）等都是直觉思维的表现。还有如中医望诊之"一会即觉"，闻诊之"听声音，而知所苦"，切诊之"按其脉，知其病"（《灵枢·九针十二原》）等。西方自然科学的思维方式主要是逻辑思维，其形成过程主要是在实验条件控制下进行观察，然后再对观察结果进行抽象和概括。西医的观察过程亦是如此：在解剖条件下，对人体结构的观察，以及在动物施以实验控制条件下，对其生理过程的观察等，是逻辑加实验的思维过程。

世界文明是多彩的，文化是多元的。当今世界呈现出多种文明与文化的撞击和融合

的局面，新的科学思潮使他们开始重新审视东方文明。东西方文化，都是人类共同的文明，他们不是排斥、替代的关系，而是互补、互动的关系，多元文化的和谐共生已渐成哲人们的共识。

三、中西医思维之"和而不同"[1]

（一）从未来医学走向看中西医思维

20 世纪 60 年代以来，包括医学在内的整个自然科学领域，出现了一种新的认识思潮，那就是"超越还原论，走向系统论"的思潮，那就是注意到自然科学的研究向人文社会、向人类的回归。"要解决这场全球性的医疗危机，必须对医学的目的作根本性的调整，把医学发展的战略优先从'以治愈疾病为目的的高技术追求'，转向'预防疾病和损伤，维持和促进健康'。只有以'预防疾病，促进健康'为主要目的的医学，'才是供得起，因而可持续的医学'，才有可能是'公平的'和'公正的'医学"。（GOM 国际研究小组总报告，1996 年 11 月）

美国生物学家雷切尔·卡森在《寂静的春天》一书中，首次给出了农药杀虫和除草剂危害各种生物和人类的大量证据，并且说明所有的生物在生态网中都是相互联系的，对这个生态网的破坏，就是对人类自身的破坏，从而使整个人类重视生态。现在日本人提出以虫治虫的观点。所以现代医学的发展也顺应了这一思潮：已由解剖分析到辩证综合，呈现高度分化和高度结合的趋势。一方面现代医学不断向微观领域深入，从分子水平探索疾病的发生与防治。另一方面不断向宏观拓展，从人与自然、社会的联系上探索疾病与健康的规律，从疾病医学向人类医学转变，从生物医学模式向医学 - 社会 - 生物医学模式转变。现代生物医学前面加了两个字叫系统生物医学，包括基因组学、转录组学、蛋白组学、代谢组学。大家注意这些都是组学，而不是单个的，必须在共同的层面上研究一个问题。最近卫生部部长陈竺同志对中医学的研究问题做了个批示：建议用系统生物学来研究中医。再如代谢组学是基于生物体的整体性、复杂性，生物分子组织和调控水平的相互关联、相互依赖，通过分析生物体液中的代谢物成分变化，反映内源性生化物质比例、浓度、代谢通量等方面失调，建立生物体病理生理作用过程中整体机能完整信息。这是医学的朝向。不要说西医学不讲整体，他现在开始转向整体。

---

[1]　据王琦教授为北京中医药大学在校医学生、研究生及学术继承人讲授《东方思维与中医十讲》整理

在中国传统医学里，人的生命、健康和疾病等，都是人的身心调整、内外环境相互作用的结果。医学／医生的作用是作为"自然的助手"，改善、提高人的身心系统功能，祛病是整体功能状态改善的自然结果。因而医源／药源性疾患的风险可望降至最低限度。与核心理念的转变（从"治病"转向"治未病"）相适应，疾病防治的总体思路亦必然从对抗转向协同，即从对抗医学转向整体（整合）医学。

西医学也开始接纳系统论等中医传统研究思维方法，某些研究成果促进了东西方医学思想的相互沟通和融合。西医的脑主神志学说发展起来的"泛脑学说"与中医的心主神志论有相似之处。肺与大肠相表里，可以在胚胎基因中找到某个相应的物质。现代医学也正在积极寻求解决动物实验研究结果与人的活体疾病之间存在的差异性问题。医学模式的改变与中医学的认识方法更加接近。

随着近代各种边缘科学的不断兴起，我们发现中医学理论，还包含着许多现代医学近年才逐步认识或发展起来的科学内容。如现代免疫学的发展，约始于十八世纪末，而我国《黄帝内经》等书中即有丰富的免疫学思想，对免疫学的主要内容及免疫疗法均不乏论述。因而加强对中医免疫学思想和治疗经验的研究整理，必将大大丰富并促进现代免疫学的发展。又如医学气象学，是近代国际上研究气象因素与疾病关系的一门新兴的边缘科学，至本世纪五十年代，才发展成为一门独立的学科，而在《黄帝内经》中，有关论述就已十分丰富多彩，充分认识到季节的变化、昼夜的更替、气候的异常、地区环境的差异与人体生理、病理及诊断治疗方面的关系，包含了不少可贵的科学见解。有关人与年、月、日、时不同周期节律关系的描述，就有着"生物钟"的理论，这些都是值得深入研究的课题。再如心理学是近代自然科学和哲学研究中的重要学科，中医学特别重视人类心理活动在防御疾病中的作用，对心理活动的产生，心理对生理、病理的反作用，"形神关系"等都有不少精辟论述，并且直接指导着医疗实践。他提示人们，医生研究的对象不仅是病，更包括病人，因此既要看到生物学方面，也要看到社会方面，既要看到生理方面，也要看到心理方面，这些都是中医学的重要特点。发掘、整理中医学中心理学内容，不仅对医学科学研究有重要价值，而且对于建树具有我国民族特点的现代心理学也是十分重要的借鉴。

（二）中西医应"和而不同"

目前，对中西医学有三个观点：中西医相互排斥、互不兼容、不可通约——"纯中医"；把中医改造成现代医学模式——同化；中西医结合创造"新医学"，既源于中医又高于中医，既源于西医又高于西医。

> 我觉得中西医应当走"和而不同"的道路，二者不可能产生一个新医学，同则不继。西医学不管如何整体观、系统论，但永远不会改造成中医学的概念，他微观的、实证的道路是不会改变的。反之，中医学也不能改造成西医学的概念，而丢失自己主体的认知和思维方式。但二者可以互补、交叉、印证，共同提高。
>
> —— 王 琦

1. 临床医学方面

临床上可以发挥各自的优势，如对支气管哮喘的治疗上，西医可以在其发作期采取解痉、平喘、抗感染、祛痰等对症治疗；中医可在其缓解期固本扶正，采取冬病夏治的贴敷、中药、针灸等治疗。针对这个疾病，我认为应该要实事求是：发作期可以发挥西医的特色，缓解期可以发挥中医的特色。我们学中医的时候，有的老师把辨证论治讲得很玄奥，如"见痰休治痰""见血休治血""见喘休治喘""见烧休退烧"等。其实，我们应当见痰就治痰、见血就治血、见喘就治喘、见烧就退烧。但关键问题是我们自己能否做到，比如大面积失血、哮喘等急症要有解决问题的方法。其他如对白血病的治疗，将西医化疗与中医减毒增效扶正的方法相结合；对脑卒中的治疗，急性期以醒神开窍、活血化瘀为主，积极控制脑水肿，并对缺血性中风开展溶栓治疗，只要生命体征平稳，可结合针灸治疗。在恢复期，以调理气血、通经活络为原则，开展包括针灸、康复、中药及心理方面的综合治疗。

2. 科学研究方面

朱清时言："现在中医受欢迎，不仅是由于大量实践的检验，更重要的是因为分子生物学的发展，使我们对疾病的本质和中医的机理有了进一步的了解。所有疾病都可以直接或间接归于某些细胞复制出现异常。除基因疾病外，细胞复制出错的原因，既与细胞或病毒的入侵有关，也受复制过程中溶剂（细胞质等）的成分、浓度、酸碱度和温度等物理化学性质的影响。西医治疗着重灭菌，中医治疗着重调理整个身体，都能使细胞复制恢复正常。两者的区别在于着眼点不同，各自都有优点，应该优势互补。这正是医学正在发展之路。医学之路正是新世纪科学技术发展道路的缩影。"（《人类文化史第二个'轴心时代'初见端倪》）

3. 在疾病预防方面

《国家中长期科学和技术发展规划纲要（2006—2020）》中将"人口与健康"作为重点领域之一，明确提出疾病防治重心前移，坚持预防为主，促进健康和防治疾病结合。中医学"治未病"的理念蕴含着丰富的预防医学思想，积累总结了大量的预防疾病的方法及手段，如果与西医学真正实现互补，将对解决未来13亿中国人的疾病预防控制和卫生保健问题具有战略意义。

4. 在中西医文化交流方面

随着世界卫生组织和 78 个成员国政府决定将包括中医在内的传统医学作为全球和本国医疗保健的重要战略措施来推荐、推广和普及应用，中医学开始跨越更多的国界，为全人类的健康事业造福。在美国和欧洲等西方国家，许多人不了解中国的历史文化，但通过中医学特别是针灸学，他们体验到中国传统文化的精华。中医学已经成为东西方文化交流的重要途径，以新的视角，新的内涵，创造中医学新的认同，将不断产生新的态势，展现多元、动态的动人景象。医学是一门应用学科，医学的根本目的在于保全人的生命价值，中医与西医对立基础并不存在，只是表现在发展和融合阶段的文化冲突。

世界是丰富多彩的，人类文化也是丰富多彩的，中西方文化都有各自特点和长处，因而也呈现了多样性、互补性，中医学要从"绝缘体"变成"导体"，中医学要在现代与传统，东方与西方的和谐共振中，弘扬民族性，走向国际共享性，使之在时空的延续与变异中，为适应时代进步，适应人类医疗保健的需求而努力。费孝通先生有一句话："各美其美，美人之美，美美与共，天下大同。""和而不同"，我想这是中西医学发展的方向。

第四节 中医理论思维的局限与发展路向

中医理论思维有着引领时代潮流、推动人类思维科学发展与进步的一面，但任何事物都不是十全十美的，中医理论思维也有其历史与时代的局限性，因此，我们必须客观、理性地认识和看待中医理论思维中不足的一面，并为今后健康医学的发展提供新的思路、新的导向和新的前景。

一、中医理论思维存在的局限性[1]

任何哲学和知识体系都不可能解释全部世界，中国传统文化和中医理论思维同样存在着自身的局限性。

---

[1] 王琦，夏仲元.实践呼唤新的中医理论思维 [J].南京中医药大学学报，1996，12（6）：3-5

（一）理论认知体系

中医理论形成之初，中国古代朴素自然辩证法指导着各门自然科学。阴阳、五行、六气等哲学概念渗透到天文、地理、政治、医学等各个学科。古代医家在实践的基础上，把这些哲学的概念引入到医学之中，以此为框架构建了中医学的理论体系，借此来阐明人体生理、病理变化，并为他们之间的有机联系和相互转化提供了广泛的类比推测，形成了"天人相应""天人合一"等宏观认知方法。几千年来，中医理论的整体平衡思想和自稳调节机制理论有效地指导着中医临床实践，但也并非完美无缺。整体论产生于古代，由于生产力和认识水平有限，当时没有科技手段和条件分解人体和疾病的过程，人们多从生活观察和医疗实践中的现象出发，对所观察到的事物表象运用"司外揣内""取象比类"等推理方式，以象思维指导着中医理论和临床实践，具有整体宏观的思维特性，侧重于对生命复杂现象的直觉观测、灵性感悟和整体把握，侧重于在生命的功能层面、整体层面和动态层面上，因而对部分和细节缺乏必要的了解，对事物的微观结构和生物内部机制规律的揭示尚存不足，不能从事物的内部特别是从整体与部分的关系揭示整体性的根源，因而难以全面地说明人体和疾病的规律。在方法论上含有思辨成分，因此认知体系存在一定的直观、笼统、抽象等缺陷性。随着时代的发展，作为一门开放性的学科，中医学不能满足于从宏观上对事物进行把握，而要吸收现代科学思想，借助现代科学认知理念和方法进行整理和提高。

（二）理论语境与形态

由于中医理论大多借用了哲学术语作为理论表述的工具，致使医学或生命科学专用术语不能源源不断地形成，影响了自身术语发展的需求。同时，随着时代的发展，语言环境和词汇的使用也发生了很大的变化。因此，中医的古代哲学词汇需要与当代自然科学接轨和对话，统一中医理论中最基本的概念和术语，使之规范化、标准化。现代诠释学的理论和方法为我们研究中医理论语境和形态提供了可资借鉴的新思路。诠释学是属于西方哲学方法论，其本质是"理解、解释和应用"；意大利法学家 Betti 提出诠释学的4条原则：诠释的客体之自律性原则、整体原则、理解的现实性原则、诠释意义之和谐原则，其学科特点和基本原则恰恰也是中医理论基础研究中所面临的基础现状[1]。将诠释学运用于中医学的研究，通过对中医理论本质的理解，并进行正确的阐释和准确地把握，

---

[1] 郭蕾，张俊龙.论诠释学在中医理论基础研究中的意义和价值［J］.中医药信息，2006，23（3）：1-2

可为中医理论和临床诊疗的进步奠定基础，并提供新思路。

（三）思维方式与"经典决定论"

中医理论学术在以往发展过程中，不少医家以《黄帝内经》《伤寒论》《神农本草经》等经典著作作为基础，不断去证实和引申。历代医家集大成者多，标新立异者少，其学派也多纳入经学轨道，一些经学的研究方法也被引入医学之中。许多医家在思维方式上充满了经典决定论的意识。注疏、发微、索引等文献研究成为中医理论研究的主要方式。经学化对理论的深化和延伸有一定的积极作用，但限制了突破意识，成为阻碍中医理论发展的因素。

（四）定性与定量

任何事物都是质与量的统一体。定性和定量研究是科学研究中不可或缺的方法。定量研究可以使事物在一定程度上达到客观化、精确化，减少一定的主观性和不确定性。如中医舌苔之厚薄，脉象之迟数缓急，药物之计量等都是中医对于客观存在进行的定量。但不是所有事物都能够用定性和定量分析方法解读的，不是所有东西都能够明确定量，有些东西是测不准的。如《素问·阴阳离合论》："阴阳者，数之可十，推之可百，数之可千，推之可万，万之大不可胜数，然其要一也。"表达了事物不可数、不可计算的不确定思想。中医学论述的关于"气"具有不可测量性，即气的各个物理量具有测不准特性，既不可能从事物的量及结构层次进行区别，也不能从质的规定性方面进行分类归纳，不能将事物分解成最简单的因素。近几年科学界最重大的突破无疑是发现宇宙的绝大部分是由暗物质和暗能量组成的，即宇宙中仅有5%是普通（明）物质，其余30%是暗物质，65%是暗能量[1]。也就是说世界至少还有95%以上的领域不被现代科学所知。现在不少中医人士认识到气和经络就是暗物质，暗物质和中医的根本理论有密切关系，我国著名的航空动力学家高歌也认为经络之气就是暗物质[2]。对暗物质的认识也是一个过程，包含有个别因太远、太小、未被照亮但确有可能"摸得着"而客观真实存在的"明物质"，这种认识是从无形到有形的，这为中医对气的认识，提供了物质的客观依据。中医之经络、气及反映气的"象"等暗物质都是隐性的，虽客观存在但难以定量。中医对于"象"的认识，如面象、舌象、脉象等，更多的是从其色、形、态等方面进行定性认识，很少有定量的把握。"气分阴阳""阴道奇，阳道偶"，五行的生成数等只有分类、区别、命名等

---

[1] 高山，编译.宇宙的未来[J].国外科技动态，2001，389（12）：32-36
[2] 秦玉革.营卫的实质是四气五味中的明物质和暗物质[J].山西中医学院学报，2010，11（1）：4-7

定性的作用，而不反映其量上的差别[1]。

（五）缺乏理论创新思维

中医理论在两千多年的历史进程中，曾广泛地融合了哲学及中国古代先进科技成果，从而不断向前发展。中医理论体系在古代曾经历过三次高潮。第一次从春秋战国到秦汉时期，以《黄帝内经》奠定理论体系和《伤寒论》确立辨病分证为代表；第二次以金元四大家为代表，产生了在治疗上偏重寒凉、攻下、温补、养阴的四大学派；第三次以明清温病学派为代表创立了卫气营血、三焦辨证体系。汉代、金元、明清都是中国科学、文化、经济发展较快的时期，对医学的发展必然有推动作用。其次，医疗实践随着疾病谱的变化提出新课题。新疾病需要新方法的产生，亦有赖于新理论的创建和新思维的提出。汉代外感伤寒病的流行，金元时代战乱连年，内伤杂病复杂多变，清代疫毒性传染病的大流行，都向前一代医学理论提出了挑战，可以说，中医理论正是在古代科技大背景下，以解决医学新问题为突破口，通过新旧学术思想的冲突、争鸣而创新发展的。

遗憾的是，近代科学的兴起，虽然有西医学的传入，产生了中西医汇通学派及中西医结合学派，但并未对中医理论产生特别重大影响，从而导致中医学落后于现代科技，未能像西医学那样同步进入科技大循环。一部中医学发展史，即是一部中医理论思维发展史，正是理论思维的不断变化才使这一古老的学科充满活力和生机，什么时候理论思维衰弱了，学术的活力和生机也就削减了。

二、中医理论思维的发展路向

中医理论思维并不是摆在历史画卷上的文物，而是不断发展、不断充实和不断完善的思想体系。中医理论思维虽然存在一定的局限性，但同时也孕育着更加广阔的发展空间。

（一）依据实践、探索积累

中医学是一门实践性很强的医学，中医理论来源于实践，今天我们完全有可能依据新的实践所提供的事实，有所发现、有所发明、有所创造、有所前进。

临床实践。临床是理论的摇篮，从病因病机来说，可从大量疾病的观察总结中，探

---

[1] 张宗明，全鑫，文庠.中医方法论的一个研究框架［J］.南京中医药大学学报（社会科学版），2002,9（3）：109-114

求发病机理和原因，从诊断和辨证模式来看，应力求反映当代认识水平和符合临床实际的辨病、辨证规律；在治则与治法运用上，应不断筛选优化治疗方案和措施，并从正反两方面总结经验与教训，使之获得新的认识。

调研验证。中医理论中存在着许多争议的问题，常聚讼千年，不得其解。诸如运气学说、子午流注、十八反、十九畏等。解决问题的办法，不是纸上谈兵，坐而论道，而是应该躬身实践，组织调研，扩大验证，以实践检验真理，经过长期不懈努力，必然会引申出符合实际的结论。

（二）继承整理与自我完善[1]

系统继承。中医理论体系是几千年来从未中断过的文化，当然是富有顽强生命力的文化，它不仅在本国国土上相沿不息，而且在东南亚等国家根植、发展，造福于别国人民，这在世界文化科技史上实属罕见。这生动地表明，它所形成的理论和宝贵的经验包含着真理的光辉，我们必须以历史唯物主义的态度尤其所处的历史条件去分析他的进步与否，而不能用今天的认识标准去苛求历史，责怪前人。我们所说的"继承"，决不是良莠不分的简单的复归，而是在继承中实行创造性的转化，特别是它的价值系统。倘若不讲继承，我们就会失去自己的根，就失去了自己与别人交融的基础。

规范精化。如前所说，中医理论中存在的笼统性、随意性长期使人困惑。必须从科学认识和哲学高度解决好这个问题。所谓"规范"，是指"它包含了一门学科的研究方法，总体框架以及一些最基本的概念、理论和定律"（库恩《科学革命结构》）。讨论中，多数同志认为，目前对中医许多重要理论、概念、名词术语应加紧研究整理，并给予确切的定义和内涵。值得指出的是，"规范"，应该是统一的规范。从哲学层次来说，中医理论的哲学思维必须精确化转换，使推理、论证、思辨等一系列思想运演，趋于精确，其概念、定义具有明晰性、确定性、无歧性和不矛盾性，在推理论治的过程中，其内涵和外延不能随意增减或更换，应该像科学概念一样始终保持前后一致，如果这个问题得到逐步解决，可以使我们从许多无谓的争论中解放出来，从而大大加速理论研究的进程。

自我完善。中医理论在归纳总结临床事实时，常常用哲学的普遍性概念替代医学的具体事实，以哲学的一般原理替代医学特殊问题的解释，以某事物的表象来譬比、类比医学研究的内在机制。吴又可创"戾气"说，最终未能与现代微生物学并驾齐驱。在现代条件下，形成的中医理论、假说当不应该重复这一历史遗憾。今天必须实现思维方式

---

[1] 王琦.宛若长江水，不尽滚滚来——中医理论体系问题专题讨论述要与思考［N］.中国中医药报，1994-11-28（3）

和研究方法的转化。在医学层次上进行深入探索，临床研究与基础研究相结合，引进现代科研方法，不断取得精确性的、可重复性的资料和数据，以期得出客观的结论和解释，使中医理论在新的循环机制中得到完善，实现理论的升华。读《黄帝内经》《伤寒论》《温病条辨》这些古时代的东西能提出新理论吗？日本学者汤川秀树提出"介子场理论"而获得诺贝尔奖，"介子场理论"就是受到《庄子·应帝王》"混沌"寓言的启发才提出来的；另一位诺贝尔奖获得者海森伯提出的"测不准原理"理论，是受老子"道可道，非常道；名可名，非常名"的影响而提出的；丹麦国王给诺贝尔奖获得者授勋时，玻尔选择了太极的图样，玻尔认为中国太极图讲究阴阳消长，阴阳互根是一种动态的循行状态，物理上最不能被说明的问题而太极图却能说明，与他提出的"并协原理"和谐一致。所以我们要对先人伟大的学术境界和学术思想致以敬意，要用一种崇高的心情在这些先人的成就基础上产生自己的理论。叶天士提出"卫之后方言气，营之后方言血……入血就恐耗血动血，直须凉血散血"，类似这样经典的理论，在现在的博士论文中很难出现，这和现在某些影响因素有关系，如实验得出的结果回归到中医的理论是什么？总结出了什么东西？这些又有多少能成为临床指导性的理论呢？这些都是需要回答的问题。金·张元素将运气与脏腑相联系，创造了"脏腑病机"学说，开易水学派之先声。李杲在师傅的指引下，结合自身的医疗实践，提出"脾胃论"，为后世温补学派奠定了基础，这些大家也成为中医各家流派形成的肇端。叶天士根据温病诊疗中的实践，概括出新的规律，创立了卫气营血辨证纲领。可见，中医学之所以能够形成与发展，是因为其创造性地提出了新的观点、新的内涵，从而开创了一个新的领域。一门学说必须要有自己的思想，所提出的理论和他人的要有所不同。如果没有思想就没有理论，如果提出的理论和他人的相同，那么这就不是你的理论。可见，思维对于理论升华的重要性。

（三）把握自身理论主体[1]

中华民族的生命历程、生存境界、对世界的认识方式和理论体系，具有我们的特殊性。我们必须拥有自身的主体理论去回答和解决生命现象、健康和疾病的防治问题，我们必须实现"思想自我"，确立自身主体性，主宰自己的命运，寻求未来发展的道路。研究路向——就是要回到自身理论上来。理论的主体性，主要体现在其所包含的理论特质、思想方法、核心范畴与所体现的指导功能。中医血脉之所以传扬久远，正是因为保持了在自身理论主体基础上的延伸。把握了自身主体，就把握了根本；离开这个主体就会彷

---

[1] 王琦.把握中医理论向度的三个核心命题[J].中华中医药杂志，2006，21（1）：3-5

徨、迷茫，甚至丢失自我。所以，中医理论研究的朝向首先是主体性的确立与张扬。

1. 从源头梳理中看清主体

中医学远自先秦，近至清末明初，垂 2000 余年历史，积 19000 余卷宝籍，其传世之作和宝贵的学术经验蔚为壮观，这是前人留给我们的一份厚重的福祉。但当下我们对此的情感似乎日渐淡远，与中医学渊源的断裂感也越来越深。今天当务之急就是要在中医学界掀起"复根"运动，进行经典的现代诠释，使其静邃的思想重新活跃于我们的理论思维和医疗实践之中，赋予不断生成的意义。当前，中医学正处在传统与现代转型的过程中，在世界性与民族性的艰难调适中，只有从源头的梳理中，看清主体，才能对中医理论体系有一个全面的把握，这是开展中医理论研究的基础性工作，需要下大力气才能做好。

2. 在岁月的变革中保持主体

中医理论的延续、深刻体现其时代背景。在不同的历史时期，由于自然环境、社会环境、生活环境的变化，疾病谱也会发生改变，因而会产生新的医学理论来指导临床实践。历史上每次学术的重大飞跃，都是不断丰富、延伸中医理论的主体。"多元一体"是中国文化的特征，也是中医理论形成的特征。我们不能以"科学主义"的眼光看待中医。在近几十年的中医研究中，往往以实证唯一的标准来验证中医的科学性，寻求经络的实质是什么，证的实质是什么？有些结果常常是"两张皮"，而有些结果表面上是科学化了，实则也消融了中医理论的内核。今天中医学处在东西方科学文化的碰撞中、多元文化的交织中，只有保持自身的特质与主体性，才能"卓然自立"，否则将走向"异化"，甚至沦为"边缘化"的命运。

3. 在科学背景下凸显主体

21 世纪是生命科学、信息科学、生物科学充满生机的时代。时代给中医理论提供了发展的机遇。中医学兼具人文与科学、复杂科学、生态医学等特点。人文为科学导向，科学为人文奠基，科学文化与人文文化的交融是时代发展的必然趋势。而复杂科学的诞生，昭示着科学已不再是"还原论"一统天下。生态学研究包括人类在内的生物与自然和社会环境之间的相互关系，中医学的"天人合一"思想，有着深刻的生态学意义。中医学突出以人为本的思想，平衡调节的观念，全息生命的观念，具有独特的生命力，所表现的人学技术在其理论思维中熠熠生辉。所以，我们要在凸显主体的基础上，吸纳有益的东西为我所用，既不能固步自封，更不能了断自己的血肉之躯！先进的科学文化应具有开阔高远的发展空间，我们要在新的时代风云中，不断提升博弈能力。

有了这种主体意识才能适应西方文化的"冲击反应"，有了这种主体的精神特质，才能容纳一切，并且不会因为吸收外来的东西而改变自己。我们经常讲要符合中医学发展的内在规律，这就是内在规律，当前重要的问题是要回到理论的源头上来，要回到中医理论思维上来，根据已有的理论和现实基础，在发展模式、目标、任务上始终体现自身特色，保持自身学术的主体性，集中精力在丰富自身的理论学术内涵上下功夫。

（四）吸纳现代思维方式，进行多学科参与

任何理论都不是一成不变的，封闭循环、与时代隔膜的理论，注定成为历史的陈迹。中医理论要获得长足发展，必须在保持自我主体的前提下，开放吸收才能迸发出刚健清新的活力。中医理论思维作为一个开放性的体系，其要发展，需要吸纳现代思维方式。在中医学领域中，逻辑思维方法的应用非常广泛，如取象比类的类比逻辑、推理逻辑；"观其脉证，知犯何逆，随证治之"的辩证逻辑等。但中医逻辑思维中只论述了个别逻辑方法，较不全面，我们应当看到现代逻辑思维对西医学发展的作用和优势，充分吸收其思维本质内涵，也应该吸收现代系统论的思想和方法，以揭示出人体生命过程的规律，建立符合中医理论的、或可用于科学判断的、中医病证模型及实验方法，对常见病证制定统一的疗效观察方法和疗效评定标准，采用随机分组、对照、双盲等方法客观地评价疗效，将流行病学的调查方法和循证医学、模糊数学等方法引入中医研究之中，使中医理论在新的科技条件下，不断取得精确的、可重复的资料和数据，得到客观的结论和解释，通过方法学的进步，得到长足的发展。

在现代科学高度发展的今天，由于各学科互相渗透融合。科学技术史上，凡是发展较快的学科，都是不断地从其他学科，特别是基础学科吸收新的前沿的理论和技术来发展自己的。中医学的发展史，也是不断融合同时代各学科先进思想和技术，不断前进的历史。当代继系统论、控制论、信息论等边缘学科的崛起，又有协同学、耗散结构理论、混沌、非线性科学等横断学科，跨界学科纷纷问世，其特点均着眼于系统整体，注重研究各要素之间的相互关系及动态变化，从而为研究具有整体、综合特征的中医学提供了新的探索空间，因此，中医学必须广泛开展多学科协作研究，通过跨学科结合和交叉渗透来发展自己。中医学只有坚持主体发展与开发兼容相结合，在多级、多元的文化世界里确立自己的位置，才能把保持中医药特色和现代化统一起来。

（五）诠释理论语境，实现现代语言表达

在当代多态文化、多元文化的世界语境中，我们必须广泛吸纳一切有价值的思想和先进成果为我们所用，使之具有鲜明的时代特征。当今世界具有原创性的科研成果不仅需要研究手段、研究方法、研究技术的重大创新，同此也需要积极利用现代科学的思维方法进行诠释与解读，尤其对中医理论思维的思维方式、哲学基础、生命观等从方法学角度进行诠释学的研究。中医理论的现代诠释应从四方面入手：第一，用现代语言加以

描述，如将"天人合一"思想从大生态医学、生态适应调协原理的角度阐释；第二，为便于理解接受，如"气""毒""火"在不同条件下的不同含义应加以区别解释；第三，解释现象的原理，如针刺镇痛原理，针刺能激发人的下丘脑分泌内啡肽，内啡肽作用于神经，起到局部镇痛作用等；第四，补充或修正自身理论，如肝豆状核病变（HLD）的震摇，以"肝风"指导，用全蝎、蜈蚣、龙骨、牡蛎平肝息风则将加重病情，因 HLD 是铜代谢障碍，上述药物含铜量很高，加重铜的蓄积，必须从中医理论角度给予新的认识。中医理论产生于古代，其借用古代哲学术语作为自身表述的工具，与现在语言环境交流产生了隔膜，影响其传播。当今之务，需要从原生态的感知模式和经学方式中转换成新的理论表现形态，把中医学中特有的东西，用现代语言更明确地表达出来，使之便于普及与交流，变成普遍的信息与共识，与现实世界建立起新的沟通联系，使中医学在广阔的天地中繁荣发展。

（六）实现思维方式的创新[1]

1. 首先要解放思想，敢于创新

要认识到必须为中医药学适应社会需求而创新，为中医药完善与进步而创新。现代医学模式在转变，健康概念在更新，医学目的在重新认识，疾病谱、人群结构、生态环境等外部条件都在改变，整个世界都充满变数，我们不能总是以不变应万变。中医思维方法具有系统科学的原理，包含非线性的科学原理，是综合性的大生态、大生命的医学模式，主要思维模式是控制模型、功能模型、整体模型，从功能模型与整体模型出发，建构人体生命系统具有整体的生命信息。但仅仅以功能模型替代"原型"难以解释疾病与生命的全部现象，显示出对物质结构的认识不足，微观量化分析不够，证明思维取象不足等缺陷，很多问题需要进一步完善。物质与功能是相辅相成的，任何功能都有其物质基础。如由颈椎病引起的呕吐，在传统中医内科学中就没有包括，不能解释。

2. 思维创新的重要标志是创立新知

我们必须在新的实践认知中有新发现、新发明，而不仅仅是重复被公认的前人或他人的研究成果。中医学延续数千年，就是在不断创新中发展的。如金元四大家各立新说，卫气营血理论比伤寒六经辨证更适应于热性传染病。现代医学也是通过对疾病认识的不断深化更新，从而带来治疗上的突破。如现代医学在 20 世纪 60 年代以前认为阳

---

[1] 王琦.中医药只有持续创新才能持续发展［J］.全国第五届专科专病暨特色疗法研讨会论文集，2001

痿主要是心理性的，以心理治疗为主；70年代以后认为主要是激素水平低下，用安雄、育亨宾等补充激素治疗；90年代后发现阴茎海绵体供血不足是阳痿的最直接原因，发明了万艾可，由此引发了勃起障碍治疗史上的革命；现在又已进入基因修复研究阶段。而我们中医教科书中的阳痿仍在纹丝不动地写着"命门火衰"，大街小巷仍在叫卖狗鞭、鹿鞭……。中国男人都命门火衰了几千年，壮阳方有600余首，世世代代补了几千年，还是命门火衰，中医在理论上就不能突破？我国几千家保健品厂组成的补肾大军，试图与万艾可抗衡，但由于缺少产品的创新，最终都败下阵来，这也反证了只有创新才有生命力。现在中医理论抽象概括少，学术流派少，新学说新发明少。如全国名老中医总结大都是整理用方用药经验，缺乏学术思想等规律性的总结。思维方式主要有三种形式即抽象思维、形象思维、灵感顿悟，理性思维是最重要的层次，我们要重视抽象思维、理论概括能力的培养。

3. 思维创新要不断提出新的科学假说

科学假说的提出与论证是自然科学研究的重要方法之一。中医传统的思维方式源于中国古代哲学，理论的获取来源于临床经验总结提升，长期以来缺乏对科学假说的重视。在现代科学技术发展的今天，我们的思维方式应该更符合自然科学研究的普遍规律。中医科研课题不仅是为了阐明什么，证明什么，而是要提出一些新的假说，通过大量的实验数据得到预期结果。

4. 研究方法的创新

任何一门科学的发展都离不开方法学的进步，人类科学研究方法经过了三个阶段：朴素的整体观时期，分析主义时期，系统综合时期。系统综合时期也就是高度分析与高度综合系统研究时期。中医药科研现存在"六多六少"现象：宏观多，精化量化少；综合推理多，分析少；直观观察多，实验少；回顾性多，前瞻性少；小样本多，大样本少；主观描述多，统计处理少。由于有些中医临床研究缺乏合理的设计和严格操作规范与监控，降低了认可程度，许多技术标准和计量标准，难以被社会理解和接受。

中医药要在继承的基础上吸收现代自然科学方法论思想，将流行病学调查方法、循证医学方法、实验方法、统计方法等引入中医药研究之中，构建全新的整体的中医药方法学体系。西医内科学每个疾病概述中都有发病情况介绍，而中医内科就缺乏这类统计资料。山东中医药大学对山东地区情志病流行病的调查显示，情志病患病率在内科、妇科、儿科中，分别为36%、47%、18%，说明中医的发病率也是可以量化的。中医的博士后课题也有做有关病证的流行病学的调查受到好评。中医现代化要求建立现代化的中医科学理论体系、科学方法体系、中医药技术工程体系、中医药教育系统和学科体系以及中医技术评估体系。

通过多学科参与，开展中医药临床疗效评价方法、指标体系和标准的研究，建立评价系统，评价和完善证候诊断标准及证候疗效评价方法。要与生物工程技术、基因组学与生物信息及现代医学前沿衔接，将中医学推进到现代生命科学的前沿，使中医药学技术实现跨越式发展。

综上所述要使中医学在崭新的思维中生机盎然，还要通过大家的不断努力。为此，应做到以下几点：

首先，要创造一个宽松和谐的学术环境，真正做到广开才路、广开思路、广开言路，提倡学术民主，鼓励新思想产生。对不同见解，应开诚布公，百无禁忌，体现坦率、信赖、相容的大家风度。在通往真理的跑道上，从资历深广的专家到羽翼未成的青年，都是平等的运动员，而实践才是最好的裁判。宽松的学术环境必有利于学术争鸣，有利于人才成长，有利于思想的振羽奋飞。

其次，提倡独立思考，敢于质疑。不是在驾轻就熟的老路上"山重水复"，而是另辟蹊径，探索"柳暗花明"的新天地。在独立思考这面千古常新的旗帜下，更需要胆略和勇气。不怕外来的压力，"走自己的路，让别人去说吧"。

其三，要不断提高学术素养，具有坚实的基本功。一个人之所以能产生与众不同的、具有科学的、创新的学术见解，如没有深厚的理论基础和大量实践的积累是难以想象的。也只有在这种基础上产生的新见解、新疗法，如一旦崛起，才能闪烁智慧的光辉，浪拍云天！

伟大的物理学家伽利略说得好："科学是在不断改变思维角度的探索中前进的！"让我们敞开思想，上下求索，让中医学在求异思维中扬帆。

第五节　如何形成正确的中医理论思维

一、形成正确理论思维的要素[1]

（一）投身临床实践产生真知

医生是看病的，临证是源头活水，"熟读王叔和，不抵临证多"，反映了实践的重要，倘若一个教练天天教学生如何蛙泳、仰泳，而自己从来未下过水，简直不可思议。

思维是建立在临床实践的基础上，在不断实践的活动中，来丰富和发展思维的内容

---

[1] 王琦.谈中医的理论与临床思维［J］.云南中医学院学报，1989，12（3）：6–12

和方式的。《褚氏遗书》就提出了"多诊识脉，屡用达药"，现代著名医学家吴阶平亦指出"实践越多，思维越丰富"。

思维不付于临床实践，"闭门造车"苦思冥想，仅据现在的理论来推理，其内容和方式往往是狭隘的、呆板的、无生命活力的，甚至是被歪曲的东西。

大量的临床实践可以使理论得以深化乃至突破。如对于尿路结石的治疗，长期以来以"温热蕴结下焦"的理论占统治地位，所用药物不外你用金钱草，他用冬葵子之类，但仍不能提高横径大于 0.6cm 及久滞结石的排石率，对结石性输尿管梗阻肾积水的疗效也不理想，广安门医院通过 20 多年的研究认识到对于较大结石滞留在上尿路，其主要病机系气滞血瘀，结石表面结构粗糙易于滞留，引起输尿管水肿、炎症、溃疡、纤维组织增生及输尿管周围炎症等病理改变，采用活血化瘀、软坚散结治则，研制了化瘀尿石汤（赤芍、牛膝、乳香、没药、三棱、莪术、穿山甲、皂刺、白芷、枳壳等）不仅提高了难于自排结石的排出率，且可使较严重的肾积水缓解、消失，从而丰富了上尿路结石的治疗方法[1]。大量的临床实践可以不断转换治疗思路，如小儿肺炎，一般多用清热解毒或清泄肺热。北京儿童医院发现单纯用此法效果较慢，临床中发现肺炎小儿多口唇紫绀，故加用活血化瘀药物，效果显著提高，病程大为缩短，可见临证可启迪新的思考。

（二）形成丰厚的理论素养

历代医家，不管其风格流派如何，但有一点是共同的——丰实的中医功底，精深的理论造诣。孙思邈在《千金要方》中对"大医"提出的标准是"学者必须博极医源，精勤不倦""凡欲为大医，必须谙素问、甲乙、黄帝针经、明堂流注、十二经脉、三部九候、五脏六腑、表里孔穴、本草药对、张仲景、王叔和……等诸部经方，如此乃得为大医"。所谓"大医"，用现代的话说，就是高级中医人才，而高级中医人才知识结构的特征就是广博。张仲景"勤求古训，博采众方""撰用素问九卷八十一难、胎胪药录"而"才高识妙"成为一代医宗。张景岳深究先秦诸子、宋明理气之学，通晓天文、历法、术数、吕律，主张学医必先易，通过消化大量百科知识而达到医学高峰。李时珍"读书十年，不出户庭，博学无所不窥""长耽典籍，若啖蔗饴，遂渔猎群书，搜罗百氏，凡子、史、经、传、声韵、农圃、医卜、星相、乐府诸家"无不披读，组成一张思维的巨网写出不朽名著。

在临床工作中，思维是要有基础的，没有读过这本书，不掌握这方面知识，要产生

[1] 韩英麟，刘猷枋 . 化瘀尿石汤治疗输尿管结石 45 例临床分析 [J] . 中医杂志，1984（2）：34-37

正确的思维是不可能的。例如某冠心病患者，在几家大医院用扩张血管降脂药物治疗效果不明显，请一位治心血管病的老大夫去会诊，他看完病人后说可能是糖尿病引起的，要治糖尿病，经检查果真证实了这一点，如果仅知道高血压、高血脂可致冠心病，不了解糖尿病与该病的关系，就不可能产生这个思维。

"医之所病病道少"，理论素养越深，治病的"道"就越多。棋谱识得愈多，才能棋路宽广，棋高一着。

（三）敢于质疑

人类认识史表明，在认识的无限发展中所创立的各种学说或理论，都不是完美无缺的、绝对真理的封闭体系，他们在不同程度上存在着这样那样的偏见或需要修正的内容，所以我们对以往的学说或理论必须采取科学的怀疑态度。孔子云"学而不思则罔，思而不学则殆"，是说既要读书又要思考，读书要质"疑"，学起于思，思质于疑。《伤寒论》有许多问题需要探讨，诸如人们习称的伤寒是六经辨证，其"经"是不是经络之"经"？《伤寒论》有没有循经传、越经传、首尾传、表里传、传足不传手？太阳病是否就是表证？寒化证、热化证是否就是少阴病出现？阳明病是否皆是里热实证？有的教材称脾约是"胃强脾弱"，麻子仁丸是润下剂，用于津亏便秘，其提法有无问题？均值得研究，重新认识，怀疑要大胆，要有勇气。医学界要解放思想，从传统偏见和盲目信仰中摆脱出来。有句话说，"知识之海愈大，怀疑之岸愈长"，没有怀疑，科学生命就停滞或中止了。

我们要正视继承对发扬的先导作用，没有继承也无所谓发扬。但是另一方面要意识到传统是科学相继关系中量的积累与延伸，只有创造才能使知识更新发展，因此大凡创造，都是对习惯传统的改动、错动或反动，如果发现有些习惯、传统成了前进的阻力，就不应调和，不能修饰，就应该毅然从质的方面加以改变。

（四）独立思考，旗帜常新

正确的思维，就是培养独立思考和分析问题、解决问题的实际能力，他关系着医疗效果的成败。例如，对于阳痿的治疗长期以来以治肾为中心，但许多患者用了大量温补燥热之剂，非但痿症未愈，反而引起鼻衄、龈肿，后来在实践及理论研究中，我们明确提出"阳痿从肝论治"使治疗大为改观。

独立思考是创造性思维的前提，指在已有知识和经验的基础上，突破习惯的逻辑通道，以新的方式解决前人未曾解决的问题和方法。创造性思维活动提供的是新颖的、前所未有的并具现实意义的思维产品。

二、思维的形成

思维活动是人类对客观事物认识的过程。人们的思维方式不是先天固有的，而是在后天生活中逐渐形成的。思维的形成与传统文化、教育素养、宗教信仰等都有密切关系。中医理论思维的形成与医生的基础理论水平、知识结构范围、中国传统文化修养、临床实践经验的积累、自身学术态度等方面密切相关。

中医思维的形成应该要重视中国传统文化的学习。中医学根植于中国传统文化的土壤之中，与传统文化思想的关系尤为密切。可以说，中国古代的文化思想在影响、渗透和参与构建中医学理论的过程中起到关键性的作用。如儒家的天人合一、以和为贵的中庸思想，道家的对立统一、沉静无为思想，佛教的慈悲为怀、普度众生的思想，均对中医学的发生发展产生了深远的影响。因此，凡是学习中医的人，都应该对中国传统文化有一个深入的了解，都应该加强中国传统文化修养。再则，应加强中医理论的学习。医学基础知识是人类认识生命和了解疾病的基本知识，是医生辨识病情进行思维的基础。没有扎实的理论功底，则不可能对复杂的生命现象进行正确的了解。还有要勤于实践。中医学是一门应用科学，离开实践就失去了活力。中医理论思维的形成与发展正是历代医家在实践中不断探索和总结的成果，而中医思维的掌握亦离不开临床实践的总结和提高，他是从实践到认识再到实践的一个不断反复提升的过程。

关于中医理论思维的形成，学术继承人骆斌撰写了一篇《论王琦中医理论思维与学术成就》的文章，从中医理论思维的角度总结了我的学术思想，现附于下文，希望对读者有益。

附：论王琦中医理论思维与学术成就 [1]

一、王琦理论思维的形成

人类意识产生发展的根本动力是劳动实践，医家们临床思维的产生和发展也离不开生产劳动——临床实践。王琦老师理论思维的产生，归根结底源其长期的临床实践活动，勤于临床多思考、求学于百家多质疑、崇尚实践而不人云亦云，是王老师独特理论

---

[1] 骆斌.论王琦中医理论思维与学术成就 [C].全国名老中医学术继承人出师论文，2000

思维形成的关键所在。主要表现在如下几个方面。

（一）重视理论思维，由知而行

余随先生学习至今 10 余年，从做研究生至从事学术继承，深感先生无论是完善自我，还是施教于人，都倡导理论思维之重要。他常说，继承学习应提倡"神似而非形似"。一位好的老师传授给学生的不仅是些基础知识、诊疗技术和经验，更应教育学生重视在疾病诊疗过程中思维和认知的方式，学些方法论。对一些疑难病或在治疗过程中临床疗效不好时，除了应总结分析外，更应从思维方式上、思维角度上去考虑。学生跟老师学习亦不仅限于继承老师的秘方、验方、临床经验之类，流于表面，观察、总结老师看什么病，用什么方，加什么药。这种学习的结果仅为"形似"，而更应观察、分析、思考老师在临床诊疗活动中，在著书立说中其思维方式、思维过程和思维取向的分析和总结。惟此，才能继承老师几十年思想结晶的真谛，亦即先生强调之"神似"。高明的医术是由人脑产生的，如果单纯注重知识与技术的灌输或积累，势必头脑僵化，当然谈不上应变力和创造力，也就是所学知识与技术不能真正"活化"。

（二）坚持临床实践，以获真知

一切事物的发展变化都应有一定的规律可循，遵循着"实践－认识－再实践"的认识发展过程，遵循着辩证逻辑从感性具体－理性抽象－理性具体的发展规律。中医临床思维也是建立在临床实践基础上的。故云："熟读王叔和，不抵临证多。"反映了实践的重要，先生亦常言，医生看病，临证是源头活水，通过不断的实践活动，来丰富和发展思维的内容和方式。所谓"博涉知病，多诊识脉，屡用达药"。中医学是一门应用科学，离开临床实践亦即失去了活力。从张仲景、孙思邈到李时珍、叶天士，他们之所以在中医事业上取得辉煌成就，莫不缘于他们立足临床的结果。所以古今中医名家，无不是在临床实践中造就出来的。

先生在从事中医临床、科研、教学的同时，不仅兼任行政工作，还参加多种社会活动，工作之繁忙可想而知。但几十年如一日，先生坚持不懈地从事临床诊疗活动，坚持接触病人，了解疾病谱的变化，也正因为先生这种勤于临床，长期、大量的实践，才使得先生能不断迸发出思维的火花，不断形成、提出新的学说和观点。如先生提出"阳痿从肝论治"的学术观点，突破经典的"从肾论治"之观点。这种论点不是凭空想象出来的，而是来源于长期临床实践的锤炼，加之勤敏思考、分析、总结而得出的。先生常告诫我们，当医生首先要的是看病，会看病、坚持看病，实践是检验真理的唯一标准，也是修正很多不正确观点的唯一标准。

（三）勤求古训新知，形成理论底蕴

历代医家，不管其风格流派如何，有一点是共同的——丰厚的中医功底，精深的理论造诣。孙思邈在《千金要方》中对"大医"提出的标准："学者必须博极医源，精勤不倦。""凡欲为大医，必须谙素问、甲乙、黄帝针经、明堂流注、十二经脉、三部九候、五脏六腑、表里孔穴、本草药对、张仲景、王叔和……等诸部经方，如此乃得大医。"张仲景"勤求古训，博采众方"而成为"才高识妙"的一代医宗。张景岳深究先秦诸子、宋明理学之气，通晓天文、历法、术数、吕律而成为一代儒医。李时珍"读书十年，不出户庭""长耽典籍，若啖蔗饴，遂渔猎群书，搜罗百氏，凡、史、经、传、声韵、医卜、星相、乐府诸家"无不披读，从而成就不朽之名著。先生认为，在临床实践中，思维是要有基础的，没有读过几本书，要产生正确的思维是不可能的。在自然科学发展的历史进程中，继承和创新两种思维方法是相互交融的。科学中的继承，是指把前人积累起来的知识、成果继承下来，作为进一步研究探索的基础。而创新则指在继承的基础上，开拓新领域，发现新规律，提出新理论，创立新方法。继承是创新的基础和前提，创新是继承的目的和发展。人类知识从来就是在继承中发展的，从来都是站在"巨人"肩臂上去攀登一个又一个高峰。

先生富有个性、独特的思维的形成，与先生具有丰厚的理论素养密不可分。先生早年矢志于轩岐学术，勤敏博学，得众多名家指导，博采诸家之长，重视对经典医著之探索，博通群籍。故能提出伤寒不独为"寒"论，提纲非"纲"论、六经非"经"论，无分"经""腑"论，皆发前人所未发。而先生临证施方遣药所具有的顿悟式、汇通式的思维特点还源于先生热心于对西医学的兼容、学习和结合，对中西医学临床、科研进展和成果的关注，对有关方面的信息的重视和搜集。如临床对眩晕一症的论治，先生谓有些人一提眩晕"则必论之于肝阳上亢，治则必平肝潜阳"。而眩晕一症在西医学则病因多端，如内耳水肿、充血可致眩晕、耳鸣。先生对眩晕、耳鸣一症的治疗用张仲景茯苓泽泻汤加减治疗。其中重用泽泻，取其利水之义，则其眩晕自会缓减。虽然先生已功成名就，但仍然保持着做卡片、做报摘的习惯。在信息时代的今天，先生又开始从网络、检索系统中寻找需要的信息资料。广博的知识面和学识来自于点点滴滴的积累，来自于不断地学习和充电，更来自于勤奋和执著。先生就是这样执着追求、甘于寂寞地作漫长的学术苦旅。

（四）敢于质疑，独立思考

在自然科学发展史上，人类永远都追求完美，而又永远不会达到完善。正如恩格斯所说："我们只能在我们时代的条件下进行认识，而且这些条件达到什么程度，我们便认识到什么程度。""只要自然在思维着，他的发展形成就是假说。"人类永远在修正自己的观点，修正对自然界各种现象，对生理、疾病等各种现象的认识。孔子云："学而不思则罔，思而不学则殆。"所谓既要读书又要思考，读书要质"疑"，学起于思，思质于疑。我们既要正视继承对发扬的先导作用，但也要对前人的经验、观点敢于质疑，才能不断地发展，才是真正意义上的继承。敢于质疑，独立思考，不人云亦云，是先生一大优秀品质，也是先生思维特色形成的重要因素。如先生在长期的教授《伤寒论》过程，就敢大胆质疑，提出许多问题。如人们习惯称伤寒是六经辨证，其"经"是不是经络之"经"？《伤寒论》有没有循经传、越经传、首尾传、表里传，传足不传手？太阳病是否就是表证？寒化证、热化证是否就是少阴病出现？阳明病是否皆是里热实证？诸如此类疑问均是先生在学习、教授《伤寒论》过程产生的疑问。曾有人说："知识之海愈大，怀疑之岸愈长。"独立思考是创造性思维的前提，他需要在已有知识和经验的基础上，以新的方式解决前人未曾解决的问题和方法。首先，他是在对原有思想的反思基础上萌发的；其次，必须具有丰富的临床经验作为新理论创立的基础；再次，创立者多具有思维个体的特殊思维品质，如思维的深刻性、广泛性和灵活性等；其四，对中医理论体系有深刻的理解，并善于吸收同时代其他学科中的新思想或思维技巧等。

二、王琦理论思维的特点

（一）宏观思维

先生理论思维的特点之一，是对中医学整体发展方向的把握、医学模式、学术发展的前瞻性思考和对中医现代化战略性展望。先生非常重视中医基础理论的研究和思考，他认为，中医基本理论是中医学术之根，直接关系到中医学的兴衰，关系到中医学的未来。他指出，欲求中医之兴，必求学术之振兴，欲求学术之振兴，必求理论之振兴。而在一个较长历史时期以来，中医理论研究淡化，没有形成重大突破，从而影响了整个中医学术的发展。先生提出加快理论建设应从如下几个方面着手：①突出自我主体，以中医学术为基石；②打破超稳状态，实现思维变革；③理论应随实践发展而发展，产生质的飞跃；④重点突破，不断揭示中医理论的科学内涵；⑤形成高素质的人才群体，培养高明理论家。对如何发展中医学，先生主张应以"发展论"作为自己的指导思想，主张"坚持中医药研究方向，多途径发展中医药，以中医理论为指导，源于中医发展中医"。对现代中医临床主张突破固有模式，建立新的治疗体系，确立以辨病、辨证和辨体论治等相结合的开放式诊疗体系。对中医现代化发展战略的深层次思考则更反映了先生对整个中医学总体方向的把握。如先生提出，中医现代化是在把握自身主体和优势的前提下，伴随当代科学和技术的进步，使整个中医学从理论到实践都产生新的变革与升华，成为适应现代社会需要的，具有现代科学水平的科学体系。对实现中医现代化所要完成的任务总结出 8 点：①建立现代化的中医科学理论体系；②实现思维方式的转变，建立现代科学方法学体系；③实现中医诊疗技术现代化；④实现中药现代化；⑤建立现代化的中医药技术工程系统；⑥建立现代化的中医药教育系统和学科体系；⑦建立现代化的中医药技术评估监督系统；⑧建立现代化的中医药管理系统。

对整个中医学的生存和发展、继承和创新等方面的宏观思维是先生思维特点之一，也是先生思维特点的重要组成部分。勤于和精于宏观思维是先生成为一代名医，在诸多领域广有成就的学者，不同于普通"工匠"的独特之处。

（二）抽象思维

对中医学有关的基础理论、学科建设进行归纳、总结，是先生思维特点的另一个重要方面。思维抽象是舍弃了事物的非本质的、偶然的东西，只把握一类事物的内在本质，或者把事物的某一方面或几个方面的情况从事物的整体中"剥离"出来，加以单独认识。人类对客观事物认识的完整过程就是"具体－抽象－具体"。如先生在中医学基础理论研究中，对很多定义的概括和提出，对很多基础理论问题的质疑和思考。如先生在中医基础理论研究的发展方向、发展模式及研究方法上就提出：发展方向即为中医理论现代化。实现这个目标的标志是：①保持原有中医基本学术思想和临床应用特征；②进行现代语言表述，即按科学范式对中医基础理论进行现代阐述，明确概念、严格定义、分清层次。③形成一个开放系统，对多学科兼容，以科技进步为依托。④能在实践中不断修正完善，成为动态发展的理论体系，具有时代特征。发展模式：①继承、移植、创新三者相结合。②包括自然科学、人文科学等各学科相关成果在内的复合交叉模式。

"中医体质学""中医男科学"的提出和创建是中医基础理论研究和中医学科建设上的重大突破，是自明清温病学派的形成、温热病学说提出以来中医学在基础研究上的首次重大飞跃，而这些都应归功于先生对中医学进行抽象思维的结果。

另外，先生抽象思维的特点还体现在对中医诊疗模式的思考，如认为辨证论治并非普遍法则，提出应突破固有模式，建立新的诊疗体系等。

（三）求异思维

先生理论思维的形成和发展与其重视变革思维模式是分不开的。人们在长期学习生活过程中往往形成固定的思路，即所谓习惯思维，每当一种特定的思路产生后，就会长时期形成一种模式或"套路"，使人不由自主地联想老观念、老经验、老方法，有时即使是明显的谬误，也视而不见，以至新观念受到压抑，削弱了创新的动机或势头。这种现象在中医队伍中尤为明显。这就容易导致一些人"照本宣科""因循守旧"，而临床具体病情又远远比教科书复杂，如见不到"大热、大渴、大汗、脉洪大"四大症，白虎汤万万不敢用，见不到"痞、满、燥、实"大承气汤万万不可用，而一见不育、不孕之症则必从肾论治；一见眩晕则必潜镇肝阳等。这些都是因为受到了惯性思维的影响。亦如著名医学家朱丹溪曾直指医生思维僵化那样："集前人已效之方，应今人无限之病，何异刻舟求剑，按图索骥，冀其偶然中，难矣。"在长期的临床实践、科研、教学中，先生矢志不渝地强调应克服习惯思维障碍，大力倡导求异思维。科学研究贵在创新，而所谓"新"，势必或有异于前，或有悖于众说，于此方可谈得上发展。因为任何事物都有两面性，某些固有的观点确是人们长期思维的结果，但如果"始终顺旧"，不摆脱习惯思维的束缚，被固有的观点所禁锢，往往又会成为科学创新的巨大障碍。可以说，没有怀疑的思考和突破的创新，就没有超前性的升华，也就不会有科学的前进。崇尚求异思维，变革思维模式，克服习惯思维障碍是先生理论思维特色形成的一个重要因素。

（四）辩证思维

所谓辩证思维就是符合客观事物的辩证规律和思维的辩证法的思维。辩证思维要完成这个任务一般应具备以下几个特点：①全面性。辩证思维在考虑事物时，不仅看到事物的正面，而且也看到事物的反面，他是把事物作为由各个方面组成的统一体来认识的。尤其重要的是，他总是力求找出事物的既相互对立又相互联系的两个根本方面，把事物当成对立面的统一体来把握。②灵活性。辩证思维在考察事物以及事物在人脑中的反映时，不是把他看作是凝固的、静止的和永远不变的，而是把他看作是一个不断运动变化的过程。③系统性。辩证思维在考察事物的时候，不是把事物看作是孤立的、单独的，而是看作一个具有内部和外部联系的有机整体或系统。④实践性。辩证思维在观察任何问题时都牢记实践的观点，把实践范畴作为思维运动的基石。凡未经实践证实的东西，他决不轻信和盲从。如先生对辨病与辨证关系的论述就反映出辩证思维的特点。疾病是医学中的基本概念，由于各种疾病的病因、病机、病程各有不同，因而冠以特定的病名，以代表该病本质及特性。因此，每一个具体的病名是医学上对该具体疾病全过程的特点（病因、病机、主要临床表现）与规律（演变趋势、转归、预后等）所作的病理概括与抽象，是对该疾病的本质认识。而辨证论治是中医诊治疾病的主要方法之一，建国以来辨证论治作为中医特色肯定之后，得到了深入研究，为丰富中医学作出了贡献。但辨证论治并非普遍法则，仅是分析辨认疾病证候、确立相应治疗的方法，先生提出应辨证与辨病相结合，确立辨病论治的核心地位。认为病是第一层次；证是第二层次；病规定证，证从属于病；病是整体，证是局部；病是始终，证是阶段。在辨病、辨证的同时，辅以辨体、辨时、辨症论治，形成科学规范的开放式诊疗体系。根据疾病的具体情况，选择不同的诊疗方式，既可专病专方，又可辨证施治。既可辨中医之病，又可辨西医之病，吸收现代科技手段、检测手段，而这些选择的基础应该由疾病本身的特征来决定。而不应人为去限定或套用。对中医学有关继承与创新的认识和实践，也可反映先生辩证思维的精妙之处。继承首先是对前人创新精神的继承，继承是基础，从科学发展的轨迹来看，任何科学的进步，都是在继承、总结前人成果的基础上取得的。但应寓继承于发扬之中，而不是原封不动的继承。即所谓继承在前提，发展是目的。继承是为了更好地发展。

（五）多元思维

每个人的知识结构中都会有薄弱之处和空白点，封闭性思维会导致思维僵化、单一，排斥现代文明的输入，造成自身学科学术的退步、蜕化。欲求学术之进步，就必须打开思维之窗，要善于利用其他学科的知识调整、补偿空白点，从而使自己形成新的知识体系或融合新学科、多学科知识，实现对本系统知识结构的超越。多学科研究中医学是发展中医的一个重要途径。中医学在其自身发展过程中，应像其他学科一样通过"拿来主义"不断补充、吸收新鲜血液，从而不断壮大自我。同样，思维是可以通过对其他学科的学习、了解、研究中得到扩展，也可以从其他学科中直接"移植"和"嫁接"。先生常引用已故著名老中医姜春华教授的话"学习中医不要怕走样"来鼓励我们多学习新知识、学习西医学、外语等。先生在多年的临床、教学、科研中常运用多元思维特点来解决问题。如先生在从事中医体质学的研究中就大量参考西医学、体质人类学、心理学等方面的知识来完善、充实中医体质学；在从事中医腹诊研究中就和清华大学有关机械仪器方面专家合作，共同研制出中医腹诊仪。这实际上既是学术上的兼容，也是思维上的移植。在临床诊疗活动上，先生多元思维的特点则更是游刃有余，屡见奇效。如对精液不液化的治疗，先生一反传统的清热利湿、温阳散寒治法，根据现代医学检查，认为不液化多由于精液中蛋白酶的活性降低，从而在辨证施治的基础上，加用可增强酶活性的麦芽，显著缩短了疗程，提高了疗效。先生对血管性阳痿的诊断依赖于阴茎彩超的确诊，而不是脉象。治疗则从改善局部血供，通过活血化瘀通络来实施，而不是温肾壮阳。如此种种，都反映先生多元思维的特点，同时反映了先生对中西互补、多学科交叉的重视。

（六）反向思维

科学技术的发展有他内在的规律，即由一个阶段进入另一个阶段，由一个层次进入另一个层次，是否定之否定的曲线发展轨迹。一门科学要发展，不仅要不断丰富自我，更应对自身进行不断的反思。先生常通过对中医学历史、现状进行深刻的反思，通过与相关学科如西医学的发展模式和取得成果进行对比研究，从而探寻完善和发展中医学的途径。如先生认为中医理论体系中尚存在很多不完善，甚至空白之处，有些内容尚未建立起相应的概念和原则。中医理论体系无论是在认识论、方法论和本体论方面都存在许多不完善的地方。如中医对疾病病因的认识几乎都是外感六淫、内伤七情、饮食不节、房劳所伤。对诸多其他物理因素，化学因素，生物因素，营养、遗传因素所致缺乏细致的分类和认识。病源学上的粗糙性导致诊断水平的落后，治疗辨证框架的程式化，各种辨证方法相互缺乏有机关联，不同体系用于同一人一病治疗法则大相径庭，成为中医临床疗效缺乏可重复性的一个重要原因。再如中医学很多概念含混、歧义和错误，引起诸多纠缠不清的、争论无休止的引证注释，这种多义性给中医研究、教育和国际交流、中医学的推广、普及带来很大障碍。另外，中医学理论滞后于实践，理论的超常稳态对中医学的发展是非常不利的。先生通过对辨证论治体系的反思，认为辨证论治存在理论上的濡滞，未能包括中医学自身的许多内容。无证可辨；有证可辨，辨而有误；对新的疾病尚无深入认识；对现代许多致病因素尚未纳入辨证系统；缺乏群体疗效；概念含糊，缺乏规范；缺乏病证之间内在统一及证的动态变化研究等。对此，先生呼吁应加强中医理论建设，突破固有模式，建立新的诊疗体系。

三、理论思维对中医学发展的贡献

（一）对中医学整体发展的贡献

理论思维的变革给中医学术的整体发展带来勃勃生机和活力。如先生呼吁加强和重视中医理论研究，呼唤新的中医理论思维，通过对辨证论治体系及辨病研究中存在的问题进行反思，从而提出突破固有诊疗模式，构建新的科学规范的开放式诊疗体系。先生理论思维对中医学整体发展的另一贡献，是对中医现代化进行科学的界定和阐释，即认为"中医现代化是在把握自身主体特色和优势的前提下，伴随着当代科学和技术进步，使整个中医学从理论到实践都产生新的变革与升华，成为适应现代社会需要的、具有现代科学水平的科学体系"。由先生主编的我国当代第一套中医新学科构建的大型系列理论专著《中医现代研究丛书》，正是为了把中医学术推向更高更新的水平和层次而进行的一次尝试和努力。他以中医学术为主体，并积极融化、吸收新的知识成果，旨在有利于中医学术的丰富、完善和提高，反映时代特征，显示学术水平。对当代中医药学术研究中，有条件独立分化的内容，进行新的构建，为中医新学科、新理论体系的创建走出探索性的一步；对中医学术的发展，进行全面的审视和认真的思考，并提供方法论、认识论的武器，把中医学提高到科学的辩证思维水平。

（二）对学科发展的贡献

思维模式的突破，对学科发展带来了巨大的推动和促进作用，同时也蕴含着新学科的创建。如先生于 20 世纪 70 年代末期首次明确提出"中医体质学说"概念，并载入《中国大百科全书·中医卷》词条。在随后 10 余年时间里深入、细致、系统开展体质学说研究，不仅撰写了我国第一部中医体质研究专著，富有创造性地提出了七种临床体质分型，从而规范了对体质的分型。在此基础上承担了国家级课题"中医痰湿（肥胖）体质基础研究"，通过对痰湿体质进行群体调研，并对痰湿体质的生理病理特征、遗传特征进行了较为系统的研究。其后又完成了第一部作为中医特色学科之一的中医体质学标志性专著《中医体质学》。从而完成了对中医体质学的创建和逐步完善，使之成为一门独立的学科。这是中医理论研究、学科建设上的重大突破。从理论思维和方法学方面来看，则有较大的学术意义和示范意义。而由先生主编的《中医男科学》的出版，则标志着中医学术发展取得了新的突破，填补了中医学学科之空白。中医学历史悠久，医籍浩繁，但男科专著却寥若晨星。《中医男科学》是目前我国第一部中医男科学专著，该书阐述了中医男科发展源流、男性生理特点、男性病因病理特点和辨证论治方法，阐明了中医男科理论体系，包括了多种男性疾病，该书对中医男科学从理论到临床均有较完整的阐述，可称为中医男科学的奠基作，从而标志着中医男科学作为一个独立的学科已经具备基本条件。随后中医男科学在全国范围内得到广泛重视和研究，男科作为特色专科在全国很多医院建立。其后，先生主编的《王琦男科学》则系统总结了我国男科学成果，进一步完善了中医男科学的系统构建，对中医男科临床与科研、教育工作的进一步开展具有指导性作用。而"中医腹诊检测方法的研究及腹诊仪研制临床验证"课题的成功完成则丰富了中医诊断学体系。中医腹诊学具有悠久的历史，但数百年来我国中医临证几乎免去了腹诊诊病，真正掌握腹诊技能的医师极少。先生通过对中医腹诊检测方法的研究及腹诊仪的研制，挽救了这一濒临失传的特异诊法，建立了关于腹诊规范化、仪器检测化的研究方法；探索出了常见腹诊的试用诊断标准；提出了腹诊的原理和概念，对腹诊学进行理论构建，从而确立了中医腹诊学。藏象学说是中医理论体系中的重要组成部分，是临床各科辨证施治的理论基础和核心内涵。先生对该学说的系统、全面、深入的研究，不仅有助于藏象理论的深化和自身完善发展，而且对提高整个中医学术水平，有着重要意义。先生历时六载，主持编写了具有丰富蕴含的藏象学专著《中医藏象学》，这是一项系统工程，是时代的需要，也是学术发展的必然结果。在理论上对中医藏象学进行了较为系统的学科构建，将其从学说地位确定至学科地位。这无疑是中医理论的推进和发展。这些创造性成果的取得，无疑也应归功于先生独特的思维方式。

（三）理论思维对临床医学的贡献

思维方式的优劣对临床医学的影响最直接，同时也最为显著。理论上的突破必然会影响到学科的发展，而学科的发展势必会带来临床医学的变革。在中医体质学创建和逐步完善过程中，随之产生了体质治疗学、体质免疫学、体质预防学等新学科，通过对体质的辨识，不仅丰富了中医诊疗模式，同时也大大提高了临床疗效。而先生不囿旧说，在临床医学中，提出很多独具特色、精辟的学术观点和治疗思路，如提出"阳痿从肝论治"说，提出男性不育的发病机制是由于"肾虚夹湿热瘀毒虫"，对慢性前列腺炎采取分期论治，对早泄采用安神定志治法等，都是先生理论思维对临床医学的贡献。而先生用其经验方所研制的"优生宝"，在接近分子水平上证实了中药可改变精子生成过程中的病理过程，提高精子质量。这在国际上是首次报道，显示了中医药在治疗男性不育上的优势和前景。

总之，先生对中医学整体学术发展、学科发展及中医临床医学等的贡献是多方面的。而众多成果的取得不仅来源于先生几十年如一日的辛勤耕耘、孜孜不倦地追求，更是先生独特的思维方式和善于思考的结果。

四、思维的修正

一般来讲，在认识过程中，主体只能认识那些与自身思维模式相同或变化不大的客体及其信息。但是任何思维模式都不是一成不变的，他会随着主体的知识结构、背景、所处环境、观念等的变化而变化。正如恩格斯在《自然辩证法》中所说："每一时代的理论思维，从而我们时代的理论思维，都是一种历史的产物，在不同的时代有不同的形式，并因而具有非常不同的内容。"中医思维模式是古医家在中国古代生产条件下，在传统文化和古代哲学的基础上，在中华民族的心理状态下，认识人体生命现象、征服疾病的过程中，逐渐积淀下来的思维方式方法的总和，是中国传统思维方式在医学领域的具体应用。我们每个人的经历、精力、知识架构等都有一定的局限性，因此，在进行思维模式的研究时，我们需要不断听取各方面、各层次的建议，拓宽思维视角，尤其是对具有深厚文化底蕴的中医思维模式进行探索时，更需要进行思维的修正。我带领学术团队进行中医原创思维模式研究过程中，经过了大量的文献整理、思考领悟、书面征求意见、走访专家、焦点小组讨论、学术会议等多种途径进行考察研究，对中医原创思维模式进行溯源、梳理，凝练出"象－数－形－神－气"五个基本要素。并广泛征求学界意见，包括哲学界专家、国医大师、临床医生、科研人员、教师及学生等，不断讨论完善，经过 2 年多的时间，5 次调整与修订，最后才确立了"取象运数，形神一体，气为一元"中医原创思维模式（图 2-11）。

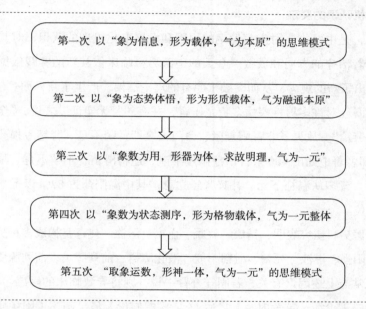

第一次 以"象为信息，形为载体，气为本原"的思维模式

第二次 以"象为态势体悟，形为形质载体，气为融通本原"

第三次 以"象数为用，形器为体，求故明理，气为一元"

第四次 以"象数为状态测序，形为格物载体，气为一元整体

第五次 "取象运数，形神一体，气为一元"的思维模式

图 2-11　中医原创思维模式的形成过程

　　只有广泛听取、吸收各方面、各层次的思想，认真体悟，反复思考，尊重客观事实，对思维模式进行不断修正，才能还原事物本身的真面目，找到符合事物发展的真正规律。

五、理论思维在学科构建和发展中的体现

（一）中医男科临床的理论思维变革[1]

　　理论思维是一门科学的最高层次，其思维方式影响着实践的方法、途径，决定着发

---

[1]　王琦.论中医男科临床的理论思维变革［J］.中国性学，1993（3）

展方向和自身水平。他使科学研究走出沼泽和误区，他给学术带来柳暗花明，他使整体水平得以升华和突破。理论思维与一门医学发展亦同样是休戚相关。中医男科学从诞生短短的几年来，之所以充满着蓬勃生机，从理论体系的构建，到其新理论、新方法的出现，无不显示着理论思维的功绩，而中医男科在未来实践的长河中，只有不断进行理论思维的研究才能加速自身的完善和发展。

本文在对中医男科临床进行综合考察的基础上，结合个人的研究工作，从理论思维的角度作一论述，以期有助于拓宽本学科的临床研究思路和整体水平。

1. 病因病机认识的突破

病因病机，是中医临床对疾病发生的原因和发展变化机理的认识，对其认识的清晰度和深度决定着治疗的方向和成败。今天的中医男科临床依其新的实践依据对不少病证的病因病机提出了新的观念，从而突破了原有的理论框架，产生了新局面。

中医男科既往对许多男性疾病多责之于肾，并有"肾无实证"之说，《金匮要略》专列有"男子虚劳篇"。故男子非肾阳衰微、命门火衰即肾阴不足、肾精亏损。有人从汉唐至明清的 39 部名著中列出 400 余首治疗阳痿早泄、遗精滑精、不孕不育、早衰健忘、腰膝酸软的方剂，皆多从温补下元、补暖肾经立意，其中温阳药占 82% 以上，可见壮阳补肾占有主导地位。

但现代中医男科研究表明：精瘀、痰凝、血瘀、湿浊、热毒是构成多种男性病的主要病机。阳痿、阳强、淋浊、死精、射精不能、液化障碍、前列腺炎、前列腺肥大、精索静脉曲张等病证常与上述因素有关，若固守补肾一说，则将导致临床的困惑。以阳痿为例，阳痿从肾论治的理论继《黄帝内经》之后，《诸病源候论》最早阐述了阳痿病机为肾阴阳两虚，指出："肾开窍于阴，若劳伤于肾，肾虚不能荣于阴器，故痿弱也。"至唐代多认为阳气在男子性功能活动中起着至关重要的作用，其治阳痿，多从温肾壮阳入手，在其所列的约 30 首治阳痿方中，如五补丸、肾气丸、天雄丸、石硫黄散等，均以补肾壮阳药为主。明代是补肾法治疗阳痿发展的鼎盛时期。张介宾集前人之大成，以峻补肾阳为主治疗阳痿，《景岳全书》中提出"凡男子阳痿不起，多由命门火衰，精气清冷……但火衰者，十居七八，而火盛者，仅有之耳"的论断。补肾法治疗阳痿一直作为主流并影响至今。不久前，我们统计了 33 种市售治疗阳痿的中成药如雄狮丸、海马补肾丸、三鞭振雄丹、男宝、肾宝、参茸鞭丸等，亦以壮阳补肾为主。但大量的实践反馈，温补肾阳不仅使阳痿患者抱病日苦，且副作用甚多。历史的发展，使阳痿病因病机发生变化。在现代社会，由于生活水平的提高，身体素质的增强，肾虚证逐渐减少；为了追求更高层次的生活质量，民众强烈竞争意识，情志致病增多；由于环境污染，以及部分人膏粱厚味，嗜好烟酒，往往变生湿热瘀毒。现代药理研究表明，补肾药治疗阳痿的取效机制，主要着眼于性激素水平的提高，而随着阳痿诊断水平的提高，人们已认识到由于荷尔蒙减少在阳痿患者中所占比例很小。有人通过对 410 例阳痿患者病因分析，结果表明，精神性阳痿占 67.56%，血管性阳痿占 29.03%，神经性阳痿占 1.95%，而内分泌性阳痿所占比例最低，仅为 1.46%。现代男性学针对改善性激素治疗阳痿的方法也已相应居于从属地位。

我据现代社会阳痿发病的实际情况，于 1985 年首次明确提出阳痿发病因于肝者居多，临床应以从肝论者为主的学术观点，突破了以补肾为主治疗阳痿的定式，这一观点，得到男科学术界的广泛响应。在此之后的短短数年中，从肝论治阳痿的治疗体会和成功的临床报道已达百余篇。从肝论治的辨证用方日趋丰富，如肝气郁结者，用四逆散、逍遥散、柴胡疏肝散、四妙散、越鞠丸之属；肝经湿热者，用龙胆泻肝汤类；因酒毒致湿热者，用刘完素清震汤；肝血瘀阻者用血府逐瘀汤、化精赞育汤、通窍活血汤之类；肝阴血亏虚者，用一贯煎等；寒滞肝脉者，用暖肝煎、天台乌药散加减。此外出现了许多专方专药，如有人以蜈蚣作为专药治疗阳痿，谓之可通达肝脉，开血脉闭塞，使输入阴茎的血量增加。

为了探讨当今社会条件下阳痿病的证型分布规律，以及相关因素对阳痿证型的影响，验证阳痿从肝论治观点在临床上的适用性，我们对 340 例阳痿患者进行了临床证型分布的调研。阳痿病证型分布规律提示阳痿因于肝者，有肝经自病、邪客肝脉、肝与他脏相病和其他 4 类证型，本组 340 例阳痿病患者，其病机与肝有关系者为 298 例，占总病例数的 87.65%。从一个侧面验证了阳痿从肝论治的临床适用性。肝经湿热、肝气郁结是本组阳痿患者最常见的证型（各占 20% 以上）；瘀血阻络、命门火衰、肝郁脾虚、肝气横逆亦较为常见（6%～10% 之间）；其他所占比例均小于 6%。340 例阳痿患者病机分析，情志刺激 144 例，占 42.35%，湿热浸淫 78 例，占 22.94%，瘀血阻络 53 例，占 15.59%，提示情志刺激、湿热浸淫、瘀血阻络是阳痿病最常见的病因病机。将 340 例患者分为 44 岁以下年龄组和 45 岁以上年龄组，比较青壮年阳痿患者和老年前期、老年期阳痿患者肝病证候的发生率（$P<0.01$），说明肝病证候的发生率青壮年患者明显高于老年前期和老年期患者，可见这一病机的认识有重要的实践性。

在男性不育症辨证论治方面，古今大多数医家以虚证立论，虚证中又以肾虚为主，《千金要方》指出"凡人无子，当夫妻俱有五劳七伤、虚羸百病所致"，《诸病源候论》亦说"肾主骨髓而藏精，虚劳肾气虚弱，故精液少也"，表达出古代医家对男性不育辨证的重心所在。《秘本种子金丹》的论述颇有代表性："疾病之关于胎育者，男子则在精，女子则在血，无非不足而然"，说明从虚证尤以肾虚为主辨治一直是临床辨证的主体思路。尽管一些医家提出勿拘泥于补虚、勿执补肾一端的学术观点，但始终未能占据该病辨证思想的主流。

现代中医男科临床在继承古人病因病机认识的基础之上，吸取当今医学检测、检查、诊断方面的成果，认识到传统中医学中从未论述过的许多不育病因病机，如精索静脉曲张、免疫异常、染色体异常、前列腺疾病、纤毛不动综合征等均可导致不育，并利用体检、精液检测和各种化验诸多手段协助分析致病原因和发病机制，结合宏观观察与微观研究综合判断。近几年对男性不育症病因病机的探索日趋深入全面，提出了一些新的观点。我于1988年提出了"肾虚夹湿热瘀毒"是男性不育的主要病机。从生理方面看，育龄是男性从"肾气盛，天癸至，精气溢泻"到"筋骨隆盛，肌肉壮满"的时期，机体精力旺盛，体力充沛，邪气难袭，若病亦以邪实居多，正虚为少。从不育病因病机方面看，情志内伤、病邪外感、过食肥甘、恣贪酒色等，多为实邪，最易导致气血瘀滞、湿热下注，虽有先天禀赋不足、精气虚衰所致者，为数亦少。现代生活方式的变化、生存环境的影响（如污染等）、营养状况的改善、饮食结构的变化、疾病谱的推移，使正虚的发病率大大降低，而产生湿热、血瘀、痰湿的机会增加。国外研究已证实由于环境污染，近几十年男性精子的数量、质量逐年降低。从临床症状方面看，男性不育患者表现出腰膝酸软、足痿无力、头晕目眩、发脱齿摇、精神萎靡、健忘恍惚、食少纳呆等虚性症状者已不多见，多数患者临床见症为阴囊潮湿、坠胀疼痛、阴囊静脉纡曲成团、腰疼、尿黄尿浊、性情烦躁、舌红苔腻等湿热血瘀类实性表现。从现代医学角度来看，男性不育症发生发展与各种发育异常、免疫异常、感染因素、精索静脉曲张、毒素损害等多种因素有关，这些因素大多属于中医学"实邪"的范畴。现代研究认为精索静脉曲张、前列腺炎是引起不育的重要原因，在不育患者中发生率为35.57%和15.42%。一些先天发育异常、性器异常和器质性病变也是不育症常见的病因。精索静脉曲张的病理表现为局部静脉纡曲延长，血液回流减慢，与中医"血瘀"内容一致。前列腺炎中的有菌炎症属中医学"湿热毒邪"，吸烟（尼古丁中毒）、饮酒（酒精中毒）、食用棉籽油（棉酚）、接触农药或辐射及某些传染病均可属"毒"的范畴；无菌炎型病理表现为腺体充血、增生，似属中医"血瘀""痰凝"范畴；从临床症状上看，前列腺炎表现为尿频、急、痛、浊、腰酸疼、会阴部不适、小腹胀闷等，基本属于湿热下注和瘀血内停的病证范围。先天发育不良、性器、性征异常或发育不良、染色体异常等病变，从临床表现为"先天禀赋不足"，与肾虚有直接关系。这些认识从某种程度上说明了瘀血、肾虚、湿热三种病变（证型）多见于男性不育症的原因，为中医辨证分型、辨证求因、分析病机提供了一定的依据。在治疗上，将活血化瘀、清利湿热、补肾填精方法辨证使用或综合运用取得较好疗效，也证实上述分型归纳、病机分析反映出该病辨证的一些规律。

我们通过对438例男性不育症的临床调研，实证最多（237例，占54.11%），其次为虚证（92例，占11.19%）。无证可辨的患者占有相当大的比例（60例，占13.70%），已超过虚实夹杂证的比例数。在实证中瘀血阻络与湿热下注居前两位（21.69%和15.75%），虚证以肾阳不足和肾精亏虚为主（7.76%和7.08%），虚实夹杂证以肾虚夹瘀、肾虚湿热居多（4.11%和3.89%），可看出瘀血阻络、湿热下注、湿热夹瘀、肾阳不足和肾精亏虚是男性不育最常见的五种证型（均大于7%）。本调查结果表明，男性不育症实证和虚实夹杂证占据了证型中的大部分，单纯虚证仅有一小部分（21%）；在实证中瘀血阻络和湿热下注两种证型出现概率远高于其他证型，在虚证中以肾虚为主，肾虚以肾阳不足和肾精亏虚常见，肾阳不足在肾虚中仅占15%左右。结果表明瘀血、肾虚、湿热三者构成不育症病变核心，他们单独为患或相互作用导致了疾病的发生、发展；三者约各占1/3，对疾病发生发展及演变所起的作用是基本相同的。通过对男性不育致病（病变）因素的分析和对其主要病因的筛选，再结合传统病机认识，我们认为不育症总病机为"肾虚夹湿热瘀毒"具有理论与实践意义。调查分析结果一方面证实了前人认识的某些正确性，另一方面显示出在辨证虚实观、分型主次、脏腑定位重点和病机分析方面与前人有所不同，能较好反映疾病内在规律。

新的发现和科学理论的建立，一般来说都必须有异于前人的思考，同时又都在前人探索的基础上有所前进，但若不从新的角度做出思考，就很难跳出固有理论的圈子，他告诉人们，传统是科学相继关系中的量的积累，他只能使知识延续和储存，只有创造才能使知识扩大、发展和加深，因此大凡发现都是对习惯和传统的修正补充或反映，唯其如此才能别开新的生面。

2. 诊断与辨证模式的转变

对疾病的诊断与辨证应能反映当代先进的认识水平和符合临床实际的辨证规律，才能使该门医学获得发展，中医男科虽起步较晚，但能根据学科自身特点，摆脱旧的思维束缚，出现新的模式。

（1）疾病诊断方面

①对某些古代比较笼统的病名，多进入微观诊断，如男子不育，古称"男子绝子""男子无嗣"等，现均已统称"男性不育"，由于男性不育既是一个独立的疾病，又是其他疾病或因素的结果，故针对不同情况又作出相应诊断，如免疫性不育、特发性不育等，有的则根据精液分析，具体诊断为"无精症""弱精症""少精症""死精症""精子凝集症"等，本身反映了对疾病认识的深化。

②对比较含混的病名多不采用。如既往对急、慢性前列腺炎多属于中医"淋病"范畴，而淋病又有热淋、劳淋、气淋、淋浊的不同，其病名又易与现代性传染病的"淋病"相混，故目前中医男科文献报道已直接引用急性前列腺炎或慢性前列腺炎。

③对古代未记载的病名，直接吸收，如"精索静脉曲张""精索炎"等。像"艾滋病"这样新的疾病，尽管有人热心于在古代文献中找出处，对号入座，但多数学者仍尊

重客观事实。

鉴于许多男性疾病仅仅依靠传统的"望、闻、问、切"已难作出诊断（如"无精症"，切脉是切不出来的），故必须善于吸收现代新的诊察手段才能作出正确判断。而且有些中医已作诊断的也须重新判断，如"阳痿"，仅凭主诉并不能确定，究竟勃起与否，勃起程度如何要做"阴茎测试环试验"，有条件者进行"硬度计"的检测，才能客观反映勃起及膨胀程度，而"血管性阳痿""内分泌性阳痿"更需一系列检测才能得出正确结论，如"静脉瘘"引起阳痿，患者不采用结扎术而用药物治疗往往是事倍功半。

（2）辨证模式方面

辨证模式已不仅是一病几型，有的用脏腑辨证分类、病因分类、寒热虚实属性分类或上述兼顾分类等，但不少情况下，已按疾病自身特点进行灵活变化。①单纯辨病，如"阴茎硬结症""阴茎短小症""尖锐湿疣"等，一般不作分类；②按病变发展分期，如"龟头包皮炎"分一期（红斑期）、二期（渗出期）、三期（溃烂期），分别论治；③按病理变化分期，如阴茎癌，根据癌体大小程度、有无浸润、转移等确定；④按特异体质诊断，如对精液过敏症等。总之，有"辨证"的、辨病的、辨病＋辨证的等，呈现了多样性，丰富了辨证思路。

3. 治则与治法的运用不断丰富发展

（1）治则方面

①整体调节因人制宜。中医药治疗男性病证，呈整体性。中药对人体性腺轴的作用是双向调剂的，作用于各个部分的，对维护该轴的正负反馈功能有很大的帮助。以临床上男性乳房发育的治疗为例，中医思路是疏肝理气，调剂整体分泌功能，而非单纯激素疗法。在调护上，中医男科的节欲、食疗、气功、引导等方法，均从人的整体入手。作为中医学的一部分，中医男科学已具有生物－心理－社会医学模式的特点，非单纯的生物医学模式，具有比较先进的医学思想作指导。中医男科学继承了因人制宜的优点，根据人的体质不同、性格差异、环境因素变化等，进行相对应的治疗。同时，中医男科的治疗方法寓心理治疗于针药之中，考虑到未病先防、已病防变等因素，取得了单纯药物不能达到效果。

②针对性或特异性治疗。方有专用、药有专司的专方专药与辨证论治是并行不悖、相辅相成的，在男性疾病中，亦能充分体现这一点。如免疫性不育，中药脱敏汤就是脱敏治疗。前列腺增生出现的尿路阻塞主要解决小便不通问题，尖锐湿疣主要是针对人类乳头状瘤病毒，消疣体，抗病毒，有以穿山甲、山慈姑、板蓝根等组成治疣汤治疗或用五妙水仙膏外用，均反映这一思想。土茯苓作为淋病专药，多年来被广泛运用临床。

③治疗观念变化，层次多样。如前所说，中医男科在许多疾病中以补法占统治地位，

而现在随着对病机认识的深化，治疗思想演变为由补变通或通补兼施，而通法的运用发展成为通关利尿、通利精窍、通利小便、通里攻下、清利湿热、活血化瘀、化痰散结等。对某一类病的治法也逐步完善，如华良才对治精法归纳为十个方面：益气生精法、补血生精法、补肾填精法、益肾涩精法、解毒增精法、活血通精法、止血益精法、降气归精法、抑阳助阴法等。

④中医男科治疗手段多种多样。有中药、针灸、按摩、气功、药浴等，近年还出现了电针、电针加灸、挑治、雀啄灸、中药注射、中药喷洒、栓剂等一些新方法。

⑤中西医结合治疗。发挥各自优势，互相补充。如前列腺增生出现尿闭，采用导尿后保持导尿管加用中药利尿剂或电针刺激，有效率显著提高；药物互补，如精液不液化除用滋阴降火中药外，并用颠茄合剂效果更为满意。用补中益气汤加氯酚胺治少精症比单用其中任何一种药物效果好；先后治疗，如隐睾症的中西药用药无效应及时手术。

临床医学以其实用性为特征，为其更具广泛性，其思维应该具有开放、活跃及散发的特点才能对多种疾病做出策应。

4. 临床研究方法的发展

临床研究方法已突破原有单一的传统方法，采用现代研究方法与传统研究方法相结合，不断引进、移植、扩大、创新，表现在：

（1）大、中样本的临床调研、研究增多，表明临床研究注意到科学方法，随之一些规律被揭示。李彪等通过对 8506 例论治分析，对男性不育症的治疗进展做了论述，对病因分类、辨证分型、处方用药等十二个方面进行了较为系统的归纳、分析。王根基等对阳痿 513 例进行了分组治疗的对照研究，发现针灸中药结合组疗程最短，疗效最高；在治愈病例中，针药结合组比单纯针灸或单纯中药组疗程为短。

（2）临床研究与基础研究的结合，提高了辨证用药的针对性。通过对王氏生精汤提高人类精子质量的作用进行了电镜及光镜的观察研究，结果发现中药王氏生精汤能使精子发生由病理状态转变为常态，在国内外首次报道了电镜下服用中药前后精子形态结构的变化，证实了中药疗效之所在。张越林等根据中药肾虚的辨证分型（肾阴虚、肾阳虚、肾阴阳两虚等），采用现代科学方法对 300 例男性不育症进行了临床观察与研究，治疗总有效率为 98%，受孕率为 52.66%。证实肾虚与下丘脑–垂体–睾丸轴功能紊乱有密切的内在联系，补肾益精法具有调节性腺轴功能的作用。这些研究，证实中药复方能够提高人类精子的质量、数量，扭转病理演化过程，这种效果通过对性腺轴各个层次普遍作用而实现。

（3）实验研究。实验研究的开展，推动并指导临床研究的深入。近年来的实验研究，围绕中药对性腺轴作用的问题进行了大量工作。马正立、赵伟康等分别研究了填精补肾药物对动物性腺轴的作用，发现中药的作用是多层次的，可以在靶腺（睾丸）以上，也可以在靶腺；对中枢神经系统呈双相作用；中药的性激素及促性腺激素样作用对前列腺、卵巢、睾丸等性腺均产生作用。男科实验研究的新方法如动物造模研究也已开始。郑平东等对肾虚睾丸损害进行了动物模型研究，发现中药可以扭转腺嘌呤导致的动物睾丸损害过程。总之，目前的实验研究不拘于传统的方法，而是力求创新、多样化。

中医男科作为姗姗来迟的学科，而能"红杏出墙"，打破了长期仅靠经验积累的传统，而是一开始就把临床实验与科学实验紧密结合，尽管基本方法尚不成熟，但敢于在新领域里及早涉足，使其品位升格。只要跟着时代科学的步伐综合开拓，不懈求索，必能"探骊得珠"。

5. 今后必须不断转换思维角度，进行新的探索

（1）思维定式需要进一步打破，对一些疾病认识需修正。如对"阳缩"症，既往中医古籍描绘得很严重，误认为"阴茎缩入腹内而导致死亡"，《黄帝内经》即有"阳缩入腹，不治"之说。近年研究表明，这是文化精神综合征的一种，1967年新加坡数周内有800人发生，泰国2个月发生2000余例，1982年印度也发生200例，我国海南岛、广东雷州半岛1984年11月～1985年5月发生了一次三四千人的缩阳症大流行，均有其社会文化背景。为了从传统的偏见和盲目信仰中摆脱出来，我们应在科学道路上采取普遍怀疑的原则，解放自己的思想，为破除偏见和谬误，寻求发现真理。

（2）进行更多的思维移植。对一些疾病机制须深化，如对"阳强"症，过去认为"相火妄动"，以泻火为目标，而事实上，真正的"阴茎异常勃起症"则是由于阴茎海绵体的静脉回流不畅，循环障碍，导致纤维化，发生的血流动力学的变化，如一味的"泻火"，是泻不倒的。一"异常勃起"20年不愈的患者，在我处治疗半年，原先由于思路不对，毫无效果，后改用活血化瘀法治愈。可见，从新的学科知识进行移植补偿思维，能够提供思维过程中的转换与更替条件，是很有帮助的。

（3）对一些新的疾病要在实践中探索。如艾滋病将致全球性灾难，面对危及人类的病毒，我们不能束手无策，1992年6月，《参考消息》报道日本制药公司从印尼一种草药中发现迄今为止抗艾滋病毒最有效的天然物质。当然此类报道很多，我们不可不信、也不可全信，关键在我们自己要加速研究开发。对性传染病，多数认为是通过性交传染的经典性病，即梅毒、淋病、软性下疳和性病淋巴肉芽肿。其实近年来已确定，凡能通过性行为传播的疾病，如外阴炎、阴道炎、宫颈炎、尿道炎、生殖器疣及生殖器以外性病综合征（如肛周炎、肝炎、直肠炎、关节炎等）均称为性传染病，如乙型肝炎病毒已证实可经性传播，而关节炎是一种与性传播有关的最重要的病证之一。目前性病已波及儿童，据某市 1991 年统计资料，14 岁以下患有淋病儿童占发病人数的 4%，病种以淋病为主，有少数患尖锐湿疣或急性淋菌性眼炎。可见事物不断变化，而新观念和新事物的认识过程，无不伴随着逻辑思维。只有站在逻辑思维的高度，才能"会当凌绝顶"，进行全方位的审视和思考，获得长足发展。

（二）中医体质学研究的逻辑思想浅释[1]

"任何科学研究工作都必须要有正确的思维方法"。这是王琦教授科研工作中一贯的指导思想。在创立中医体质学体系的过程中，王老师始终遵循这一原则。

逻辑学是研究思维过程的科学，逻辑方法是从具体科学研究中总结和提炼出来的一系列思维方法。每位科学家尽管面对的具体研究对象各异，但都自觉和不自觉地运用归纳与演绎、反驳与论证等逻辑方法，中医体质学也不例外。学习和掌握逻辑方法可以帮助我们进行正确思维，准确表达思想，帮助我们理解中医体质学深邃的奥义。本文无意全面论述逻辑规律，旨在对那些同中医体质学理论和实践结合得比较紧密的常用逻辑方法的大体演进过程简要概述。纵观体质学研究过程中的逻辑学思想演进，基本可以分为以下几步：

1. 初步的现象分类

比较是分析和确定对象之间的共同点和差异点的逻辑方法。分类是以比较为基础的。根据比较法确定客观事物的共同点和不同点，把对象区分为不同种类的逻辑方法，叫分类法。分类方法是科学研究中的基本理论方法。

人们要区分世间形形色色的事物，首先要进行比较，因为有比较才能有鉴别。而要系统地掌握各种事物就得在比较的基础上进一步分类。中医学对人体生命活动的种种现象以及人类与自然环境之间千丝万缕的联系的认识，主要是通过直观观察、广泛运用比较的逻辑方法获得的。然而比较仅是思维进程中最为初级的阶段，任何科学研究工作要深入进行，还必须在科学分类上下功夫，中医体质学也不例外。东西方医学很早就认识到了人的体质具有个体差异性，同时也看到了群体的趋同现象，以此为依据，早期医者对这些现象的共同点和差异点进行了比较和分类。其中有代表性的是古希腊医学家希波克拉底和中国先秦时期的《黄帝内经》。希波克拉底在其所著的《论人的本性》一书中，通过观察心理、行为方面的特征将体质分为四类，即多血质、胆汁质、抑郁质、黏液质。《黄帝内经》对体质分类的方法较多，是论述体质的早期文献。其中《灵枢·阴阳二十五

[1] 高京宏，龚海洋.中医体质学研究的逻辑思想浅释 [J].中医药学刊，2005，23（2）：316，335

人》是最早对体质进行观察、总结并做出分类的医学著作。篇中根据个体的形态特征、肤色、功能特性、心理、行为特征及对环境适应能力的特点结合阴阳五行学说归纳总结出木、火、土、金、水五种体质类型，并在每一型中又以五音结合经脉的归属与特性再分五个亚型，而成二十五种体型。但这些论述都只是古人直观地对外部表象和宏观的体貌特征、行为心理进行的描述分类，这种分类可以使大量繁杂的材料条理化、系统化，从而创造条件为体质学研究的进一步发展服务。这种分类只能是初步的，他虽然总结了一定的表面现象，也概括了若干临床经验，但从根本上说，还是属于现象分类，并不能深入反映事物的本质。一般说来，人类的认识往往由现象逐渐过渡到本质，因而对客观事物的分类也常常从现象开始。古人的体质理论已具备了基本方法，但由于当时科技手段和历史局限性，只做了现象分类，未能进入本质分类和细节分类。体质学研究必须突破这一局限，以现象分类作为入门的主导，进行更高一级的归纳分类和本质分类。

2. 进一步的归纳分类

中医体质论述自《黄帝内经》以来，其理论在临床实践中的应用，不断得到发展，如《伤寒杂病论》即有丰富的内容。尤其是明清时代，各医家在论述体质与疾病的发生、发展、转归及辨证治疗关系的同时，对临床发病中表现出的不同体质类型做了归纳、总结，分别从不同的角度、应用不同的方法，对临床常见的体质病理状态及其表现类型做了分类，形成几种中医体质的病理学分类法，丰富了中医体质学中的体质类型学说，并使体质类型学说进一步与临床实践结合起来，促进了临床辨证治疗学的发展。

明清时期，分类已经不单纯是区分外在表象了，而是将一些现象归纳为某种性质，例如明代医家张景岳从禀赋的阴阳、脏气的强弱偏颇、饮食的好恶、用药的宜忌、气血的盛衰等方面，将体质划分为阴脏、阳脏、平脏三型。清代医家章楠以阴阳量的盛、旺、虚、弱为分类方法，将体质划分为阳旺阴虚、阴阳俱盛、阴盛阳虚、阴阳两弱四种类型。清末民初医家将虚弱性体质划分为阳虚、阴虚两型。近代医家陆晋生依据病性将体质分为湿热、燥热、寒湿、寒燥四种类型。这些分类促进了体质理论在临床实践中的应用，但从明清对体质类型的分类方法来看，各医家所采用的分类方法及划分类型，多是一种对病变群体的病理学分类法，其优点在于具有很好的临床实用性，但不严格、不系统，有些分类方法失之偏颇，在使用范围上受到了限制，有些分类方法则过于简单、系统，失去了继续发展的价值。

3. 深入的本质分类

本质分类是反映事物内部规律性联系的分类方法，因其具有科学的预见性，能够为人们认识某一具体事物提供依据。分类的依据越接近本质属性，分类的价值越大。按对象的本质属性进行的分类，分类后的子项在形成的系统中有比较固定的位置，在科学知识系统中具有较为长远的意义。

现代科技进步使人们具备了相应技术手段，对事物表象的背后原因和细节进行分析，从特殊层面的现象依据，到一般层面的本质依据进行分类。中医体质学在自身发展过程中，不断吸收逻辑科学的先进成果，突破传统分类的初级性，探索本质分类法。

20世纪70年代末王琦教授在提出中医体质学说时，从临床实用的角度，确立七种体质类型，即正常质、阴虚质、阳虚质、痰湿质、湿热质、气虚质、血瘀质。之后又相继开展了对体质类型判断标准的规范化研究和基础实验研究，应用现代科学技术、方法，从宏观到微观多个层次对体质类型的本质进行阐释。先后观察了痰湿体质的血脂、血糖、胰岛素、红细胞 Na^+–K^+–ATP 酶活性、血浆过氧化脂质、细胞超氧化物歧化酶、血液流变学甲皱微循环等一系列生理生化指标。揭示了痰湿体质类型在生理生化等方面与正常体质存在的差异特征。特别值得一提的是对免疫遗传学特征的研究，发现了痰湿体质与 HLA–B40 关联，其基因频率和抗原频率显著高于非痰湿体质。提示痰湿型体质存在免疫学基础，为体质分型提供了新的可行的客观依据。这一创造性成果为整个体质分类提供了生物学依据。而深入分析不同体质类型在生物学依据的某些特征，有助于认识体质形成的本质联系，以及体质对某些疾病易感性的病理基础。

王琦教授的研究成果为体质诊断提供了显著性和特异性指标。在体质七分法的基础上又提出更完善的九分法，增加了特禀质、抑郁质，并从形体特征、常见表现、心理特征、发病倾向、对外界环境适应能力五方面进行了体质特征表述。为了进一步制定出每一体质类型的定量判断标准，在以往体质分型工作基础上，又开展了对体质类型的定量判断标准研究，初步建立了其中一型判断标准，为全面开展体质类型判断标准化、定量化研究打下了良好基础。2005年"基于因人制宜思想的中医体质理论基础研究"课题被国家科技部列为国家重点基础研究发展计划（亦称973计划）中医基础理论整理与创新研究项目；2006年"中医体质分类判定标准及其方法学体系建立的研究"通过教育部鉴定，被确定为中华中医药学会标准，成为对中医体质类型进行辨识的标准化方法和工具，得到广泛的推广应用。"中医体质标准研究"获2007年教育部科技进步奖一等奖。"中医体质分类判定标准的研究及其应用"获2007年度国家科技进步二等奖，标志着体质研究得到科技界的高度重视和广泛认同，进入国家最高科研层次。各地成立"治未病"中心，北京市人民政府推出《首都市民中医健康指南》、国家中医药管理局推出全国30个省市中医健康指南，以及卫生部（现国家卫生健康委员会）颁布了《国家基本公共卫生服务规范（2009年版）》中将体质辨识纳入体检项目等，标志着体质辨识被广泛应用于亚健康、慢性病高危人群、健康体检及个体养生保健，在"治未病"的实践中发挥了独特作用。标志着中医体质学实现了由理论到实践的过渡，在人类健康中发挥着不可估量的作用。

"万里云天万里路，一重山水一重天"，中医体质学的研究除了可以体现王琦教授逻辑思维的演进外，亦体现并印证了其宏观、求异、创新、辩证等思维。如他认为：

（1）中医学要获得长足发展，就要坚持自身主体理论研究，走返本开新之路，才能生生不息。科学发展史表明，任何一门科学，假若在理论上始终没有本质的突破，他的活力就将日趋衰弱。反之，科学的进步是以新理论、新观点、新学派的形成与发展为标志的。由于时代发展，自然环境和社会变化以及疾病谱改变等新情况的出现，中医基础理论滞后于实践需求，如传统的中医病因学对遗传禀赋因素、物理化学因素、生物因素等重视不够。体质现象是人类生命活动的一种重要表现形式，与人的疾病和健康密切相关。因此需要突破原有理论框架，开拓新的领域。中医学要在世界医学大家庭成为不可替代的部分，取得话语权，就必须使自己印记的新东西，拥有自主创新，有所发明，有所发现，有所创造，有所前进。中医体质学从人体功能角度、整体联系角度、运动变化角度等探索人体生命活动的变化规律，创立了一种研究人体复杂巨系统的科学思维和研究方法，其揭示的许多生命现象不仅展现了东方生命科学的特色，而且为人们提供了新的认识和理论。

（2）多学科交融，走进"科学共同体"。在人类文明史上，任何思想学说，如果没有包容、吸纳其他思想学说及其方法论的态度和能力，就不能长期生存并发展壮大。只有适应时代发展与需求的思想和学说，才能具有真正的生命力。在现代科学高度发展的今天，由于各学科的相互渗透融合，产生了许多边缘学科、横断学科，他们打破了各学科之间人为的界限和固定僵化的思维模式，互相取长补短。中医体质学不仅从西医学、体质人类学、心理学、生理学等其他学科吸取了知识和方法以不断丰富、充实自身，而且注重从基础学科吸取新的前沿理论和技术来发展自己，使中医体质学所建立的概念体系、理论范畴、方法学等，体现了宏观与微观相结合，理论研究与实证研究相结合，传统方法与现代方法相结合，呈现了整体综合研究模式，实现了传统理论的重新解读和再生，从而走出本土，走向广袤的世界。

（3）中医理论研究要努力进入"科学共同体"，成为人们普遍接受的理论体系。"科学是关于自然界、社会和思维的知识体系，是实践经验的总结"。这里提出了科学系统化的本质特征。科学是根据一定理论原理整理出来的知识总和，不具备理论，谈不上科学；不具备系统理论也称不上科学。科学的形成是认识世界过程的反映，是人类知识体系不断完善发展的过程。科学是有其结构和内在发展规律的。从科学发展规律来看，"范式"是科学发展的核心范畴，而"科学范式"就是根据"科学共同体"的理论体系和心理特征制定的一套理论原则、定律、准则、方法等。中医体质学研究设计，依据"科学范式"的要求，在长期大量实践的基础上力求理论层次分明，专业术语、概念内涵明确统一，表述严谨清晰，实行科学规范，建立共同语言。

下篇

临床篇

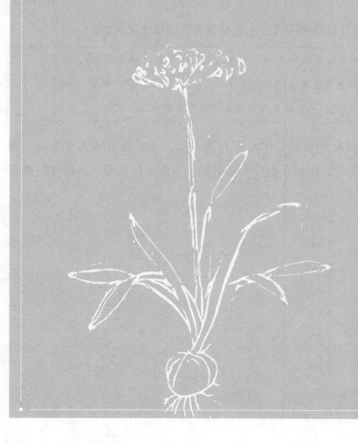

第三章　中医临床思维研究

在一个医学群体中，他们有着同等条件，受过同等教育，然而在对临床众多复杂的疾病时，有的应付自如，出奇制胜，因之名闻遐迩，有的却因误诊误治，困惑多歧，弄得门前冷落。究其原因当然十分复杂，但思维能力的差异当是诸因素中的主要方面。什么叫思维能力呢？所谓思维能力是指人脑对客观现实间接的、概括的反映能力，是一个在主体感知的基础上，对客观信息进行分析、综合、推理、判断的心理过程。长期以来，人们多习惯于对名医"经验""技术"的继承，而对思维艺术的探讨却少有顾及，到头来终难有长足的进步。高明的医术是由人脑产生的，如果单纯注重知识与技术的灌输或积累，当然谈不上应变力和创造力，也就是所学知识与技术不能真正"活化"。思维是一门科学，目的是研究人的思维规律，揭开大脑思维机制的秘密，进行科学思维。无论对于一个人、一个学科乃至一个民族、一个国家来说，思维方法优劣，思维水平的高低都是建功立业的决定因素[1]。

中国误诊学会统计的有统计显示中国的医生在全世界是误诊率最高的。

在我国，据中国医学会误诊数据资料，中国临床医疗总误诊率为 27.8%，比国际平均的临床医疗总误诊率 25% 高出 2.8 个百分点；其中恶性肿瘤误诊率为 40%，器官异位误诊率高达 60% 以上，个别单病种的误诊率甚至高达 90%。

在误诊因素中，业务知识占 33%，工作责任心占 16%，而思维方式占了 36%（如图 3-1）。说明思维方式出了问题，在很大程度上会影响一个医生的诊断。其误诊的原因主要表现在以下几个方面：

主观臆断：	20.2%
只重现象：	17.4%
缺乏全面具体分析：	12%
迷信仪器：	9.8%
只重局部：	7.8%
思路狭窄：	7.7%
只重常见病：	6.1%

---

[1]　王琦.谈中医的理论与临床思维［J］.云南中医学院学报，1989，12（3）：6-12

忽视非典型性：　　　　4.1%

缺乏发展眼光：　　　　3.1%

只抓主要症状：　　　　3.1%

其他：　　　　　　　　8.7%

这些因素加起来，就构成了误诊的现象（图 3-1）。

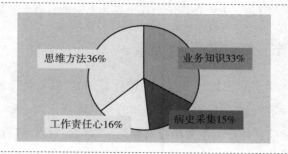

图 3-1　误诊因素组成示意图

人们在诸多陌生的新病、怪病面前，西医的机械还原论的线性思维方式暴露出局限性，他严重偏离了对患者完整病情的综合系统把握。临床许多疾病的发展具有复杂性、多变性，尽管随着科技的飞速发展出现了很多先进的诊断仪器，如 CT、B 超等，但其对相当一批疾病的诊断缺乏特异性，而且在疾病尚处于功能改变而未演变成器质性改变时，这些仪器便无能为力。同时，由于单一地依靠仪器，而忽略了医生主观的、能动的、综合的反应来分析疾病，就会带来很多的问题。

如中医四诊之望闻问切，临床上大多数中医医生既不会望，也不会闻，更谈不上切脉，最后只剩下问诊，问诊还含糊不清，毫无头绪。现在很多中医大夫看病靠化验单。西医靠化验单看病，误诊率那么高，中医靠化验单看病，误诊率是不言自明。

第一节　中医临床思维研究的现状和困惑

一、辨证论治的研究现状 [1]

辨证论治是运用中医理论来观察分析诊断疾病，治疗处理疾病的原则和方法，包括

---

[1]　王琦，陆云飞 . 辨证论治 . 中国大百科全书：中国传统医学：辨证论治 [M]. 北京：中国大百科全书出版
社，1993

辨证和论治两个相互关联的阶段。所谓辨证，就是分析、辨认疾病的证候，即以脏腑、经络、病因、病机等基本理论为依据，对四诊所收集的症状、体征以及其他临床资料进行分析、综合，辨清疾病的原因、性质、部位，以及邪正之间的关系，进而概括、判断属于何证；论治，是根据辨证的结论，确立相应的治疗方法，并选方用药。辨证和论治是诊治疾病过程中相互联系、不可分割的两个方面，是理法方药在临床上的具体运用。辨证论治作为中医诊疗疾病的一大特色，无论在理论上还是临床上，都具有十分重要的意义。

（一）与对症治疗、辨病论治的关系

辨证论治既不同于辨病论治，也与对症治疗有别。"症"是指症状和体征，即患者自身觉察到的各种异常感觉，或由医生所感知的某些体征，如头痛、咳嗽、发热、呕吐等。对症治疗是以症状和体征为主要治疗对象而采取的针对性治疗措施。而"证"是对机体在疾病发展过程中某阶段或某类型的病机概括。由于他包括了病变的部位、原因、性质以及邪正关系，反映了疾病发展过程中某一阶段的病理变化的本质，因而他比症状更全面、更深刻、更准确地揭示了疾病的本质。疾病通常是从总的方面反映人体机能或形态异常变化或病理状态的诊断学概念。因此，"病"是对某种疾病发展变化全过程的综合概括，而这种过程往往具有一定的独立性和比较规则的演变轨迹，且在演化发展过程中又可表现为若干相应的证。如肺痈是对风热壅滞于肺，热壅血瘀，蕴毒成脓而成痈这一病变过程的综合概括。在肺痈的病变过程中，随病情的发展和转归，又可分为几个阶段，表现为相应的证：初期风热外袭，热伤肺气，邪束卫表，病在肺卫；成痈期，则为邪热内郁于肺，热伤血脉，热壅血瘀，蕴酿成痈；溃脓期，则为血脉阻滞，热盛肉腐，血败成脓；若邪气渐退，正气渐复，则为恢复期。因此，辨病论治注重于病，注重于该病的发展演变规律，但针对患者个体差异性不够；而证的确定考虑到患者年龄、性别、体质强弱、饮食善恶、精神情志、气候条件、地域环境、新病宿疾、对治疗的反映等多种因素的影响，证弥补了辨病论治之不足。总之，辨证论治、辨病论治、对症治疗三者既有严格区别，又有密切联系。临床诊疗过程中必须处理好三者关系，在分析症状的基础上认识疾病和辨证，治疗宜辨证论治与辨病论治相结合，对症治疗仅作补充。这样既可把握疾病的发展规律，又可抓住由于个体差异等多种因素所导致的疾病过程中所表现的证的不同。

（二）辨证方法分类

在中医发展过程中，历代医家针对各类疾病的不同特点，创立了多种辨证方法。这些辨证方法各具特点，又互有联系。不同辨证方法体现了不同的辨证内容。

1. 八纲辨证

八纲辨证是以阴、阳、表、里、寒、热、虚、实为纲，根据病位的深浅、病邪的性质、正气的强弱、邪气的盛衰，而将证候归纳为表证、里证、寒证、热证、虚证、实证、阴证、阳证的一种辨证方法。其中表和里表示病位的浅深，寒和热概括证候的性质，虚和实表明正邪的盛衰，而阴和阳是对表、里、寒、热、虚、实的高度概括，即表证、热证、实证可概为阳证；里证、寒证、虚证概为阴证。以上八类证候常错综夹杂，相兼出现，如表寒证、里热证、虚寒证等。通过八纲辨证可反映各类证的共性。在诊断过程中起执简驭繁，提纲挈领的作用，因而八纲辨证可适用于临床各科。而且，其他各种辨证方法往往包括有八纲辨证的内容。八纲辨证与其他辨证方法综合应用可使辨证更加深入明确，使治疗更有针对性。

2. 脏腑辨证

脏腑辨证是根据脏腑的生理、病理特点，对疾病所产生的临床表现进行分析归纳，借以推究病机，判断病变的部位、正邪盛衰情况的一种辨证方法。如脾主运化水谷精微，为气血生化之源，因而临床见有纳少、腹胀、便溏、肢倦、少气懒言、面色萎黄者，即可辨为脾气虚证。由于这种辨证方法将病变部位落实到具体脏腑，因而其辨证层次较深入，针对性较强。八纲辨证、卫气营血辨证、三焦辨证等多种辨证方法的运用，常常结合脏腑辨证。脏腑辨证是临床各科的辨证基础，是辨证体系中的重要组成部分。

3. 病因辨证

病因辨证是根据各种病因的致病特点，分析患者的临床表现，从而推断致病原因的一种辨证方法。如根据湿性重浊的致病特点，对于头重如裹、周身困重、四肢酸懒沉重、大便溏泻、小便混浊、湿疹浸淫流水等临床表现，通过病因辨证即可判断为湿邪为患。由于六淫、七情、饮食劳倦等各有其治病特点，因而通过对致病因素作用下所产生的临床表现的分析，就可判明病因，为治疗提供依据。其他各种辨证方法中常包含有病因辨证的内容，病因辨证与其他辨证方法结合应用，则可明确病证的原因、性质等。

4. 气血津液辨证

气血津液辨证是运用藏象学说中有关气血津液的理论，分析各种临床表现，从而判断气、血、津液方面病变的一种辨证方法。例如，血有营养和滋润全身脏腑组织的生理功能，若见面白无华或萎黄，唇色淡白，爪甲苍白，头晕眼花，心悸失眠，早凉暮热，手足心热，皮肤干涩，妇女月经不调，即可辨为血虚证。由于气血津液既是脏腑功能活动的物质基础，又是脏腑功能活动的产物，因而气血津液病变与脏腑病变密切相关，气血津液辨证与脏腑辨证常需结合运用。

5. 经络辨证

经络辨证是根据十二经脉、奇经八脉循行部位及其相关脏腑的功能特点，分析疾病时的临床表现，从而判断病变所属经脉的一种辨证方法。如手太阴肺经病证，可见咳喘、胸部满闷、手臂内侧前缘疼痛等。经脉联络脏腑，运行气血，其病变相互影响，因而经络辨证应与脏腑辨证、气血津液辨证参合运用。

6. 六经辨证

六经辨证是汉代张仲景所创立的一种主要用于外感病的辨证方法。他根据外感病（指感受六淫等外邪而引起的疾病）发生、发展、变化的一般规律及其临床表现特点，以太阳、阳明、少阳、太阴、少阴、厥阴六经作为辨证纲领，对外感病演变过程中所表现的各种证候，从正气的强弱、病邪的盛衰、病情的进退缓急等方面，进行分析、归纳、综合，找出固有的发展规律和内在联系，为治疗提供依据。六经辨证中包含有八纲、脏腑、气血津液、经络、病因等辨证方法的内容，它们之间具有密切的内在联系。

7. 卫气营血辨证

卫气营血辨证是清代叶天士创立的一种主要用于外感温热病（即新感温病）的辨证方法。他根据外感温热病邪侵袭人体后的病理特点以及发展变化的一般规律，以卫分、气分、营分、血分为辨证纲领，对温病的临床表现进行分析和概括，以区分病程阶段，辨别病变部位，归纳证候类型，判断病理本质，推测预后转归，并据此决定治疗原则。

8. 三焦辨证

三焦辨证是清代吴鞠通所设立的一种主要用于温病的辨证方法。他根据温病发生发展的一般规律及症状变化的特点，以上焦、中焦、下焦为辨证纲领，对温病发展过程中的各种临床表现进行综合分析和概括，用以判断病理阶段，归纳证候类型，明确病变部位，确立治疗原则，并借以推测预后转归。

上述各种辨证方法都是在四诊收集病情资料的基础上，通过对患者临床表现及其他临床资料的分析，从而判断为某一证。由于各种辨证方法形成的历史时期不同，总结的思想方法有异，因而各有其特点，其适用范围各有侧重，如六经辨证、卫气营血辨证、三焦辨证主要用于外感病，脏腑辨证、气血津液辨证主要用于内伤杂病，病因辨证侧重于探求疾病的原因，但其他各种辨证方法常兼有病因辨证以明病因。脏腑、经络、气血津液作为人体生命活动的物质基础，其他各种辨证方法在辨明病机和病位时常须结合脏腑辨证、经络辨证和气血津液辨证。八纲辨证能从病位、病性、病势等方面反映证候的基本构成，但从辨证层次而言又显笼统。例如，患者感受风热病邪为病，初见发热微恶寒等表证，继则表现为发热不恶寒，反恶热，汗出，烦渴，咳喘，或胸闷胸痛，痰黏不爽，舌红，苔黄，脉数。根据病史及临床表现，可知当属温热病，运用卫气营血辨证为主，判断为气分证，结合脏腑辨证，可知病位为肺；结合病因辨证，可知热邪为患，通过综合分析辨证，可判断本证为邪热壅肺。若单从八纲辨证而言，则属里热实证。由此可知，临床实际应用中，既要了解各种辨证方法的各自特点，更要相互参合，如此方法可明辨证的各个要素，为针对性治疗提供依据。

（三）论治

论治是辨证论治的第二个组成部分，即在辨证基础上，确立治疗原则，选择治疗方法，并给出处方用药。疾病的证候表现多种多样，病理变化极为复杂，病变过程有轻重缓急，不同的时间、地点以及不同的个体都会对病情变化产生不同影响。通过辨证，分清疾病的现象和本质，即可治病求本；辨清邪正斗争的虚实变化，则可扶正祛邪；根据阴阳失调的病理变化，予以调整阴阳；按脏腑、气血失调的病机，予以调整脏腑功能，调整气血关系；按发病的不同时间、地点和不同的病人，因时、因地、因人制宜。在上述治疗原则的指导下，根据不同的病位、病因、病性、病机就可确立具体的治疗方法，进而选择有效的方药。

（四）现状和展望

辨证论治以阴阳、五行、脏腑、经络、气血津液、病因病机、治则等中医基本理论为依据。辨证论治通过理法方药的表现形式，使中医理论体系在临床实践中得到应用。关于辨证论治的概念，有的将方剂辨证纳入辨证论治范围，即某一方剂常有一定的适应证，辨别不同方剂的对应证候，为选用相应方剂提供依据。近年来随着控制论、系统论、信息论等新学科向中医领域的渗透，有人认为辨证论治是医生取得病人信息，进行信息提取、分析和处理的过程。辨证就是对信息的提取和分析，找出疾病函数的特征值；论治就是输出治疗信息，排除干扰，实现校正的过程。从数学上看，辨证论治包括模糊数学、集合论和映射论等函数概念；有人根据对泛系理论的研究，提出辨证论治在本质上可以通过聚类、模拟、观控和判别的泛系模式来形成多种数学模型。辨证论治应用于临床治疗急腹症、流行性出血热、肿瘤、免疫性疾病等方面也取得一定进展。电子计算机在辨证论治中得到较广泛的应用，计算机专家系统、人工智能和辅助诊断在一定程度上反映了辨证论治的思维方式，有利于辨证论治向规范化、标准化、检测化发展。

辨证论治还有不完善之处。由于辨证论治中存在着许多不确定的因素，定量性可检测的参数较少，因而具有一定的不清晰性和随机性，易受假象干扰，易受主观因素的影响。辨证论治缺乏对微观层次的认识。对某些已有器质性变化的疾病，因代偿而尚未表现功能异常的隐匿状态，或者临床症状消失，但内脏器官组织尚存病变的状态尚难认识，检测和治疗手段较为局限；辨证论治中的一些名词概念尚不统一或不规范，在法律诊断上、劳动力鉴定上尚缺乏明确标准。这些因素使辨证论治的运用受到一定限制，与当代医疗的需要尚有不相适应之处。关于辨证论治的规范化和系统的完整化，辨证论治方法和步骤等问题，近年来也做了不少探讨，尚有待进一步研究，以期建立辨证论治的新体系。

二、辨证论治若干问题的思考[1][2][3]

辨证论治是中医学重要精华之一，应用范围广泛，使用方便，为中医临床诊治病人提供了科学的方法，为丰富中医学治疗方法学作出了贡献。然而，随着时代的发展，疾病谱的改变，应用辨证论治的过程中也遇到了新的问题，值得我们加以思考和研究。如辨证论治自身存在着许多不确定的因素，定量性可检测的参数较少，因而具有一定的不清晰性及随机性。他易受假象干扰，易受主观因素的影响。辨证论治缺乏对微观层次的认识，对某些已有器质性变化的疾病，因代偿而尚未表现出功能的异常或者尚无症状者，在法律诊断上、劳动力鉴定上尚缺乏明确标准，较难适应当前诊疗学的需求。

1. 潜证、隐证"无证可辨"

中医学对疾病的诊察，主要凭借感官进行望、闻、问、切四诊，由于方法局限，对人体疾病认识的深度和广度受到限制，有些疾病早期，已有器质性病变，但由于代偿作用，尚未表现为功能异常的隐匿状态，如隐匿性糖尿病、隐匿性肾炎，以及高血压、肺结核、肿瘤等疾病初起，没有明显的外象，辨证对此往往无能为力。男性不育的精液异常及乙型肝炎表面抗原阳性，若无化验诊断，依靠四诊无以确立诊断。又如慢性肝炎、慢性肾炎等许多疾病经过治疗，病人自觉症状虽已消失，但化验检查仍有阳性指标。

2. 有证可辨，辨而有误

有些疾病虽符合中医辨证，但由于缺乏对疾病基本矛盾或本质了解，治疗上往往事与愿违，如"声音嘶哑"一症按其临床表现可辨证为"金实不鸣"或"金破不鸣"，但若不明其是喉症、声带息肉、声带麻痹，还是声门闭合不良所引起，一般对

［1］ 王琦.中医临床存在十大问题及其对策［N］.健康报，1996-10-25
［2］ 王琦.论确立辨病的核心地位与意义［J］.北京中医，1998（3）：14-16
［3］ 刘艳娇，王琦.关于辨证论治若干问题的思考及对策［J］.中医药时代，1993，3（3）

症处方亦于事无补。如我曾治疗的一个患者，男，74 岁，因呕吐辨证为胃虚失和，胃气上逆，予和胃降逆、兼顾中气虚馁以及滋润和胃、辛开苦降均不应，后查有脑肿瘤（图 3–2）。

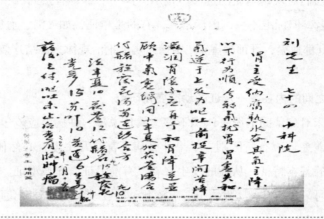

图 3–2　王琦临诊呕吐医案

刘先生，74，中国科学院。胃主受纳，腐熟水谷，其气主降，以下行为顺，今邪气扰胃，胃虚失和，气逆于上，发为呕吐，前投辛开苦降、滋润胃阴不应，再予和胃降逆，兼顾中气虚馁，用小半夏加茯苓汤合代赭旋覆花汤、苏连饮合方。法半夏 10g，茯苓 12g，代赭石 15g（先煎），旋覆花 10g（布包），党参 15g，苏叶 10g，黄连 6g，生姜 3 片。药后三剂，呕吐不止，后查有脑肿瘤。

3. 对新疾病尚缺乏深入认识

随着时代的变迁，疾病谱发生了深刻的变化，大量新的疾病涌入临床，中医书籍多未触及，如先天性发育异常疾病、遗传性疾病、内分泌疾病、免疫性疾病、理化因素所致的疾病等。

4. 对现代许多致病因素尚未纳入辨证体系

传统中医对病因的认识，大致不过外感、内伤、饮食、劳倦、房事、痰饮、气滞、虫积、外伤、疫疠等，而对新的致病因素所产生的病证尚未纳入辨证系统。以遗传因子为例，当出现异常染色体，或某些染色体畸变，都会产生疾病，如何认识染色体异常？在免疫因子方面，致病性的免疫异常因子很多，不能笼统地把其归属为中医的"邪"或"毒"的范围，这就需要找出规律，或延伸病因辨证的科学内涵。

5. 缺乏群体疗效

传统的辨证论治难以全面反映多数群体病例的共同证治规律，难以发挥对某一疾病大面积的防治能力。

6. 概念含糊，不够规范

医生对疾病认识的着眼点不同，以致同一病证得出不同结论。作为一种自然科学的定义，应是在他所属范围之内，无论用在何处，其含义都应该是一致的。中医学中常常一事多指，阻碍了人们对疾病本质的进一步揭示。同一病证，有按病因、八纲、脏腑分型之不同，虽有证名，但标准不一，内涵不一，有的是单证，如气滞、血瘀、脾虚、肾虚，有的是复证，如肝郁血瘀，肝郁脾虚等，给探索辨证论治规律，总结疗效带来了一定困难和影响。

7. 缺乏病证之间的内在统一及证的动态变化研究

现今中医临床对病证间的统一认识不够，就是说每一种病，应该包括哪些证候、必然证、或然证、兼夹证应有所区别，如果什么病下都是几个型，必然使辨证论治僵化。动态变化是证候的基本特征，从证的发生来看，有前沿证、非典型证、典型证；由于证候所处的阶段不同，有渐发、骤发之分，有深化、转化、突变多种变化形式，以及向愈、加重等不同演变趋势。

8. 证因病不同，治有不同

病是决定疾病发生发展和预后的基本矛盾，证是疾病发展过程中的阶段反映，从属于病的基本矛盾的。两种性质完全不同的病，尽管表现相同证候，其治疗则存在差异。

上述种种情况表明，辨证论治体系概括解释不了这些事实，而暴露了自身不足。临床中只强调辨证论治，而忽略辨体、辨病等传统的临床思维要素，致使中医临床思维模式单一，阻碍了人们对临床复杂多元现象的认识，影响并制约中医疗效的提高。

三、辨病研究中存在的问题[1]

辨病论治是根据不同疾病的各自特征，进行相应或特异治疗。一种病往往具有特定的病因、病机和症状，因而显示其特异性，并反映在病因作用的正虚邪凑条件下，体内出现邪正交争、阴阳失调的全过程。因此辨病论治可以把握疾病的全局，考虑其治疗方法，而且还能采用某些特异性治法和方药，多作为独立诊断，亦可与辨证结合运用。中医辨病自古受到重视，《黄帝内经》中已有200多种病证；汉代张仲景《金匮要略》更是辨病论治的典范；隋《诸病源候论》论述病候1729种；专方专药辨病论治根本一点就是抓住疾病的本质，采用特异性方药进行针对性治疗。

---

[1] 王琦.论辨病研究中存在的问题 [J].安徽中医学院学报，1998，17（2）：4-6

但是，长期以来，中医病证研究多头进行，其研究结论出现种种不一，对于个人撰述见仁见智，姑且不论，但代表国家主管机构发布的有关《原则》《标准》并要求按此实施的文本应相对统一。而事实上，国家卫生健康委员会、国家中医药管理局、国家市场监督管理总局及中医药院校教材等亦多歧义。兹以卫生部发布的《中药新药临床研究指导原则》（以下简称《原则》）、国家中医药管理局发布的中华人民共和国中医药行业标准《中医病证诊断疗效标准》（以下简称《标准》，1994年6月26日发布）、国家技术监督局发布的《中医病证分类与代码》（1995年发布）及中医院校全国统编教材中的有问题举例说明如下。

1. 病名分证，不相统一

《原则》将癫狂合一而称，中医辨证分心肝火旺、痰气郁结、痰火扰心、心脾两虚、阴虚火旺、瘀阻清窍6证。《标准》则将癫与狂作为各自独立的病名。"癫病"分为痰气郁结、气虚痰结、心脾两虚、阴虚火旺4证；"狂病"分为痰火扰神、火盛伤阴、气血瘀滞3证。高等院校统编教材《中医内科学》则将"癫"分为痰气郁结、心脾两虚2证；"狂"分为痰火上扰、火盛伤阴2证。

2. 人为分证，画蛇添足

《标准》中，将"蛲虫病"分为"虫扰魄门证""脾胃虚弱证"。《标准》对蛲虫病的定义是"由于蛲虫寄生于人体肠道，以肛门或外阴部作痒，搔抓难忍为主要临床表现的寄生虫病"，而"虫扰魄门证"的定义是"蛲虫排卵时肛门发痒，夜间为甚"。此处病与证二者犯了"同语反复""循环定义"的逻辑错误。再则脾胃虚弱的反复感染的就不肛门瘙痒、虫扰魄门？外科疾病中"胼胝""鸡眼""扁瘊"也分了若干证。

3. 病证关系，表述含混

《原则》中，对男性不育的中医辨证分为肾阳虚证、肾阴虚证、痰湿内蕴证、肝郁血瘀证4型。肾阳虚证主症：①"精液过冷，婚后不育"。这里"精液过冷"一词费解，何谓"过冷""稍冷"？又如何去辨？"婚后不育"，本患不育之病，却又置于证下，从逻辑学角度来讲是"逆源现象"，给概念下定义时直接包含有被定义的概念。②"性欲淡漠或阳痿、早泄"。其一，阳痿、早泄均为各自独立病名，此处却置于证下，颠倒了二者关系。其二，《原则》中"阳痿"分出命门火衰、心脾两虚、惊恐伤肾、肝气郁结、阴虚火旺、湿热下注6证；"早泄"分肝经湿热、阴虚阳亢、肾虚不固、心脾亏损4证，这10个分证均统于男性不育"肾阳虚证"之下，成了证中有病，证中有证，纷繁多绪，无法理清。其三，《原则》规定"性生活不正常"属于剔除病例，而阳痿、早泄当属性生活不正常范畴，这里却列为主证。③"精子稀少或死精子过多"。其一，不通过显微镜检测无法测知；其二，凡检测出精子数量少或死精子过多就是中医"肾阳亏虚"？又如"射精无力"，常用医学术语有逆行射精、不射精等，此处"射精无力"，何谓有力，何谓无力，又如何辨别？以下"痰湿内蕴"主证中亦有"性欲淡漠或不射精"，这里的性欲淡漠与前述肾阳虚证中的性欲淡漠如何区别？"不射精"分为功能性不射精与逆行射精，都是痰湿内蕴证？《原则》对该病的临床疗效判断标准以配偶受孕及精子数量、活动力恢复正常为治愈，对"证"的任何方面均未提及，试问所设这些型及其证型内涵有多少临床依据？辨证论治后的归宿又是什么？

4. 病证之间，缺少内联

《原则》对阳痿纳入病例标准，中医辨证有 6 个证型：①命门火衰证（阳痿、阴茎寒凉、腰膝畏寒、精冷滑泄、苔薄白、脉弱）：临床所见，主诉因"阴茎寒凉"就诊者甚少，"精冷"无法辨证，滑精、早泄当另立病名，故很难以此掌握。以阳痿、畏寒、腰膝酸软、苔薄白、脉沉弱等症，我们在 210 例病人调研中只有 8 例，占 3.8%。②心脾两虚证（阳痿、怔忡健忘、少食腹胀、倦怠无力、舌淡、脉细弱）：临床几乎未见，亦很少见有用归脾汤治愈阳痿的大宗病例报告。③阴虚火旺证（阳器易兴却痿软无力、动念即泄、头晕健忘、耳鸣、腰膝酸软、五心烦热、舌红、少苔或苔薄黄、脉细弱）：阳痿多为勃起障碍，易兴，即易于兴奋勃起，而又痿软无力，在阳痿定义中已包含勃起痿软不能维持的内涵，故前种表述没有特异性。动念即泄是早泄，不属阳痿范畴，其余当为兼证。临床上对此类患者难以正确把握。④惊恐伤肾证（阳痿、胆怯多疑、精神苦闷、心悸失眠、舌淡、苔薄白、脉弦细）：临床中因受外因突然干扰而性交中断，导致阳痿的有少数病例，但证候描述并不完全是这种情况。⑤肝气郁结证（阳痿、精神郁闷或急躁易怒、两胁胀闷、舌红、苔薄、脉弦）：临床所见肝气郁结证较多，但急躁易怒的舌质红的少（若见此证，已属肝郁化火）。我们通过 340 例临床调研，因情志致病者 144 例，占 42.35%。⑥湿热下注证（阳痿、头晕身重、下肢酸困、小便短赤、阴囊潮湿、舌苔黄或白腻，脉滑或滑数）：我们通过对 340 例临床调研，该证 70 例，占 20.59%。

《原则》对纳入阳痿病例的西医诊断有三：即功能性阳痿、轻度供血不足及性激素分泌轻度失调阳痿。上述中医辨证与这三类阳痿有何内在联系？如心脾两虚证、阴虚火旺证属哪一类阳痿？轻度供血不足阳痿，在前述所有 6 个证候分型中，几乎未见相应证候表述，而《原则》规定，属上述三类阳痿符合中医辨证者，可纳入试验病例，怎样符合？

中医辨证与治疗是紧密相联的，按《原则》所列 6 个证型的治疗，命门火衰证应用桂附八味丸、右归饮或其他类似温肾壮阳药；心脾两虚用归脾丸类；阴虚火旺用知柏地黄丸类；惊恐伤肾用温胆汤类加味；肝气郁结用逍遥散类；湿热下注用龙胆泻肝汤类。若此，阳痿病自身特定的发病机理没有了，而阳痿的治疗问题已经解决了，不需要再作为一种病来研究了，不需要搞专病专方研究了，因为任何一个专病专方是很少涵盖这 6 个证型的，专病专方研究也就"不符合辨证论治"了。中药治疗阳痿的报道屡见不鲜，而且疗效都很高，但有多少能被重复？本人认为，中医对阳痿的诊疗要吸取现代医学对病因学的研究成果。以往，人们还相信大约 90% 阳痿是心理因素，器质因素仅占10%，现在由于神经生理学、血流动力学和药理学的实验研究与临床诊断的进步，发现30%～50% 阳痿病人继发于器质性因素。在器质性阳痿中，以血管性阳痿发病率最高，有报告分别在 21%～46% 之间；内分泌性阳痿，尤其是性激素异常引起阳痿一般为5%～15%。中医临床对此应有足够认识，否则在腰酸、心悸、腹胀、耳鸣、五心烦热、健忘、失眠等一些不相干的证候中打转转，不去接触事物的本质，即使有了对证候的疗效，没有对病的疗效，也等于没有疗效。辨证分型本应是补充辨病的不足，而离开了疾病的特殊矛盾，甚至丢开病，辨证分出若干型，没有体现病证之间内在联系与规律，实际上是一种误区。

本人认为，阳痿作为一种疾病有其特定的内涵，现代大量研究表明，阴茎勃起障碍是一种极为复杂的现象，涉及心理、神经、血管、内分泌等多个因素。从中医理论来说，对该病病机的认识，应主要是肝郁、血瘀及肾虚三个方面，勃起障碍是这三个方面的综合结果，抓住了这个核心，就抓住了主要矛盾。明确疾病的基本病因病理是新药开发的前提，唯其如此，才能对药物的作用机理进行高水平的深入研究。从这个意义上来说，辨证分型越少，越有利于统计分析，验证的重复性越大，所总结出来的结论也就科学性越强。不从临床实际出发，太多的辨证分型是没有意义的。中医临床医学的水平的提高，应该在新的实践中融会新知，探索新规律，才能实现。

从证候标准来说，《原则》对 6 个证型没有列出主证、次证，更无法量化其轻重程度，在疗效判断中也没有证候疗效。

5. 疾病分类，概念混乱

《中医病证分类与代码》内科"外感热病类"列有太阳病、少阳病、阳明病、太阴病、少阴病、厥阴病，而在该书"证候标识符、证候类目名称和代码表"中，又有"六经证候"，即为太阳证候、少阳证候、阳明证候、太阴证候、少阴证候、厥阴证候，前者按《伤寒论》原著精神列为六类病，而后者又将此六者置换为 6 个证候，不同证候分类中又赋予不同名称的证，如六经证候中列有"少阳证"，病因证候中列有热伏少阳证、热郁少阳证、邪郁少阳证、邪入少阳证、邪在少阳证。大概念套小概念，此概念重复彼概念，令人目眩。而在内科虫病类中列有"囊虫病"，在"中医证候名称与分类代码表"中的虫证类中列有"虫侵于脑证，囊虫侵脑证"，囊虫病究竟是"病"还是"证"？内科病证分列"哮病""喘病"，儿科病证中合称"哮喘病"，又另立"肺炎喘嗽""小儿咳嗽病"病名，同类疾病分类不一。

6. 生造病名，不中不西

近年为了病历检查的需要，将某些西医病名改成中医病名，弄得不伦不类。如《标准》中外科疾病中出现"精癃"病名，实前所未有。其解释为"精癃是由肾元亏虚等多种原因导致精室肥大，膀胱气化失司，以致排尿困难和尿潴留为主要临床表现的疾病，相当于前列腺肥大、增生"。什么是"精室肥大"？该条在直肠指诊中指出"精室肥大，表面光滑无结节"，明白无疑地说"中医的精室"就是西医解剖学上的"前列腺""精癃"之"精"，取精室之名第一个字，癃则为小便不通，二者相加则为精癃，这种疾病命名方式实为罕见。这种诊断不要说外国人不明白，中国人也不明白。中医所称男子精室所概较广，目前尚难以确切所指，而在这里突然变成了西医所指的"前列腺"，果真如此，慢性前列腺炎可直称为"慢性精室炎"，而前列腺增生可直称为"精室增生"岂不直截了当？"胞"在中医学多指女子胞，妇科疾病中有"胞衣不下""转胞"等病名，有人指出，"胞生痰核"，从字面来看，胞——现在西医指女子的"胞宫"，"痰核"——多指结节疾病。这样"胞生痰核"就成了妇科的子宫肌瘤类疾病。而中医学又将眼睑称为胞睑，《中医眼科学》（五版教材）将胞睑内生核状硬结即不红不肿的眼科病（相当于西医霰粒肿）称为"胞生痰核"，令人一时难以分清。对于辨证分型的状况，刘建华、戴西湖曾总结了以下几点：一是分型缺乏统一，造成证型混乱；二是分型固定僵死，有悖辨证论治精神；三是一病多型，造成学术上的混乱；四是一病多型，不利科研；五是证同方异，难圆其说；六是辨病分型又陷入型中分型、证中分证的误区；七是存共性，有失个性，影响疗效。这些问题值得引起重视。

四、临床诊疗思维模式单一[1]

一个较长时期以来，中医临床思维模式单一，导致思路狭窄、僵化，面对复杂的问题或者束手无策，或者极力排斥多角度富于创造性思维方式介入自己的思维轨道，呈现极端保守性。因此，运用一种思维模式去研究问题，常常顾此失彼，陷入片面性，阻碍人们对临床复杂多元现象的认识，成为影响并制约中医疗效提高的重要因素。中医学自其理论的诞生及在几千年延绵发展的过程中，即重视辨体－辨病－辨证相结合，其所蕴含的辨体－辨病－辨证的诊疗思想，形成了对人体疾病与健康生命现象的独特认知体系，从而使中医临床医学一直在自主发展中展现强大的生命力。然而，近几十年来由于只强

---

[1] 王琦.论辨体论治及辨体－辨病－辨证诊疗模式的建立[J].中医药学术发展大会论文集，89-95

调辨证论治，忽略淡化辨体、辨病等重要因素，导致临床思维局限，理论覆盖不全，解释能力不足，诊疗水平下降。

> 思维模式是全面的还是单一的，对处理好疾病是非常重要的。
>
> ——王 琦

第二节　应对中医临床思维问题的策略[1]

问题的存在是不依人的意志为转移的，人们的主观能动性就在于认识问题，解决问题。对于上述问题我们应作出积极对策。

一、辨证论治的再提高[2]

当前，在开展如何创造我国新医药学的讨论中，不少同志从辨病与辨证相结合的角度提出了许多新的见解，使人广开思路，多受启发。但值得提出的是，辨病与辨证相结合并不是中西医结合的全部内容和终结，他只是中西医结合的一种初步形式和途径。要创造我国独特的新医学，走我国自己医学发展的道路，这首先要取决于对中医学辨证论治认识的深度和研究水平。辨证论治，作为中医学诊断和治疗疾病的重要原则和方法，是中医学的特点和精华所在。在过去两千多年历史中他一直有效地指导着各科医疗实践，并在医学发展的长河中，不断得到充实和发展，直至今天仍为中医临床工作必须遵循的普通法则。然而从当前情况来看，对辨证论治这一诊疗体系尚缺乏系统而深入的研究。这不仅妨碍了中医学本身的提高，也影响了中西医结合的进程。因此如何把辨证论治统一在中医学基本理论体系的基础上，统一在理法方药的一致性上，并运用现代科学知识和方法深入研究其规律，使之加以提高，实为发扬祖国医学遗产，创造新医药学一个关键性的课题。

（一）加强中医基本理论研究是提高辨证论治的关键

中医基本理论是我国历代劳动人民长期与疾病作斗争的经验总结，并在医疗实践中

---

[1]　王琦.中医临床存在十大问题及其对策[N].健康报，1996–10–25
[2]　王琦，盛增秀.关于如何创造新医学新药学的探讨——略论辨证论治的再提高[J].新医药学杂志，1977
（11）：7–12

又指导着辨证论治的具体运用。

辨证论治，历来强调"理、法、方、药"的整体性、一致性。所谓"理"，就是中医的基本理论，而法、方、药则无不受其指导。离开了"理"，辨证就无所适从，治疗便无的放矢。显然，"理"在辨证论治中占有极其重要的地位。因此，加强中医基本理论的研究，对于辨证论治的提高，无疑是关键的一环。

对于中医基本理论的研究，以往虽然做过一定的努力，但尚未引起普遍的重视。这是当前对于辨证论治的概念以及辨证论治难以趋于一致的重要原因之一。要解决这一问题，必须首先从思想上承认：中国医药学是我国人民几千年来同疾病作斗争的经验总结，他包含着我国人民同疾病作斗争的丰富经验和理论知识，他是一个伟大的宝库。在这个医学宝库中蕴藏着大量的精华，诸如藏象学说、经络学说、四诊八纲、病因病机等基本理论，无不与辨证论治密切相关。如果对这些理论进行系统的整理研究并逐一加以突破，定将为创造我国新医药学理论开辟广阔的道路。

为了阐明研究中医基本理论对提高辨证论治的重要意义，现以藏象学说为例。藏象学说作为中医学的理论的重要组成部分，他贯穿在中医学病因、诊法、治疗等各个方面，是辨证论治的重要理论基础。因此深入研究藏象学说，必然对辨证论治的再提高产生积极的影响。从历史上看，如宋代李东垣在《黄帝内经》《难经》有关脾胃论述的基础上，结合自己的临床经验著成《脾胃论》一书，提出一种具有独创性的理论，大大充实发挥了脾胃学说。他强调了脾胃在人体生理、病理上的重要性，阐发了内伤发病的原因和机制，充实了许多治疗脾胃病的有效方药，对医学的发展做出了贡献。而后来叶天士继创"养胃阴"法，使脾胃病的辨证和治疗更趋完善。清代王泰林根据肝的生理病理特点，在前人的基础上，进一步发展了肝病论治的内容，总结了一套比较完整的治疗肝病的规律。清·王清任十分重视脏腑的结构和生理功能，并系统地提出了瘀血学说及补气消瘀的治疗法则，比前人有新的发现、新的创造。他创制的活血化瘀的方剂，如膈下逐瘀汤、血府逐瘀汤、少腹逐瘀汤等，有着较大的实践意义。目前用于治疗冠心病、宫外孕、脑震荡后遗症、闭塞性脉管炎等病，均有较好的疗效。凡此都丰富和发展了辨证论治的内容。今天我们运用现代科学的知识和方法，探讨藏象的实质，阐明藏象学说的原理，对于提高辨证论治，更有着十分重大的意义。如上海第一医学院藏象专题研究组，在大量临床实践的基础上，对中医"肾"的实质进行了深入的探讨，从 6 个不同病种中，发现只要符合肾阳虚见证，其 24 小时尿 –17 羟皮质类固醇含量普遍低于正常值。经反复试验观察，证实垂体 – 肾上腺皮质系统兴奋性低下是 6 种不同病种"肾阳虚"的共同病理基础，应用温补肾阳法均可提高垂体 – 肾上腺皮质系统的兴奋性而获得疗效。据此，该组对哮喘患者进行预防性补肾治疗，结果获得了预防或减轻哮喘发作的效果，并把补肾法用于慢性气管炎的防治，也收到了显著效果。此项研究，不仅从一个侧面揭示了"肾"的实质，也佐证了"异病同治"有其客观的物质基础，使有关肾虚疾病的辨证和治疗得以提高。

研究中医基本理论应注意不要轻易否定某种学说和观点。如运气学说近年提及较少，有的甚至全部把它当糟粕予以扬弃。究竟运气学说对辨证论治有无一定的实际意义？我们认为这应当从医疗实践去考察。中国中医科学院已故老中医蒲辅周运用运气学说有关理论，在治疗乙型脑炎过程中十分注重当年气候特点。如1956年气候偏热，从"暑温"论治用白虎汤取得较好疗效。而次年有人仍用白虎汤治疗本病却难以取效。蒲老则根据这一年气候偏湿的特点，从"湿温"论治，用通阳利湿的方法而收到了很好的效果。这说明运气学说仍有探讨的必要。

当然，由于历史条件的限制，中医基本理论中也有不合理的部分。我们必须坚持唯物辩证法为指导，取其精华，去其糟粕，使之在现有的基础上得以提高，更好地指导辨证论治，这无疑是提高辨证论治的重要环节。

（二）加强"证"的研究，明确"证"的实质

"证"是中医学术思想中特有的概念，是辨证论治的主要临床依据。深入研究中医的"证"，对于发掘整理中医学遗产具有重要意义。"证"的概念究竟是什么？至今缺乏一个比较明确和一致的解释和看法。从中医的实际运用上去考察，我们认为"证"是通过四诊把病人出现的各种证候，在中医理论指导下，经过综合分析和归纳而得出的诊断结论，他概括了发病各方面的条件和因素，确立了疾病的部位、性质，揭示了发病机制、发展趋势，并提示了治疗方向等。可见"证"是多种内容的综合，具有高度的概括性。我们还应当看到，许多性质不同或相同的疾病，由于机体在某个特定阶段，某些脏腑的共同的物质基础受到障碍，表现了共同相似的证，这是异病同治和同病异治的理论根据，表明"证"概括着整体反应状态，他不是某一种或某一个疾病所独有，而是存在于多种疾病的共同规律，具有普遍意义。目前在中西医结合研究工作中，大多提法是从一个病种到一个系统的研究。我们认为与此同时对中医的"证"深入进行研究，探讨异病同治和同病异治的物质基础，就能为多种疾病的治疗提供更为充分明确的理论依据和新的治疗方法。所以我们对"证"的认识不能仅仅停留在整体宏观水平上，还必须进行具体的包括微观的剖析，才能使"证"的实质逐步得以阐明。

就"瘀血证"而言，中医学认为形成瘀血证的机制是在致病因子的作用下，血液运行不畅，或溢于脉外，以致蓄积于体内一定部位而出现病变。其主要临床表现：痛有定处，腹内肿块，出血，面色黧黑，肌肤甲错，唇舌青或紫黯，脉象细涩等。这种认识，尚停留在整体宏观的水平上。近年来，各地对瘀血证的机制及活血化瘀方的作用原理进

行了深入的探讨，初步认为瘀血证病理，可以包括以下几个方面：①血液循环障碍，主要是静脉血液循环，尤其是微循环造成的缺血、瘀血、出血、血栓、水肿等病理改变。②炎症所致的组织渗出、变性、坏死、萎缩、增生等病理变化。③代谢障碍所引起的组织病理反应。④组织无限制的增生或细胞分化不良等。至于药理实验和动物实验初步证明活血化瘀法的作用原理具有改善血液循环，改善血液流变性，增加组织器官的血氧供应，有利于渗出物的吸收，抗感染，增强新陈代谢，促使增生性病变的转化或吸收等。上述研究成果，加深了对瘀血证本质的认识，开阔了思路，使活血化瘀法则的应用更为广泛，进一步提高了疗效。例如，中医过去认为冠心病的病机，大多系胸阳不宣、痰浊痹阻所致，治疗主要从宣痹通阳入手。随着瘀血证研究工作的进展，对本病的辨证不断深化，治疗方法也丰富多样。实验证明活血化瘀方药具有扩张冠状动脉，增加血流量，减少心肌耗氧量的作用。用活血化瘀攻除病邪，宣痹通阳助肺健心，既注意心肌器质性病变，又注意心肺功能病变。这样对中医学继承其整体观点之长，剔除其对病理细节认识粗略之短，对西医吸取其生理、病理、生化、解剖基础上对局部认识清晰的优点，舍弃其忽略整体之短，使治疗学出现新的局面，推动中医学术向前迈进。

我们在研究"证"的实质同时，还要注意客观指标的研究。在中医临床工作中，有时会遇到这样一些情况：同一病人，不同医生往往提出不同的辨证结论，有时对实际上是不同的"证"却又用了同一处方，或者甲地的经验到乙地不能重复，即使应用同一处方治疗同一"证"，由于判断疗效的指标不统一，也会得出不同的有效率。其中一个重要因素就是对"证"的诊断不易确定。这是因为中医传统的诊断方法主要借助四诊，即根据患者外观功能反应及主观感觉进行观察，在直观条件下进行的综合分析和归纳，而对人体内部各个内脏器官更细微的结构、生理、代谢功能变化未能作出进一步了解。一般说，中医的诊断结论，多能反应疾病的一般规律，在某种程度上也反映一些特殊规律，但比较笼统。对于一些疾病的特殊矛盾、特殊规律，有时反映尚不具体，而且上述直观指标易受主观因素的影响，同时也难以确定严格的分级标准，故所得的结论有时会出现差异。因此，对"证"的客观指标的研究甚为重要。但是，我们绝不能因此否定中医传统诊法的意义，因为他含着丰富的独特的内容，有些诊断经验，如脉诊、舌诊等是现在医学所缺乏的。当前迫切的问题是，如何使这些直观指标和客观指标有机结合起来，以便进一步提高辨证的准确性。

要使中医辨证有较为明确的指标，首先要对中医原有的辨证依据进行系统的整理。如"肾阳虚""脾阳虚"除共有的阳虚证候外，对各自的主要证候、次要证候是什么，要在实践中进一步揭示其鉴别的特殊指征。如中医所说的真寒假热和真热假寒，阴阳类似，区别颇难，而各家学说也不一致。对两者的鉴别，李士材曾指出：阴证脉沉弱，指甲青而冷；

阳证脉沉滑，指甲红而温，以此为辨。陶节庵又以阳证但手足厥冷，若冷过膝便是阴证。又谓阴阳二证全在脉之有力无力中分，阳证脉有力，阴证脉无力。而吴又可却提出，"凡阳证似阴，外寒而内必热，故小便红赤。凡阴证似阳者，格阳之证也，上热下寒，故小便清白，但以小便赤白为据"。究以何者为是，对这些辨证指标需要进一步研究总结。

　　要使"证"具有较为明确的客观标准，还需要通过现代科学方法加以提高，使之由一般概念上升到更为明确的概念，不仅要反映病人主观感觉的证候表现，而且要反映在病理、生理、生化等客观指标上。在这方面，上海第一医学院藏象专题研究组进行的工作可资借鉴。以肾阳虚的诊断为例，不仅要具备肾阳虚的主要症状（如腰酸、畏寒、尺脉弱等），而且还需参合某些检测化验指标，特别是尿–17羟肾上腺皮质类固醇含量测定，有助于辨证的分析。近年来对某些疾病又有人试用免疫学方法作为辨证的指标。上海中医药大学附属龙华医院肿瘤组发现肾虚症状的肺癌病人，其淋巴细胞转化率特别低，表明肾虚患者一般免疫功能降低。特别是在防治慢性支气管炎的群众运动中，各地对本病的不同类型和不同的"证"的客观指标进行了多方面的探索，积累了初步经验。如江苏省慢性气管炎协作组在测定肺功能时，发现最大通气流速对慢性气管炎的辨证分型有一定的参考价值。经测定，寒痰型数值大于热痰型。尽管上述这些客观指标尚在摸索阶段，其合理性、准确性有待进一步观察，但这种研究"证"的客观指标的方法和途径，是值得重视的。

　　应当指出，我们提出对"证"的客观指标研究，旨在丰富充实辨证手段，而不是靠指标辨证。因为即使现在西医对疾病的诊断借助各种精密仪器，拥有大量的分析能力，然而正确的诊断仍取决于医生对全部临床材料的综合和判断。何况疾病是一个处在不断运动变化中的病理过程，"证"也不是固定不变的。因此，我们必须用动态的观察发展的观点分析疾病，既要研究指标，又不单纯依靠指标，这才是辨证的观点。有关"证"的指标，非一朝一夕所能确立，需要我们作出长期艰苦的努力。如前所说，目前有些指标及测定方法的准确性还需要进一步复核，扩大研究范围，以期更有说服力。但时间不允许我们坐等，因此我们既要着眼长远，又要狠抓当前。一方面广大临床工作者脚踏实地地在大量临床实践的基础上积累丰富的第一手资料，为"证"的研究提供确切的、可靠的依据，同时再把实验研究继续深入下去，相互印证、相互补充，这样通过不断反复，就能使步子加快。

（三）探讨"证"与病的规律性联系，力求辨病与辨证有机结合

　　证和病是统一体的两个侧面，两者是辩证统一的关系。由于中医学和西医学的理论体系不同，他们从不同的角度去认识疾病，因而对疾病的分类方法不同。通过"证"与"病"规律性联系的研究，使辨证与辨病在唯物辩证法思想基础上统一起来，兼取中西医

学之长，从而对疾病的认识更加全面、深化，丰富诊断和治疗手段，做到从疾病的特殊性和普遍性这两方面及其相互联结上去认识疾病，是有重大理论意义和实践意义的。

就中医辨证来说，虽然对机体的反应与全身情况有一个总的了解，但对发病病因、病理过程与实质性损害等具体细节了解不够深入，因此诊疗时有他一定的局限性。例如，对某些疾病的早期阶段如肺炎等疾患，当疾病的主要矛盾尚未暴露，症状表现还不明显时，单纯辨证有时会作一般外感处理。直肠癌早期出现大便脓血、里急后重等症状，"辨证"时常作"湿热痢"诊治。对于某些隐匿性疾患，虽有器质性病变如早期动脉硬化、血脂过高者，病人有时没有明显的自觉症状者，往往无证可辨。同样肾盂肾炎恢复期病人，尿路刺激症状消失，而尿检仍有脓球，单纯"辨证"就会认为病人已经痊愈，放松治疗，不利于根治。运用现代科学手段，通过物理、生化各方面的检查，比较证据确凿地阐明疾病发生的因素、病理变化、组织细胞的损害及人体的反应，对疾病的定位、损害程度作出较准确的诊断分析，这是今天提高辨证论治所急需补充的内容。另一方面，辨病也有其片面性，多注重于局部形态学的改变而忽略其整体。我们研究证与病的规律性联系，不仅可补充上述不足，还有可能阐明一些被西医学忽视或尚未认识的疾病。有些病西医虽有病名，但实际上对他认识不明确或不具体的，如"心神经官能症""胃肠神经官能症"等。有些西医未能找到致病因子，或未发现器质性损害，往往做不出诊断，感到治疗棘手，如原因不明的腹泻、低热等。通过对病与证的规律性联系的研究，使我们从人的整体观点出发，用对立统一的规律深入分析人体内部运动变化的规律，从生理与病理、局部与整体、内因与外因、结构与功能、现象与本质辩证统一的关系中，深入了解疾病的发生发展转归，就能较为真实地掌握疾病的客观规律，从而为临床分类提供新的理论。

再从疾病的临床分型来看，研究证与病规律性联系也十分必要的。当前在临床工作中，中医辨证分型多种多样，同一个病或证，有的按病因（七情、六淫）分，有的按八纲或脏腑分，也有的按四季分，给探索辨证论治的规律，总结疗效带来一定的影响。例如对溃疡病按八纲分有寒热和寒热错杂之分；按脏腑分，有肝脾肾之分；按病机分，有虚寒、痰饮、瘀痛等。又如中医对咳嗽分型就更多了。就西医分型而论，有的按病源学分，有的按病理学分，有的按病理生理学分，有的按理化指标分，有的按生理功能损害程度来分，有的按疾病的临床过程来分。总之，中西医分型标准极不统一，两者还谈不上有机联系。因此，目前辨病与辨证结合，即在用现代医学的方法明确病的基础上进行辨证，这种方法还是一个过渡性的，必须要向新的统一诊断的方向发展。

我们认为对疾病的诊断分型，应以唯物辩证法为指导思想，既继承中医学精华，又吸取现代医学诊断的优点，应能反映证与病的规律联系，从病因、病源、形态结构、机能代谢等方面，反映疾病发生发展及其病变不同阶段的本质，从而为疾病防治提供客观依据。同时，分型又要力求简明扼要，便于掌握普及以利推广使用。我们相信，只要坚持中西医结合的正确方向，通过反复实践，逐步摸索规律，必然会对疾病的分型产生质的飞跃。

探讨证与病的规律性联系，必将丰富治疗学的内容，提高临床疗效。如功血的治疗，多根据"脾不统血"的理论用归脾汤一类治疗，虽可获得短暂疗效，但难以控制其复发。子宫功能性出血患者不能正常排卵这一现象，反映了卵巢功能失调的根本原因。而中医的肾与卵巢发育、衰退有着内在联系，临床上在西药造成人工周期的基础上，以调补肾阴肾阳为主的方药来恢复病人卵巢功能，不仅控制出血，而且使月经周期恢复，大大提高了治愈率。山西省中医研究所对辨证尚无明显"瘀血"者，而病理符合瘀血的慢性肾炎，根据"瘀血"理论，采用以活血化瘀为主的益肾汤结合西医疗法治疗慢性肾炎，总有效率达93.7%，显效率为81.2%，完全缓解48.4%，其中消除蛋白尿、恢复肾功能方面的疗效更为显著。此事告诉我们，通过对证与病的规律性联系的研究，使我们对疾病本质的认识进一步深化，治疗的针对性更强，得以提高疗效。

（四）加强专病专方专药的研究是提高辨证论治的重要措施

药物和方剂作为理法方药的重要组成部分，是论治的主要手段。在中医学宝库中，古往今来，历经无数次临床实践的有效方药何止万千！时代在演变，人类在发展，疾病在变化，如何掌握前人遗留下来的有效方药使之古为今用，同时又要在前人经验的基础上进而创新，以适应医疗发展的需要，这无疑是辨证论治再提高不可缺少的内容。

辨证论治的提高要不要研究专病专方专药？专病专方专药与辨证论治是什么关系？这是首先要讨论清楚的。从医学史上看，《黄帝内经》就有运用专病专方之实例，其具体方剂杂出于各篇者，计十二方。张仲景《金匮要略》则以专病专证成篇，其所指"辨病脉证并治"乃是在专病专方专药的基础上进行辨证论治的典范。如百合病主以百合剂，黄疸病立以茵陈剂，蛔厥用乌梅丸等。《千金要方》与《外台秘要》在专病专方方面更有发展，如治瘿之用羊靥、海藻、昆布方，治痢之用苦参剂，治夜盲之用羊肝等，有着极为丰富的内容，由是观之，中医学早有辨病论治的记述，而且不少针对某些病的专方专药，疗效卓著，是中医学宝库的重要组成部分，值得进一步挖掘。因此，加强专病专方专药的研究，具有重要的实践意义。在推广中草药，开展中西医结合的群众运动中，各地发现了不少行之有效的方药，大大丰富了治疗学的内容。有些单位还运用现代科学的知识和方法，对有效的方药进行剂型改革，或进行药理研究，阐明其作用原理，并提取有效成分，搞清其化学结构，如鱼腥草素、矮地茶素、杜鹃素等有效成分已能人工合成并运用于临床。临床实践与实验研究结合，探讨更多更有效之专方专药是不断丰富与发展辨证论治的重要途径之一，也是中西医结合创立新医药学的重要措施之一。当然所谓专病并非孤立静止的，实际上是变化运动着的。专方专药当然也不是刻板不变一竿子到底的，如果把专病专方专药结合到辨证论治上去，从病人整体情况出发，因时、因地、因人灵活应用，一定会疗效更好而副作用更少，也只有本着这个精神，才不致陷入经验主义的窠臼。

二、完善辨证论治的方法

1. 加强对中医学自身辨证内容的研究

中医辨证要得到进一步的发展，首先要对中医原有的辨证内容进行系统的整理。如"肾阳虚""脾阳虚"等除共有的阳虚证候外，对各自的主要证候、次要证候均有规范，要在临床实践中进一步加以确立。有些辨证则需补充后人实践的新经验，如对心阳虚脱一证，除了心悸、气短、大汗淋漓、面色㿠白、四肢厥冷、舌淡脉微欲绝，类似于休克的见证之外，还应加入通过观察手指甲皱微循环的检查方法，查看到微循环血流量显著减少，血流速度减慢，甚至血流停滞现象，了解这些改变的程度，是观察面色、手温等指征的补充，更有助于判断疾病的轻重缓急。

2. 进行诊疗观的变革

在临床工作中注意掌握疾病的基本矛盾，要意识到仅依靠原有"辨证"概念不够，必须既辨中医的"病"，也辨西医的病。如"大叶性肺炎"，诊断为"风温"事实上已行不通。对有些病不要等"证"完全暴露了才去辨，而要搞先兆证研究，如现在上海进行的中风预报，可以事先用中药防治。

3. 专病专方专药及对症治疗不可忽视

专病专方是中医学宝库中的重要组成部分，专方专药对于辨治疾病的某一阶段有独到之处。如果我们能够通过文献整理，实验观察，临床检验，对疾病发展的某一阶段，研究出更多更有效的专方，也从另一个侧面丰富和发展了辨证论治，使专方专药与辨证论治相得益彰，进而也丰富了中医治疗学。如仙鹤草芽治绦虫，狼毒可以抗结核，温脾汤、冬虫夏草治疗肾衰，正柴胡饮治感冒，国外搞茜草、芦荟抗癌，甘草治艾滋病，也是一种可贵的治疗思路。某方治某病古已有之，不能用辨证论治代替专病专方。对症治疗也要研究，中医本有"急则治其标"之说，要研制出中医即刻止喘药、止血药、止痛药，这些当与辨证论治并行不悖。

4. 积极运用现代科学技术，加强中医诊疗技能

要放开放胆地从当代有关科学成就和西医学的长处中吸取养料，现代科学技术每年以 15% 速度递增，其中有大量可供中医利用项目，如激光、超声波、CT 等物理学新成果。历史上中医学无论从理论上、药物应用上、专科特长上引进了很多西方的东西。作为一个民族的文化，只要是先进的，对自己有用的都应汲取，不要怕这些现代技术手段设备影响改变自己的特色，关键在于你用你的指导思想利用这些成果，我用我的指导思想利用这些成果，只要坚持中医独特的理论体系、思维形式和诊疗方法，中医学就不仅不会被取代反而能引起新的升华，因此应该实现"拿来主义"，以中医为本，西医为用，我们的口号应该"声光、电磁、超声波，都可为我所用"。

5. 加强对新生疾病的了解和深入研究

时代的改变，疾病谱的变迁，要求中医对新生疾病进行研究，以不断丰富其理论体系与临床实践。重症肌无力、川崎病、艾滋病等诸病种已开始有人进行探索性研究。

6. 建立方法学

完善辨证论治体系，实行科学规范，是一项重要的方法学内容。科学是有其结构、内在发展规律的，中医学也不例外，需要统一基本概念和形成一定体系。由于种种原因，中医学在这方面存在许多亟待解决的问题，如病名及辨证分型名目繁多；诊断疗效缺乏统一量化指标等，这些都需要通过方法学的手段来解决。

7. 建立新的辨证框架

病证结合框架，是中医辨证论治的发展方向，它包括两个方面：西医辨病与中医辨证相结合，中医辨病与中医辨证相结合。应当说不论西医的病，还是中医的病都要与中医辨证相结合，此时证是一标准化的证（即包括病因、病位、病性、病势的证，是一种复合证），而每一种病（或综合征），又是由几种标准化证所组成的复合体。还要列出它的潜证、兼证、并发症。做到局部与全身相结合，宏观与微观相结合。

三、提升辨病论治的地位[1][2]

辨病论治或在辨病的基础上进行辨证论治，是中医学临床诊疗活动的完整模式和固有特色，构成了中医诊断学的完整概念。但在一个较长的时期以来，辨证论治被提到至高无上的地位，成了"基本法则""普遍法则"，成为中医诊疗特色的代名词，成为评析中医诊疗的价值标准，证的研究也就成了中医临床发展方向与走向世界的"突破口"，而中医辨病的研究处于被忽视的地位。全国统编中医教材《中医学基础》[3]明确指出，"中

[1] 王琦.论确立辨病的核心地位与意义［J］.北京中医，1998（3）：14-16
[2] 王琦.论现代中医临床诊疗体系的建立——走出轻辨病重辨证的误区［J］.内科辨病专方治疗学·序，1998
[3] 伍利民，巨守仁，蒋琪，中医学基础［M］.科学出版社，2008

医治病，主要的不是着眼于'病'的异同，而是着眼于'证'的区别"。《中医基础理论》（五版）又说："辨病论治是在确立疾病的诊断之后，根据疾病确立治疗的原则，对于简单的疾病来说，辨病论治是比较容易做到的，如蛔虫病应用驱虫剂治疗等。但是多数疾病却是比较长的过程，在这个过程中，每个阶段的病理变化不尽相同，很难确立统一的治疗方法……这就是为什么中医辨证论治比辨病论治用得多的道理。"《中医内科学》（五版）全书共列 49 个病证，其中符合辨病论治的只有感冒、肺痈、肺痨、哮证、癫狂、痢疾、中风、瘿病等十多种，约占 30%，其余均为辨证（症）论治。其他见诸报刊对内对外宣传中医特色优势的莫不以辨证论治冠之于先，指标评奖、科研立项莫不以"证"为中心，出现了一种轻辨病重辨证的倾向。这种倾向，割裂了完整的中医诊疗体系，制约了中医诊疗能力，导致了中医临床医学的退化，过去我们经常提及要警惕"废医存药"的危险，而中医临床的这种状况，也要警惕"废病存证"的危险。今天重新呼吁辨病论治，是中医认识疾病、诊断疾病、治疗疾病的飞跃，必将大大推进中医临床医学发展的进程。

1. 辨病的地位

疾病是医学中的基本概念。由于各种疾病的病因、病状、病机、病程各有不同，因而冠以特定的病名，以代表该病本质及特征。因此，每一个具体的病名是医学上对该具体疾病全过程的特点（病因、病机、主要临床表现）与规律（演变趋势、转归、预后等）所作的病理概括与抽象，是对该疾病的本质认识。

识病、辨病为中医诊疗之原始。中医疾病史研究表明，中医诊疗始于识病。远在商周时期的甲骨文中，统计有关记述疾病的就存有 300 多块、400 多辞，其中包括头、眼、耳、口、舌、喉、鼻、腹、妇、儿、传染病等 16 种。《周礼·疡医》指出"痟首、痒疥、寒、咳上气为四时疠疾"，论述了疮疡、创伤、骨折等外科疾患；《山海经》记述有瘿、瘕、痹、疥、瘅、疟等 38 种病名；1973 年出土于湖南长沙马王堆汉墓的《五十二病方》因其内容以 52 类疾病为基础故名。其中包括内、外、妇、儿、五官各种疾病 103 种。

《黄帝内经》时代，提出疾病、证候、症状三种形式，著录病名 300 余种，比证名多十余倍，说明古代医学对疾病认识不仅早于证候，而且内容丰富。其论病，都能从病因、病机、转归、预后诸方面加以论述，如《疟论》《痿论》《痹论》等。张仲景《伤寒论》首创辨病论治一词，论中各篇篇名，均冠以"辨×病脉证并治"，阐述外感热病 40 多个病名。《金匮要略》提出了肠痈、肺痈、浸淫疮等 70 多个病名，全书以病名篇，以病统证，据病施方，初步确立了辨病论治体系。

晋代葛洪《肘后备急方》多按病论治，对每种疾病均列出若干方以供选用。南齐·龚庆宣《刘涓子鬼遗方》对痈疽、疹、疥、癣、瘰疬、诸瘘多种外科疾病诊断亦较明确。隋代巢元方《诸病源候论》是我国现存最早的病因病候学专著，全书以病为纲，以源分候，论病1061种。

唐宋时期对内、外、妇、儿、五官等各科疾病的认识逐步分化，临床医学发展趋向专科化，出现了大量综合各科疾病的医著及专科论著，孙思邈《千金要方》有的按病列方，有的在辨病基础上辨证论治。王焘《外台秘要》既按病列方，又分证列方，其中论病714个。北宋政府重视以成方治疗，设立了官府药局，《太平圣惠方》列有诸多辨病论治方药，促进了辨病论治与专方专药的发展。

明清医家对疾病认识不断深化，孙志宏《简明医毂》对200余病证各列一个主方，在主方基础上根据疾病不同表现进行加减，并列有成方及简效方，以备医者查阅，颇多实用；龚廷贤《万病回春》列有"诸病主药"。李时珍《本草纲目》主治第三第四卷中亦载有大量专病专方。清代医家喻嘉言指出"先议病，后用药"，张璐在《张氏医通》中（卷13～15）列出内、外、妇、儿诸科各病专方，以备其用。可见历代医家对辨病论治论述之丰厚，不断推进中医临床医学的发展。

2. 辨病的意义

（1）诊断学意义。疾病诊断是治疗的前提，一个符合实际的疾病名称，一般都是对某种病因病机病势在机体演化过程的综合概括，这种过程，通常皆具有相对独立性和一定的发展演化轨迹。宋代名医朱肱在《南阳活人书》中说，诊治疾病必须"名定而实辨""因名识病，因病识证，而治无差矣"。

（2）病机学意义。疾病反映本质变化规律，任何疾病都有各自本质的变化及其发展变化规律，这种变化发展都是由疾病根本矛盾所决定的，由于疾病的根本矛盾不同，各种疾病也就有本质上的差异。

（3）把握转归预后的意义。疾病的发展变化，规定着病程长短与转归预后，当症状或证候消失后，病理改变尚未恢复时，如果不辨病，只辨证，往往会无证可辨而无法治疗。只有把握"病"，才能掌握疾病发生发展变化规律。

（4）治疗学上的意义。徐灵胎在《兰台轨范·序》中说："欲治病者，必先识病之名，能识病之名而后求其病之所由生，知其所由生，又当辨其所生之因各不同，而病状所由异，然后考虑其治之法，一病必有主方，一病必有主药。"说明每个病由于其基本病因不同，因此必有相应的主方主药，才能抓住纲领，有的放矢。历代前贤对疾病的治疗，创造积累了大量的专病、专方、专药，进而言之，只有把握疾病才能在临床中自觉地、主动地而有预见性治疗。

3. 中医学辨病论治的贡献

（1）病名确立与分类。前已述及，中医学在长期临床实践中已确立了众多疾病名称，如痢疾、白喉、肠痈、破伤风、肺痿、麻风、白癜风等，其中包括病名的二级分类，如黄疸《金匮要略》分为五疸等。《病源辞典》收载病名4000余名（其中含异名在内），云南省中医研究所整理的《中医疾病的整理研究》总结各科病名3671条，证名525条。

（2）病因学成就。中医对病因认识并非仅仅是六淫七情，对传染病、寄生虫病、营养缺乏性疾病、过敏性疾病亦全涉及，如传染病方面，《古今医统》载麻疹"沿门彼户相传"，《肘后方》是世界记述天花最早文献。"痨瘵"，古称"传尸"，宋《普济本事方》明确指出该病是"肺虫"所致。寄生虫病方面《金匮要略》载有"食生肉…变生白虫"（绦虫病），《肘后方》记述了血吸虫病（溪毒）、恙虫病（沙虱）。《千金要方》载"癣中有虫"，而"疥"则有"疥虫"。钩虫病古称"黄肿病""脱力黄"，《丹台玉案》《杂病源流犀烛》均有所论。隋唐医籍及《串雅》论述了丝虫病，对其下肢肿、囊肿、小便如膏均有描述。营养缺乏性疾病方面，如《千金要方》对瘿病、脚气、夜盲的病因、诊断、治疗均有论说。遗传性疾病方面，如《素问·奇病论》论及孕妇、惊恐儿生癫疾，指出癫痫病的先天因素。过敏性疾病方面，如巢氏《诸病源候论》有漆过敏的记载，陶弘景《补阙肘后百一方》提及"猝短气"的哮喘突然发作。明·戴天礼《秘传证治要诀》中明确指出哮喘有"宿根"，即指"过敏素质"或家族史，清·沈金鳌将食物过敏引起的哮喘称为"食哮"。

（3）诊断学成就。秦云梦竹简《封诊式》载有发现麻风病人送疠迁所简文，并有报告、鉴定、隔离一套制度。特异诊断指出消渴是口渴多饮，特异表现是多饮、多尿、多食、消瘦、尿如膏状或尿有甜味，《卫济宝书》已提出"癌"的名词，《仁斋直指方》明确指出"癌病而有恶变"。

（4）发病学成就。《金匮要略》对狐惑一病，记述了目赤如鸠眼、咽喉及前后二阴有溃疡的发病特征。《诸病源候论·消渴诸候》指出消渴"患者必数食甘美而多肥，而且多发痈疽"，《景岳全书》论述白喉"无痛而涩，息难相入，不半日愈甚，面青瞪目声细，引颈求救，一日夜而殁"。对白喉引起窒息死亡做了形象描述。

（5）治疗学成就。《黄帝内经》以生铁落饮治癫疾，《伤寒论》以茵陈治黄疸，乌梅丸治蛔厥，《金匮要略》百合地黄汤治百合病，大黄牡丹汤治肠痈，《肘后方》用海藻治疗瘿疾是世界上最早用含碘药物治疗甲状腺肿大的记载，以狂犬脑敷伤口治狂犬病。《千金要方》以靥治瘿，以龟甲治佝偻病，以羊肝治夜盲，以谷皮大豆治脚气，以土茯苓治梅毒，以雷丸驱虫。疟疾一病，《黄帝内经》有《刺疟论》《神农本草经》用常山，《肘后方》用青蒿，康熙时曾用鸡内金皮。外科手术，《灵枢·痈疽》指出脱疽"急斩之，不则死矣"，这是最早的截脚术治疗脱疽的记载。其他尚有历代医学创用的导尿术，整骨术，清创术，金针拨内障等，丰富多彩。

综上所述，中医学对疾病的研究成就卓著，并在一定的历史时期居于世界医学的前列，他对疾病认识方法思维方法至今仍有很高的学术价值。

四、个体化诊疗——从人的"病"到病的"人"的转变[1]

世界卫生组织（WHO）1996 年在名为《迎接 21 世纪的挑战》的报告中指出了 21 世纪的医学将从"疾病医学"向"健康医学"发展；从群体治疗向个体治疗发展。"个体化"的思想正逐步渗入到医学实践中，这昭示着 21 世纪的医学将不再继续以疾病为主要研究对象。以人的健康为研究对象与实践目标的健康医学，将是未来医学发展的方向。

我们对个体化诊疗的表述是：个体化诊疗是基于以人为本、因人制宜的思想，充分注重人的个体差异性，进行个体医疗设计，采取优化的、针对性的治疗干预措施，使之更具有有效性与安全性。并据此拓展到个性化养生保健及包括人类生命前期的生命全过程，从而实现由疾病医学向健康医学的转化。

（一）医学模式的转变呼唤个体化医学

1. 从病因的单一性转向复杂性

过去两个世纪以来，现代医学在认识疾病的规律上基本上遵循着下列模式：致病因子（外因）的作用性质特点——机体的反应表达——器官和组织的损伤——结局。这种模式在以外因为主导的疾病研究中，特别是针对感染性疾病常常是成功的。例如疟疾、血吸虫病、细菌性痢疾等。当致病因子的作用特点得到详尽阐明后，通过拮抗治疗的方法，存在的问题也就迎刃而解[2]。

进入 21 世纪以后，由于环境污染，人口老龄化及疾病谱由传染性疾病向慢性病、非传染性疾病转变，高血压、心血管疾病、糖尿病、肿瘤等多基因病问题突出，成为主要的矛盾。人类疾病的防治及健康的维护，正朝着多元化方向发展；随着生物医学防治手段的不断提高，公共卫生的普及，经济的发展，营养状态的普遍改善，人们社会活动方式改变，活动范围扩大，生活节奏加快，精神压力增加而出现身心疾病和亚健康状态的增加，人类疾病谱发生了很大的变化。

2. 从生物因素转向多因素

生命科学向分子、亚分子水平的深入并未改变生物医学的本质，而大量流行病学

[1] 王琦. 未来医学的发展方向——个体化诊疗 [N]. 科学时报，2010-03-11（3）
[2] 张聪慧. 探索疾病诊治的个体化医学之路——我国基因多态性研究获重要进展 [J]. 华东科技，2000（4）：18-19

调查的结果都表明，对人类健康、生命威胁最大的那些疾病（诸如心、脑血管病、癌症等）的致病因素中，生物学因素并不占主导地位。例如对心、脑血管病来说，他仅占21%~25%；即使是癌症，包括基因组在内的全部生物学因素亦仅占9%。而生活方式和行为却占主导地位（癌症37%，心脏病4%，脑血管病50%）；环境因素亦起重要作用（以癌症为例，占24%）。显然，生物医学（现代医学）再发达，对现代社会流行病亦能力有限。因此医学模式的转变，即从生物医学转向生理—心理—社会—环境四者相结合的新医学模式乃势所必然[1]。

由于现代社会流行病具有很强的个体性，医学发展正在进入一个以个体化医疗为特征的新时期，而真正的个体化医疗要求形成临床个体化医疗设计，目前骨科手术和植入物个体化设计已经实现，心血管及其他外科手术个体化设计、肿瘤无创物理治疗个体化设计等也正在研发之中[2]，随着基因工程、生物医学工程技术的发展，医学研究更多地注重以遗传基因多态性为背景的个体化内在因素，个体化医疗将逐步成为未来医学的主体。

3. 从人的"病"转向病的"人"

前述表明，长期以来医学是以"疾病"为研究重点，侧重于研究人的"病"，而忽略研究病的"人"。迄今已发现的疾病达三万多种，针对单一病因的拮抗的疗法使许多疾病仍不能得到很好的控制，诸如过敏性疾病、免疫性疾病、代谢性疾病、心身疾病等，而且大量亚健康人群则处于疾病与健康之间的状态。同时，辨病治疗带来的"一刀切"方法，在一定程度上阻碍了临床疗效的提高。不仅疾病治疗需要个体化，养生保健同样需要个体化。实践证明以研究"疾病"为主的医学模式是被动的，面临着诸多困惑。因而医学模式必须从"疾病医学"向"预防医学"转变；从"群体医学"向"个体医学"转变，树立以人为本的健康目的。目前的医学还是以治愈疾病为主要目的的医学，针对个体差异的个体化诊疗还在探索之中，尚未得到真正的贯彻实施。如何实施个体化诊疗是中、西医以及多学科共同关注的问题，其关键是要找到适宜的方法和途径。

个体化诊疗的提出顺应医学发展与时代需求，不仅有助实现医学治愈疾病的基本目标，更有助于实现医学向预防疾病和提高健康水平方向的调整。

（二）个体化医学产生的基础

1. 人群个体差异现象存在于人群与医疗实践的诸多方面

人体内在因素可因遗传、年龄、性别、体质、心理素质、生活方式或习惯等个体差

---

[1]　ＢＭＥ课题组.生物医学工程的现状与未来［Ｊ］.医疗保健器具，2008（3）：4-5
[2]　李玉衡.走自己的路，发展"省钱"的生物医学工程［Ｊ］.首都医药，2007（8）：27-31

异的影响而各有不同，在现实生活中我们经常可以发现个体差异对疾病的发生和治疗的影响：

（1）为什么处在同样的环境下，有些人发病，有些人不发病？在流感流行期间，老年人、小孩及体质虚弱者常常首当其冲；为什么同样存在高血压、高血糖或高血脂，有人出现心血管损害，有人出现脑血管病，有人则出现肾脏病变？感染乙肝病毒后，有些人可以出现各种临床表现，有些人却只是隐匿的病毒携带者而无任何临床表现。

（2）为什么同一种疾病在不同个体会有不同表现？而精神心理因素和生活习惯因素等在疾病发生、发展和治疗过程中的影响更具有显著的个性化特点。

（3）在治疗上也经常会出现对于同样一种药物，有的患者有效，有的患者无效，有的患者甚至可能会发生过敏等不良反应的情况。1997年报道的一项研究表明，在接受不同剂量的降胆固醇药物辛伐他汀（Simvastatin，又名 Zocor）的156名受试者中，近10%无明显疗效[1]。可见，即使是很成功的药物，对病人也非全部有效。为什么患有相同疾病的患者服用相同药物，疗效却存在很大差异？

以上问题使人们认识到人与人之间存在着个体差异现象，但却一直难以理解和认同这种个体差异与疾病的发生和治疗之间也存在着某种关系。一般对这些现象都是以不同个体内因条件不同，即身体素质、遗传背景、机体功能状态的不同等作为解释。可见，人群个体差异现象存在于医疗实践的诸多方面。

建立个体化医学的目的就是为了使个体差异现象受到更多重视，找到针对某一患者最佳的治疗方案，为了更灵活、更有针对性、更恰当地选择用药，以造福于患者。

2. 现代医学的个体化建立在医学分子生物学的发展之上

（1）人类基因组草图的绘制迎来个体化医学时代的到来。个体化医学（individual medicine，IM）是近年来发展起来的一门学科，其建立的基础是医学分子生物学的飞速发展，人类基因组草图的绘制，宣告这个新的医疗时代——个体化医学的到来[2]。人类基因图谱解码后，生物科技研究展开崭新的一页，科学家解读及分析基因组所含的遗传信息，指出人类的基因序列就像是一张人类生命的设计图纸，人们按照这张图纸诞生，发育，成长。人类具有很多共同的特点，如会学习，会思考，会交流，会劳动等。但在每一个人的设计图纸上又都有着些许与其他人完全不同的地方，科学家发现人与人之间的基因差异仅有0.1%，就是这个微小的基因差异，决定了每个人所特有的相貌、身高以及体质、性格等个性特征，生理功能也各有不同，使我们的人类社会成为一个丰富多彩的世界。

［1］ Davidson M H，et al. Am J Cardiol，1997（79）：38
［2］ 刘鸿禧，蔡琮. 医学遗传学与未来医学——未来医学探索之二［J］. 中国优生与遗传杂志，2001，9（1）：120–121

（2）基于 SNP 分析的个体化医疗特点已经确定。基因组 DNA 是生物体各种生理、病理性状的物质基础。人类众多个体的基因组序列的一致性高达 99.9% 以上，但个体之间各种性状的差异仍然很大，包括对疾病的易感性、对同一疾病治疗药物的反应性等。人类生命的设计图纸上决定个体差异的部分被称作单核苷酸多态性（简称 SNPs），基因的 SNPs 是形成个体间差异的重要遗传学基础。

SNPs 是指普通人群中发生在基因序列中的某一单个核苷酸改变的比率超过 1%，这种单个核苷酸改变包括碱基对的替换、核苷酸插入和碱基缺失。SNPs 在人类基因组中广泛存在，平均每 500 ～ 1000 个碱基对中就有 1 个，估计其总数达 300 万个甚至更多。这些 SNPs 的存在不仅与个人的相貌、性格、体质等个体特征有关，同时也影响着人们对某种疾病的特殊易感性和对药物治疗的不同反应[1]，不同个体间虽同患一种疾病，但临床表现不尽相同，同样是治疗某种疾病的药物，往往对甲有效对乙无效。有时由于这种个体间遗传学上的差别，同一药物在不同个体内的效果和毒副作用的差异可以达到 300 倍之多。

虽然科学家在基因研究方面才刚刚完成对传递人类遗传信息的密码排列的认识，对于基因的各种功能以及基因与疾病的发生和治疗的关系等还需要进一步的探索，但基于 SNP 分析的个体化医疗特点已经基本确立。例如国际人类基因组单体型图计划（简称 Hap Map 计划）的目标是构建人类 DNA 序列中多态位点的常见模式，旨在确定和编目人类遗传的相似性和差异性[2]。美国生物技术信息中心（NCBI）于 1998 年 12 月建立的 SNPs 公共数据库 dbSNP 已收录了各种生物物种的数百万个 SNPs。需要注意的是 SNPs 数据库仍处于初级阶段，因多数多态性在生物学上是静止的。即"中性"或功能不明确的。只有当了解了一定数目的 SNP 的信息之后，才可能进行直接的关联分析。

人类基因组单核苷酸多态性研究所揭示的人种、人群和个体之间 DNA 序列的差异以及这些差异所表现的意义将对疾病的诊断、治疗和预防带来革命性的变化。今后单核苷酸多态性的研究将在多个领域发挥重要作用，其中包括用于疾病易感基因定位；还可通过检测 SNPs 的遗传多态性标记揭示人群中不同个体对不同药物的敏感性差异的根本原因。

（3）注重个体差异实现针对个人量身打造的个体化医疗。未来的个体化医疗将不

［1］ AravindaChakravarti.Single nucleotide polymorphisms：to a Future of Genetic medicine［J］.Nature, 2001（409）：822-823
［2］ The International Hap Map Consortium［J］. The International Hap Map Project.Nature，2003,（426）：789-796

再仅仅依据疾病的病名诊断这一群体概念，而是通过对 SNPs 与疾病和药物治疗的关联性分析，使得医生不仅可以通过所检测出的 SNPs 预测、确定与疾病有关的基因，同时也将能够事先把握患者个体对于某种药物的反应特点，并根据这一特点选择治疗效果最好、不良反应等危险性最小的药物进行准确的治疗。所以除了实现最大限度地发挥药物治疗效果的目的之外，个体化医疗的另一个目标是要减少药物毒副作用和不良反应的发生，以保障药物治疗的安全性。为了推进个体化用药的进程，2005 年 3 月美国食品与药品管理局（FDA）颁布了面向制药企业的药物基因组学资料呈递（Pharmacogenomic Data Submissions）指南以督促制药企业在提交新药申请时提供该药物的相关基因组学资料。个体化医疗其意义在于强调和注重人体内在因素和个体差异在疾病诊断和治疗上的影响。可以预测个体化医疗将成为未来基因诊断及治疗的发展方向，并将会为更多的疑难疾病治疗带来福音，而这种注重个体差异，以患者为中心的个体化医疗也将彻底改变人们目前已经习惯了的疾病诊断和治疗模式[1]。

（三）个体化医学的研究现状

1. 现代医学研究

现代医学对个体化诊疗进行了相关研究，如将个体化的靶点定位于某个基因，甚至是单核苷酸，发现了某些慢性疾病的遗传标志物，有助于从每个患者的不同遗传背景开展疾病预防、诊断和治疗。

（1）国外研究。现代科学研究揭示，很多疾病与遗传基因突变相关。色盲和白化病这样的遗传疾病可能危害不大，但 1 型糖尿病、系统性红斑狼疮等疾病常危及患者生命。某些基因型可能并不直接导致疾病的发生，但却增加个体对某些疾病的易感性。美国国立癌症研究所指出，有 BRCA 基因突变的女性更易患乳腺癌，有基因突变的家族更易患结肠癌。美国学者 Jayadev 等研究发现，父母都患阿尔茨海默病（AD）的孩子，日后发生 AD 的危险显著高于一般人群[2]。在研究者寻找出了某些疾病的"高危基因型"之后，就可以锁定相应的高危人群进行"个体化"预防。例如患 2 型糖尿病危险较高的人应该加强饮食管理和坚持运动，患结肠癌危险较高的人在 40 岁后应常规接受镜检筛查等。

了解遗传信息也有助于开展个体化诊断和治疗。美国纽约州立大学 Down-state 医学中心的 Kandil 等研究发现，脓毒性休克患者体内 B 型钠尿肽（BNP）水平显著增加，不受充血性心衰的影响。BNP 水平可作为诊断脓毒性休克和评价脓毒性患者死亡危险的指

---

［1］ 蔡德英 . 中医个体化医疗的现代研究基础［J］. 中国中医基础医学杂志，2006，12（2）：143-144
［2］ Jayadev et al. Arch Neurol，2008（65）：373

标[1]。来自同一单位的 Bluth 等在动物实验中发现，患急性胰腺炎的小鼠，其外周血单核细胞的基因表达异常，可通过这些异常来判断疾病的严重程度[2]。荷兰 Erasmus 医学中心的 de Wit 等发现了脑皮质发育异常（MCD）的患儿中常见的几种基因突变，这将有助于对婴儿进行出生前诊断，并可改进治疗和疾病管理[3]。

2003 年日本东京女子医科大学和日本电气公司联合研究小组从遗传信息的个人差异入手，开发出能预测药物疗效的系统。在系统实验中，研究人员发现，类风湿性关节炎药物产生的副作用大小因人而异。这一成果据称能帮助患者获得最适合本人的治疗方法，有助于个体化医疗的发展。新开发的系统由 3 种软件组成，患者验血后，用其中一种软件快速分析就能确定其单核苷酸多态性类型，然后再用另外两种软件寻找其与药物副作用之间的关系。在实验中，研究人员对 150 名类风湿性关节炎患者的治疗数据进行了分析。结果发现一种被称为柳氮磺胺吡啶的治疗关节炎药物，其副作用因人的单核苷酸多态性而不同，指数最低的只有 8%，最高为 62%，相差达 7 倍以上。另一种药物甲氨蝶呤的副作用也相差 4.4 倍。日本目前有类风湿性关节炎患者约 100 万人。研究小组负责人、东京女子医科大学教授镰谷直之认为，这一成果的取得意味着医疗机构已经具备了根据每个关节炎患者的体质提供个体化医疗的基础[4]。

体质的遗传基础研究也受到国外研究人员的重视，广州中医药大学的研究人员根据王琦中医体质理论中所描述的体质分类标准，将 706 名居住在中国南方的汉族人分成七种不同的体质类型，用基于聚合酶链式反应序列分型法（polymerase chain reaction–sequencing–based typing）研究 HLA–DRB1、DPB1 和 DQB1 的分布。首次用高分辨分型技术对人类白细胞抗原与中医体质之间的相互关系进行系统的研究。结果提示中医的体质分型有其基因背景。该文章发表于补充与替代医学杂志，并附编者按指出基因标记物的研究为嫁接东西方医学的桥梁迈出了重要的一步[5][6]。

（2）国内研究。目前，我国在个体化医疗方面研究较多的领域包括肿瘤的基因多态性问题、动脉粥样硬化、糖尿病、高血压神经系统疾病等多基因病的基因多态性问题。

[1] Kandil et al. Arch Surg, 2008（143）: 242

[2] Bluth et al. Arch Surg, 2008（143）: 227

[3] De Wit. Arch Neurol, 2008（65）: 358

[4] 何德功. 日本个体化医疗取得新突破［N］. 新华网东京，2003-11-17

[5] Shangwu Chen, Fengjuan Lv, Jie Gao, et al. HLA Class II Polymorphisms Associated with the Physiologic Characteristics Defined by Traditional Chinese Medicine: Linking Modern Genetics with an Ancient Medicine. The Journal of Alternative and Complementary Medicine. 2007, 13（2）: 231–239

[6] Heather Zwickey, Heather C. Schiffke. Genetic Correlates of Chinese Medicine: In Search of a Common Language. The Journal of Alternative and Complementary Medicine. 2007, 13（2）: 183–184

从总体上讲，研究手段、水平与国外相近。但规模上偏小，样本偏少。在临床医学领域已从国外常见的单纯的易感性调查发展到探讨与临床表型的联系。通过疾病基因多态性阐明一些多基因病（如糖尿病、慢性肾炎）患者其临床表现各不相同的原因，在认识疾病发生机理上进入到更深的层次，受到国外学者的重视。

肿瘤易感基因、肿瘤治疗相关基因与基因单核苷酸多态性关系的研究目前正广泛开展，肿瘤的发生和进展与遗传变异有关。通过从遗传的角度研究疾病治疗中存在的遗传基础的个体差异，人们已经发现部分基因单核苷酸多态性（SNPs）与药物疗效、药物代谢、放射组织损伤等相关。根据现有的研究已有学者制定了防治肿瘤的个体化方案[1]。上海市第六人民医院内分泌科近年来针对糖尿病发病过程中的糖代谢、脂代谢、能量代谢和胰岛素分泌等环节，对一些基因的多态性位点进行了研究，发现其中一些多态性位点与糖尿病及慢性合并症的发生有一定关联，对我国人群2型糖尿病的易感性问题有新的认识。糖尿病患者常死于其合并症，糖尿病肾病就是其中之一。但并不是所有糖尿病患者都发生糖尿病肾病，只有40%左右的病人会发生糖尿病肾病。是什么原因使患同一种疾病的病人出现不同的表现？为此从基因水平对糖尿病肾病的发病机制进行探索，南京军区总医院，解放军肾脏病研究所对细胞膜上葡萄糖转运蛋白-1（GLUT1）基因多态性在糖尿病肾病发病中的作用进行了研究。研究证实，糖尿病患者不同个体间GLUT1在结构及功能上的差别，基因多态性是部分病人易患肾脏损害的原因[2]。在药物方面，随着遗传变异研究与药物基因组学的结合，可根据特定个体的SNP来设计药物，研究药物进入体内的代谢过程；改善药物设计、制药技术、用药方法；提高药物的疗效，减少耐药性。在多基因疾病的治疗上，根据个体间不同的SNP选择有针对性的药物，提高疗效。

（3）问题及对策。

①费用高昂，质量难以控制，人口众多难以推广：个体化医学的普及依赖基因测序，然而现阶段基因测序技术仍然花费较高。此外，基因测序分析的质量良莠不齐，若无专业人士的"翻译"，个人很可能误读了基因所传递的信息。面对全球65亿人口，基于基因测序的个体化诊疗还难以推广实施。

②获取标志物的局限性：Feero等提出[3]遗传学研究的深入，研究者发现了一些基因突变、单核苷酸多态性（SNP）与疾病之间的关系。去年，研究者在基因组研究中发现了

［1］ 陈志峰，李成柱，刘少翔，等.中医药治疗原发性非小细胞肺癌的Meta分析［J］.中医杂志，1999，40（5）：287-289

［2］ 张聪慧.探索疾病诊治的个体化医学之路——我国基因多态性研究获重要进展［J］.华东科技，2000（4）：18-19

［3］ Feero et al. JAMA，2008，299：1351

对某些慢性疾病（例如糖尿病、克罗恩病和常见癌症有较强预测能力的遗传标志物。由此促进了针对这些慢性疾病的新药研发，以及筛查、诊断和预后方面的进展。但是这些标志物有一定的局限性。例如同一种遗传标志物的应用在不同人群间是否有差异，多种遗传标志物对同一个体的共同预测效应如何尚不明确，环境因素与遗传危险之间的相互作用也不清楚等。

③研究结果存在分歧：由于研究条件的差异、研究对象的人种、生活地域的不同、生活习惯的不同等因素使研究结果存在分歧。同时必须注意到，并非所有的 SNP 都有临床意义，复杂性疾病是遗传、个体易感因素及环境因子综合作用的结果。目前发现这些多基因疾病微效基因最有力的方法是利用与疾病基因关联的 NA 标记，即 SNP 基础上的关联分析，无需家系资料，只需研究一个群体中的病人与非病人。当一个遗传标记的频率在病人明显超过非病人时，即表明该标记与疾病关联。通过比较分析两者的单倍型和发现连锁不平衡，关联分析也可将基因组中任何未知的致病基因定位。但要做到这一点，估计需要有 3 万~30 万个有临床意义的 SNP。怎样从数百万 SNP 中，找到确有临床意义的功能性 SNP，是个体化医学所面临的重大挑战。

今后需构建与疾病相关的人类基因信息数据库（包括 SNP 数据库），同时发展有效地分析基因分型数据的生物信息学算法，特别是将 SNP 数据与疾病和致病因素相关的计算方法。当一个致病基因被确定后，我们可以研制针对该基因的有效药物；当多态性和基因表达谱等生物学特性与药物反应密切相关时，就有望实现针对个体的最优化治疗[1]。

个体差异的形成不仅受先天遗传因素的影响，同样也会受到后天环境因素的影响，而后天因素的影响与个人生活环境、自然、社会、生活条件等密切相关。例如原发性高血压，一般认为，人群中血压变异的 30% ～ 60% 是由遗传因素决定的，而另外40% ～ 70% 则是由环境因素造成的。对于个体差异在疾病过程中的影响和作用除了先天遗传因素之外，同样也需要考虑自然、社会等后天生活环境因素的影响。

2. 中医学研究

个体化诊疗在一千多年前就引起了中医的重视，无论在医疗理论、治疗方法还是医药经验积累方面都在解决这个问题上形成了独特的优势，并形成了一套独特的中医理论及治疗体系。

个体化医疗思想在中医诊疗系统的理论产生和发展过程中产生过巨大影响。中医学四诊合参、因人制宜、同病异治、异病同治的个体化诊疗体系和整体调节思想，与现代

---

[1] 许玲，孙大志，余志红．肿瘤基因单核苷酸多态性研究及个体化医疗的思考［J］．世界华人消化杂志，2005，13（3）：592-595

医学渐渐注重个体特质如药物敏感度，个体药效，及患者的年龄、性别，对药物的剂型要求的不同而制定相应的诊疗措施和方法相吻合，符合人体多样化的特点，与现代医学的发展趋势相吻合，其辨证论治系统的应用在一定程度上解决了疾病罹患和发展过程中体质及机体反应性等因素所引起的各种变化规律，即"个体化医疗"的问题。尤其中医体质学研究自始至终贯穿着因人制宜的个体化诊疗思想。

（1）中医体质学研究——体现因人制宜的思想。个体化诊疗的核心科学问题是"怎样才是个体化"，这涉及个体差异性、群体趋同性、不同类型个体与疾病的相关性等问题。近年来，中医体质学通过将人群分为不同的体质类型，探讨了体质与疾病的关系、干预体质防治疾病的作用机理等，体现了因人制宜的思想，这些有可能为个体化诊疗的大面积推广实施提供借鉴与思考。

① 体质分类研究——为个体化诊疗提供了分类的方法和工具。体质的形成与先后天的多种因素相关。遗传因素的多样性与后天因素的复杂性使个体体质存在明显的差异；而即使同一个体，在不同的生命阶段其体质特点也是动态可变的，所以体质具有明显的个体差异性，呈现多态性特征。另一方面，处于同一社会背景，同一地方区域，或饮食起居比较相同的人群，其遗传背景和外界条件类同，使特定人群的体质形成群体生命现象的共同特征，从而又表现了群体的趋同性，不同时代的人群也呈现不同体质的特点。个体差异性与群体趋同性是相互统一的，没有个体的差异性就无"体"可辨；没有群体的趋同性就无"类"可分[1]。

中医学认为，形神相关，阴阳、气血、津液是生命的物质基础，而体质现象即是阴阳、气血、津液盛衰变化的反应状态，因而能从中医体质学角度进行分类，并由此建立了分类系统，包括生物差异因子系统、个体遗传差异因子系统、个体心理差异因子系统及自然社会适应差异因子系统。我们所发现与提出的 A 型（平和质）、B 型（气虚质）、C 型（阴虚质）、D 型（阳虚质）、E 型（痰湿质）、F 型（湿热质）、G 型（血瘀质）、H 型（气郁质）和 I 型（特禀质）9 种体质类型及其形成的概念系统，反映了不同人群的个体特征。课题组设计编制了《中医体质量表》和《中医体质分类判定标准》[2]，以此作为客观的分类工具，在全国范围进行了 21948 例流行病学调查，结果证实了人群中确实存在9 种体质类型，其中，平和质占 32.75%，偏颇体质中排在前 4 位的依次为：气虚质、湿热质、阴虚质、气郁质[3]。并从微观水平探索了体质的生物学内涵，如通过人类全基因组

［1］ 王琦. 中医体质三论［J］. 北京中医药大学学报，2008，31（10）：653–655

［2］ Wang Qi. The Foundation of the Classification and Diagnosis Standards for the Constitutions of TCM［J］. China Standardization，2009，32（2）：16–26

［3］ 王琦，朱燕波. 中国一般人群中医体质流行病学调查［J］. 中华中医药杂志，2009，35（1）：4–8

表达谱研究，发现阳虚质、阴虚质、痰湿质与平和质比较具有独特的基因表达谱[1]，并对 PPARD、PPARG、APMI 和 UCP2 四个基因多态性进行检测，发现这四种体质类型分别具有特定的 SNPs 多态性分布和特定的单倍型分布；其中，阳虚质甲状腺激素受体 β（TRβ）表达下调，为阳虚质不耐寒冷的表现提供了分子生物学解释[2]，这些都为体质分类提供了客观的证据。该项研究提示我们，面对全球 65 亿人口，基于基因测序的个体化难以实施，而将人群分类，从个体差异中找到趋同性，就便于大面积推广。

②体病相关研究——为个体化诊疗提供了不同个体的发病基础和背景。不同个体的体质特征分别具有各自不同的遗传背景，他与许多特定疾病的产生有密切关系。体质状态反应正气强弱，决定发病与否，由于受先天因素或后天因素的影响，个体体质的差异性对某些致病因素有着易感性，或对某些疾病有着易罹性、倾向性，形成某些（类）疾病发生的背景或基础。体质状态也是预测疾病发展、转归、预后的重要依据；不同地域人群的体质特点与一定的疾病谱相关，因而产生发病差异。

近年来，许多学者对体质类型与疾病的关系进行了研究。王琦领导的痰湿体质课题组采用现代流行病学方法对痰湿体质与相关疾病做了深入的研究，结果表明，肥胖痰湿之人患高脂血症、高血压、冠心病、中风、糖尿病的机会均显著大于非痰湿体质者[3]。通过基因组 DNA 检测，发现与平和质相比，痰湿质存在拷贝数变异和差异表达基因单核苷酸多态性特征，进一步对相关基因功能分析显示了痰湿体质者具有代谢紊乱的总体特征；生理生化指标的检测也发现，阳虚质、阴虚质与下丘脑 – 垂体 – 肾上腺轴、下丘脑 – 垂体 – 甲状腺轴功能减退，及与环核苷酸系统和免疫功能紊乱具有一定的关联性[4]，部分痰湿质存在血脂代谢紊乱、糖代谢障碍及嘌呤类代谢障碍。袁兆荣等对中风与体质因素的关系进行了探讨，结果发现老年中风与体质有密切关系[5]。肥胖之人多气虚痰湿，中风以中经络者多；瘦人多阴虚火盛，中风以中脏腑者多。王前飞等运用相关回归分析，确立了肥胖痰湿体质的变异在一定范围内与冠心病的患病率呈直线正相关关系[6]。

③体质可调研究——为个体化诊疗提供了不同体质类型调治的原则和方法。体质既禀成于先天，亦关系于后天。体质的稳定性由相似的遗传背景形成，年龄、性别等因素

[1] 王琦，董静，吴宏东，等.痰湿体质的分子生物学特征 [J].中国工程科学，2008，10（7）：100–103
[2] Qi Wang，Shilin Yao.Molecular Basis for Cold–Intolerant Yang–Deficient Constitution of Traditional Chinese Medicine [J].The American Journal Of Chinese Medicine，2008，36（5）：827–834
[3] 王前飞，王前奔.肥胖人痰湿型体质的分布及其与冠心病的关系 [J].云南中医杂志，1992，13（2）：8
[4] 王琦，姚实林.阳虚体质者内分泌及免疫功能变化 [J].中西医结合学报，2008，6（12）：1226
[5] 袁兆荣，袁杰.老年中风疾病与体质因素关系 [J].山东中医杂志，1997，16（6）：16
[6] 王前飞，王前奔.肥胖人痰湿型体质的分布及其与冠心病的关系 [J].云南中医杂志，1992，13（2）：8

也可使体质表现出一定的稳定性。然而，体质的稳定性是相对的，由于每一个体在生长壮老的生命过程中，因受环境、精神、营养、锻炼、疾病等内外环境中诸多因素的影响，而使体质发生变化，从而使得体质只具有相对的稳定性，同时具有动态可变性。这种特征是体质可调的基础。

药物及有关治疗方法可纠正机体阴阳、气血、津液失衡，是体质可调的实践基础。王琦所创制的化痰祛湿方能减少体内脂肪积聚，改变脂质代谢，降低血液黏稠度，改善痰湿体质，使病理性脂肪肝得到逆转，并能防止肝纤维性变。过敏康胶囊改善过敏性疾病的实验研究与美国 Johns Hopkins 大学合作，证明该药可降低小鼠抗原特异性 IgE，抑制致敏小鼠肥大细胞组织胺释放，对过敏性疾病的治疗与预防复发有良好作用，证实干预体质可改善体质偏颇[1]。

重视不同体质对疾病与证候的内在联系及对方药等治疗应答反应的差异，是实施个体化诊疗、贯彻"因人制宜"思想的具体实践；根据不同体质类型或状态，或益其气，或补其阴，或温其阳，或利其湿，或开其郁，或疏其血，以调整机体的阴阳动静、失衡倾向，体现"以人为本""治病求本"的治疗原则；及早发现、干预体质的偏颇状态，进行病因预防、临床前期预防、临床预防，实现调质拒邪、调质防病及调质防变，以实践中医"治未病"。

（2）中医研究问题与对策——辨体－辨病－辨证医学模式。近年来中医学研究大多采用从某个局部、某些细胞或某些基因来研究中医的病证，难以把握活着的整体的人的病证本质。从传统中医学来说，一直认为辨证论治就是个体化。辨证论治蕴涵了个体化的思想，但是这种方法仍然未能脱离"病"的前提，作为中医普遍接受的诊疗方法，还未能体现个体化诊疗的全部意义。因此，在肯定辨证论治重要性的同时，还要形成符合中医当代临床科学规范的、多元动态的开放性的中医诊疗新模式，要根据临床实际，灵活运用辨体论治、辨证论治、辨病论治，多种方法相互结合补充，建立辨体－辨病－辨证诊疗模式。

中医分析和诊治疾病时，重视人体各脏腑的功能，认为人体外在的表现症状、体征、舌象和脉象是脏腑功能改变的反映，这种从宏观、整体的角度研究功能应该与从序列、基因调控等微观研究功能有相关性。从 SNP 的研究中可以看出，SNP 与人的体质、疾病的易感性、药物的反应性密切相关，而这些也正是中医辨体论治中的重要内容。因此，现代生物科技的发展也为中医药及个体化医学搭建了一个研究平台。

---

[1] Xiu-Min Li, Qian-Fei Wang, Brian Schofield, etc.Modulation of antigen induced anaphylaxis in mice by a Traditional Chinese Medicine Formula, Guo Min Kang［J］. The American Journal Of Chinese Medicine, 2009, 37（1）: 1-13

（四）发展前景

　　我国推进个体化具有中西医两种医学并存发挥各自特点的优势，随着现代医学的发展，尤其是基因的问世和"后基因工程"的提出，随着中医学"个体化"思想的长久积淀与不断延伸，个体化诊疗必将成为未来医学的主流模式，并可能会拓宽医学研究的领域，使医疗贯穿人类生命全过程，以及疾病从无到有再到终的发展全过程。国家乃至世界对个体化诊疗的重视，也将推动其发展，并有利于医疗水平和国民健康素质的提高，为国际医学界提供个体化诊疗医学模式。

五、倡导多元性的临床诊疗模式[1]

　　实践告诉我们，表现形式与事物的关系是多元的，也就是说同一事物可以有多种不同的表现形式，而同一表现形式又可为多种事物所共存，这种状况构成了事物本身多角度、多层次、纵横交叉的关系。现代中医临床面临复杂的疾病系统，仅以辨证论治或突出某一方面很难适应临床需求，因此必须形成开放的多元的诊疗系统，构建新的诊疗体系。

> 　　在此，我们提出两个观点。第一，诊察对象是多元的，有功能性疾病和器质性疾病，再细分又有代谢性疾病、遗传性疾病、病毒性疾病等。疾病的状态是多元性的，所以认知就要多元化。也就是说，疾病本身具有多元性，我们要用多元的架构去认识他，处理他。第二，中医临床诊疗模式本来就不是单一的，而是多种诊疗模式相互结合应用。但后来变成单一的辨证论治了，不讲其他诊疗模式，把本来一个连贯的东西给拆散了。因此我们要给他一个"回归"。在"回归"之前，先要提出一个概念，就是"辨体－辨病－辨证"相结合。
>
> —— 王　琦

第三节　中医临床思维诊疗模式的构建

　　临床思维模式是医生依据临床资料对疾病的诊断、治疗进行全面分析、判断，最后作出决策的重要思考和逻辑推理方法。换言之，就是临床上最终用什么样的思维方式去

---

[1]　王琦.论现代中医多元性的临床诊疗模式［J］.中国医药学报，1998，13（2）：4-6

认识、分析、判断疾病，然后对这个病人进行诊疗的方案是怎样出来的，这些首先是一个思维问题。有了临床思维后，就会慢慢体会到，实际上还有一个诊疗的模式。诊疗模式是人们对诊疗活动内在规律认知的反映，它体现其实用性与先进性，直接关系到临床水平与能力的提高。它实际上是在诊疗活动中的内在规律的认知反映。因为诊疗是有一定的规律的。从接触一个病人，到处理这个病人，用了什么思维模式，这些都有规律，而这个规律直接与临床水平相关。

一、形成开放、多元性的中医临床诊疗模式[1][2][3]

事物本身是多角度、多层次的。现代中医临床面临复杂的疾病系统，随着中医临床的发展，仅以辨证论治或突出某一方面很难适应临床需求，因此必须形成开放的、多元性的诊疗系统，构建新的诊疗体系。

（一）辨病论治

1. 辨中医之病

由于历史的原因，中医疾病名称比较混乱，诊断标准不够严格与规范，给临床实际运用带来困难，因而有人主张废弃中医病名，全部以西医病名诊断取代中医病名诊断。如此则问题有四。其一，中西医的基本理论和在对疾病的认识角度上存在着明显差异，即西医的病名诊断与中医的病名的诊断是在不同的理论体系指导下形成的。西医的辨病依据是解剖分析、离体实验以及人体疾病和致病因素的研究。而中医学辨病辨证则以阴阳五行、藏象经络、气血津液、正邪理论为基础，通过望、闻、问、切获得资料进行分析归纳而作出的诊断，如全部由西医病名取代中医病名，中医师则难以按中医学理论指导及中医学有关"病"的概念进行思维。中医师如不用中医理论思维，炎症用蒲公英，病毒用板蓝根，癌症用白花蛇舌草那就失去了主体。曾有一妇人因便秘 20 天住院，拟诊肠道肿瘤，经剖腹探查未见；老妇至此每日腹泻发烧不已，再诊为"肠道菌群失调"，需灌健康人新鲜粪便，为其所拒，后经西苑医院赵锡武老大夫诊为太阳阳明合病，投以葛根黄芩黄连汤加半夏，3 剂而愈。某些化脓性炎症中医用煨脓长肉或托里透脓而取得疗效。

［1］ 王琦.论现代中医多元性的临床诊疗模式［J］.中国医药学报，1998，13（2）：4-6
［2］ 据王琦教授为北京中医药大学在校医学生、研究生及学术继承人讲授《东方思维与中医十讲》整理
［3］ 王琦.形成科学规范的开放式诊疗体系［N］.健康报，1994-03-18

由此可见，中医临床必须首先立足于自身对疾病的认知体系，保持中医临床医学的特色和优势。从西医、民族医病名中受到启迪而有所借鉴是理所当然的，但绝不等同于全部照搬替代，失去自我。中医病名必须与中医理论体系相适应，必须运用中医的术语与概念，离开这一基本点，中医就只剩下了方与药，也就是等于废医存药了。事实上保持中医病名是完全可以做到的，如中医对《中风的诊断与疗效标准》就是较为成功的范例。

其二，临床中有许多客观存在的病种，西医不认为是"病"，而中医一直作为疾病积累了丰富的诊疗经验，补充了现代医学之不足。如"遗精"，西医只承认生理性遗精，而临床上病理性遗精确实存在，保持中医病名诊断，可扬己所长。其三，中医病名废弃不用，将会丢失前人疾病研究的巨大成果，背离了继承原则。实际上，中医现代临床中许多卓越成果是从前人的研究中取得的。辨中医病要将中医病名规范化，加强对每个疾病系统研究和规律的认识。其四，放弃中医学自身对疾病的认识和探索，只能随着别人拾人唾余，不能通过自身的认知方法有所发现、有所发明、有所创造、有所前进。其结果也只能是辨西医的病加中医的证了。由上可知，讲辨病论治，辨中医之病必不可少、必不可代、必不可废。

（1）单纯辨病。传统辨证模式一般是一病分几个证型，或用脏腑辨证法，或用八纲辨证法等。但临床中，可根据疾病自身特点单纯辨病，如脏躁病、疟病、白癜风等，只要辨病准确，即可治疗，不必再作分型辨证。

（2）辨中医之病结合辨中医之证。在辨病的基础上辨证可补辨病论治之不足，如同是痢疾病，在其发展及变化过程中则有在气分、在血分，属实证、热证及虚实夹杂之不同，而施以不同治法。辨病与辨证相结合，在特定情况下，又可灵活运用。如温热病不必谨守卫气营血传变程式，可采取扭转截断，遏止病情发展，以至治愈，这也是中医学的治疗思想。

（3）中医辨病与分期、分型。由于疾病本身是多样性的，临床对有些疾病根据其发病及演变特点常进行分期，如麻疹分出疹期、收没期；外科化脓性疾病分成痈期、酿脓期、成脓期、溃脓期、溃后期、恢复期；百日咳分初咳期、痉咳期等。中医男科常按病变发展过程分期，如"龟头包皮炎"可以分为一期（红斑期）、二期（渗出期）、三期（溃烂期），应分别论治。有的按病理变化分期。如"阴茎癌"应根据癌体太小程度、有无浸润、有无转移等进行分期以确定治疗原则。分型如皮肤病中分脱屑型、糜烂型、丘疹型、红斑型等。

> 临床上不像教科书，是没有时间把所有的证都列出来——分辨的。正如最艺术的东西是最简单的，到了由繁而简约的时候，由博而反约的时候，是最高境界。我看病的时候不会把辨证僵化，我就坚信一条"一病必有一病之主方，一方必有一方之主药"。你抓住了这个，虽不中矣，亦不远矣。只有把握疾病，才能在临床中自觉地、主动地而有预见性的治疗。
>
> ——王琦

2. 辨西医之病

西医的辨病历史也很悠久，主要有局部定位思想和特异病因的观念。局部定位思想即以局部组织结构的定位性为基础来判断病变在解剖学上的特异性，如肺结核。其形成经历了十七世纪西登纳姆的实体概念，到十八世纪莫干尼的器官病理学，再到十九世纪微耳肖的细胞病理学。这种辨病的思想肯定是医学的一大进步，是毫无疑问的。但它仍有其局限性，如忽视了机体的统一整体性，不能充分地把握疾病过程，以及难以全面认识疾病的内容和本质。

特异性病因观念，是把疾病的发生归结为病因学动因。其特异性致病因素就是疾病。这个观念形成于巴斯德的菌源说。该观念有其合理性，如病原微生物常常是发病的一个必要条件；病原微生物对病程特点、范围和程度有显著影响。但同时也有局限性，比如忽视了机体自身的作用，把机体看成完全是被动的；不能解释疾病发生和表现的多样性等。在太平洋上的巴布亚新几内亚的高地，有一个叫做弗雷（Fore）的土著部落。上个世纪初，这个部落流行一种现代人看来无法接受的风俗——吃人。当一个弗雷族人死去后，亲友们就会把他的尸体吃掉。然而，伴随着这种奇怪风俗的是一种同样奇怪的疾病。弗雷族人常常会患上一种神经系统疾病——库鲁病（Kuru）。最初病人感到头疼和关节疼，数周之后出现行走困难，并伴随着肢体颤抖。"库鲁"一词在当地的含义就是"害怕地颤抖"。库鲁病发展到晚期阶段，病人会丧失记忆，认不出他的家人和朋友。有时候，病人会不由自主地发出莫名其妙的笑声，因此库鲁病也曾经被称为"笑病"。不过，这种大笑也意味着，病人离死亡不远了。当时，每年至少有200人死于库鲁病。20世纪50年代中期，美国科学家加德赛克（Daniel Carleton Gajdusek）来到巴布亚新几内亚，对库鲁病进行研究。最初，加德赛克认为库鲁病是一种遗传病，因为某些同样有吃人风俗的部落并没有库鲁病流行的迹象。但是后来，对库鲁病病人脑组织的研究使他相信，库鲁病应该是一种传染病。弗雷族人吃人的习惯是：男人享有特权，吃死者的肌肉，而妇女和儿童只能吃死者的脑等器官。正是这个习惯让更多的妇女儿童患上了库鲁病，而成年男性患病的机会则较少。当科学家把病人的脑组织给黑猩猩接种后，黑猩猩也出现了类似于库鲁病的症状。这表明，库鲁病的流行确实应该归结于吃人时把死者脑组织里的致病因子也吃进来了。加德赛克因为发现库鲁病是一种类似于人类克雅氏病的传染病而获得 1976 年的诺贝尔生理学或医学奖。加德赛克最初认为，库鲁病的致病因子是一种慢病毒，但是美国科学家普鲁西纳（StanleyB.Prusiner）后来的研究表明，变异的普里昂蛋白（prion protein，也译为"朊蛋白"）才是库鲁病等神经系统疾病的病原体，普鲁西纳因此获得了 1997 年的诺贝尔生理学或医学奖。普里昂蛋白导致库鲁病的原因相当奇特，因为它与通常的细菌或病毒致病模式完全不同。普里昂蛋白不是病毒，它没有 DNA 或者 RNA 作为遗传物质。变异的普里昂蛋白和正常的普里昂蛋白的区别通常仅仅在于它们分子的三维结构不同。科学家相信，当变异的普里昂蛋白进入人体，特别是脑组织之后，它会"拉拢"其他正常的普里昂蛋白，让它们统统变成变异的普里昂蛋白。这些变异的普里昂蛋白会聚集在一起，最终导致宿主的脑变得如同海绵一样充满空洞。神经系统就这样受到了致命性破坏。发生在人身上主要是库鲁症等，在羊为羊瘙痒症，在牛则是疯牛病。

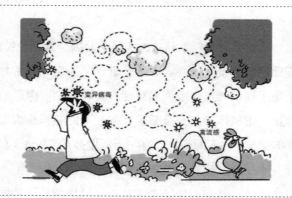

图 3-3 禽流感肆虐

　　再如禽流感（图 3-3），禽流感现在只是在鸡，因为人和鸡之间有一个屏障，这个病毒还没有过渡到人，哪一天这个病毒变异到人身上来，这个人就可能就患鸡瘟了。目前，中国科学院已经把禽流感病毒的下一次的病毒的疫苗制备出来了。但是其学者说："下一次是一个什么样的病毒，我这些疫苗是否起作用我也不知道，因为到了你发病的时候，病毒又有可能变异。"所以认识病毒，明确导致它的特异病因是非常重要的，但是如果跟不上它的变化，它又会带来许多问题。

　　所以将来西医辨病的趋势是：从局部定位到整体把握疾病发展；从特异病因到致病因素与机体因素结合认识疾病。

　　（1）辨西医之病，融中医之论。对某些现代医学的疾病，同样可在中医理论指导下去重新认识基本病因病机，并针对这些病因病机遣方用药。如脑出血引起的昏迷，不能固守湿痰蒙蔽心包或热扰心神之论，而应从瘀血阻络，脑络瘀阻论治，同样头部外伤或脑生肿物亦当以其为主要病机进行论治。输卵管阻塞性不孕，属中医少腹血瘀之证，而用少腹逐瘀汤治疗，均被实践证明行之有效。

（2）辨西医之病，扬中医之长。如用中药人工周期治疗卵巢功能失调性不孕症，针对主要原因（下丘脑－垂体－卵巢轴功能失调），根据妇女月经周期阴阳消长的变化规律，采用人工周期治疗卵巢功能失调。

（3）辨西医之病，辨中医之证。这不等于在西医病名之下，千篇一律地列几个气滞血瘀、心脾两虚等证型去对号入座，而是病与证之间有着紧密的关系。如肾炎不仅辨阴水、阳水、风水，其肾性高血压及肾衰亦当有其相应证型，以求与发病规律适应。此时证是一标准化的证，而每一种病又是由几种标准化的证组成的复合体。由于病证结合既重视整体性，也重视局部损伤，促进了现代中医对许多疾病的病机与证候更深入、更具体的认识，使遣方用药更具针对性。现代科学技术如激光、超声波、CT、核磁共振等，都可在中医理论指导下，成为对中医有用的仪器；用微观指标认识与辨别证候，弥补了宏观辨证的不足，有助于中医研究的深入。另一方面还可辨中医之证，涵西医之病。如血瘀证可包涵西医之冠心病、风心病、脑血管病、宫外孕、脉管炎等。

（4）辨西医之病，特异治疗。在辨西医病的基础上，将中医方药直接运用于西医诊断之疾病或检测指标，亦是有效途径之一，如对乙肝、甲亢、免疫性不育、淋病等的治疗。有的在辨病基础上还需按病变或病理分期，应该将客观指标通过科学实验观察总结出来，使之归于中医诊疗体系之中。近年通过大量的临床与实验研究，出现了许多特异治疗的方药，如中药降脂、降酶、降浊等；不少中医老大夫也在这方面做出努力和探索，如用爵床治蛋白尿，全蝎、雷丸治脑囊虫，蒲黄降脂，五味子降酶，生大黄治上消化道出血等。方有专用、药有专司的专方专药，与辨证论治并行不悖、相辅相成。在对男性疾病的治疗中也得到了充分体现。如用中药脱敏汤治疗免疫性不育主要是脱敏治疗。近年创造出一大批具有高效、速效的方药，如靛玉红治疗慢性细胞性白血病；雷公藤制剂治疗结缔组织疾病；醒脑静用于高热神昏；柴胡制剂用于退热；生脉针、参附针用以抢救休克；冠心苏合丸、速效救心丸用于心绞痛；水蛭制剂用于脑卒中等，都有较好疗效。

本人认为，对中药的使用，有的情况下要讲归经、升降浮沉，有的情况下要讲该药的特性和专长。古人也是如此，如桂枝治心动悸、脐下悸就是其长，威灵仙治鱼鲠便是其长。现代临床针对某些病理指标及病原体探索中药疗效，不要大惊小怪。探索与筛选针对疾病和症状的特殊疗效，同样是医疗的目的。

> 中医自古以来，你不是讲中医的内在规律吗？他内在的规律就是要包含辨病。
>
> 中医没有的病可以参照西医的病，中医有的病还是依照自己古有的。
>
> ——王　琦

（二）辨证论治

辨证论治：是分析辨认疾病证候，确立相应治疗的方法。

在中医学的发展过程中，历代医家针对各类不同疾病的特点，创立了多种辨证方法。这些辨证方法各有特点又互有联系，是中医诊治体系的重要组成部分。

辨证与辨病结合，病与证有如下四个关系：

1. 病是第一层次，证是第二层次

每一具体病名是医学上对具体疾病全过程的特点（如病因、病机、主要临床表现）与规律（如演变趋势、转归预后等）所作的病理性概括与抽象，是对该具体病变的本质性认识，先立病，后分证，乃诊疗之次弟；病为纲，证为目，乃病证之格局。朱肱《南阳活人书》说："因名识病，因病识证，如暗得明，胸中晓然，反复疑虑，而处病不差矣。"现代已故名医赵锡武先生对病证关系说得更为具体："有病始有证，而证必附于病，若舍病谈证，则皮之不存，毛将焉附？"

2. 病规定证，证从属于病

病的本质一般规定着证的表现和证的变动。徐灵胎说，"证者，病之所见也"，疾病有一定的发展变化过程，在疾病演变过程中，由于受各种因素的影响，可出现各种不同的证，但这些证候不是固定不变的，而是随着病情的变化而变化，受着疾病基本病理变化过程的制约和影响。同病异治、异病同治，是以证为核心，是中医诊疗重要特色，同一疾病存在不同个体差异性或不同阶段可表现为不同证候，因而可采取不同治法，但作为一个具体疾病，有其特定的病因与发展规律，规定着治疗方向，因而必有贯穿始终的治疗大法。如果只强调"异"的一面，偏离了对疾病本质的治疗，就要产生失误。如肺痨本质是痨虫感染，尽管可以出现肺阴亏损、阴虚火旺等证候，但仅滋阴润肺而不杀虫就不行；就异病同治而言，也不能只强调同的一面，麻疹、乙脑、肺炎都可以出现表证，而都治法各异。高血压病、更年期综合征、甲亢等疾病都可以表现为肝阳上亢，但高血压易化风化火，更年期综合征多水亏火旺，甲亢多痰气交结、郁而化火，异病同证，同中有异。湿热下注证可见于淋证、阴囊湿疹或女子带下增多，治疗也是不同的。

3. 病是整体，证是局部

临床上明确病名的诊断，便可根据该病的一般规律把握全局，有利于对该病本质的认识和辨证论治。如中风病，有先兆、卒中、恢复期、偏枯全过程，而诸种证候只是不同发病时期的表现，辨证时要有全局观点并预测其变化与后果。

4. 病贯始终，证是阶段

病名代表该具体疾病病理变化全过程的特点与规律；证代表疾病当前所处阶段的病理状态。只能反映疾病过程中全部病机的一部分，因而也就不是病机实体的全部信息，只是呈现的一个横断面。如中风病可分三个阶段，平素常出现头晕头痛，肢麻时作以及一时性语塞等为中风先兆，乃由肝肾阴虚，则为卒中，系肝风夹痰、夹瘀、气血上逆、蒙蔽清窍而成；神清之后，往往脉络瘀阻，表现为半身不遂、口眼歪斜、语言不利等中风后遗症，此病出现了几个不同阶段的表现和证候，但都沿着肝风夹痰夹瘀、上蒙清窍阻络的基本病机规律发展和变化。

病证结合包括两个方面：西医辨病与中医辨证结合，中医辨病与中医辨证结合。此时证是一标准化的证，而每一种病又是由几种标准化证组成的复合体，还要列出他的潜证、兼证、并发症，做到局部与全身相结合，辨病与专方专药的应用与分型论治相结合。

进行微观辨证：现代科学技术如激光、超声波、CT、磁共振等，都可在中医理论指导下，成为对中医有用的仪器，用微观指标认识与辨别证候，弥补了宏观辨证的不足，有助于中医研究的深入。

（三）辨症状论治

对症治疗也是中医临床的重要组成部分。"症"是指症状和体征，对症治疗是指以症状和体征为主要治疗对象，而采取的针对性的治疗措施。有人将对症治疗讥之为"头痛医头，脚痛医脚"，殊不知中医学中蕴藏着许多对症治疗的良方。《肘后备急方》《千金要方》《外台秘要》《本草纲目》中均记载着相当数量的民间草方验方，最著名当推清代《串雅内编》及《串雅外编》。云南白药治出血，六神丸治咽痛更是久用不衰。中医临床需要高效的即刻平喘药、即刻止痛药、即刻止血药，而目前这些方法可惜太少[1]。

症状是审察疾病的组成部分，分析症状的特点及其主症兼症，发现新的特异症状，寻求新的对症治疗方法，增强中医应急处理能力，在急症救治中尤有意义。钱三旗氏认为，辨证治疗在一般情况下，当处于病证的从属地位，但当症状危急时，则上升为主要矛盾。对症治疗适用于下列情况：①症状较为局限未对机体的整体功能造成影响的时候；②某些症状较为突出影响到疾病证候的发展规律，可以标本兼顾，甚至急则治其标；③现代微观体征的治疗。由此可见，在特定情况下，头痛医头、脚痛医脚、止汗、平喘、

---

[1] 王琦.辨证论治并非普遍法则[N].健康报，1994-03-04（2）

止血、止泻、退烧、止痛的对症辨治也必须加以重视。

（四）辨体论治

以疾病为系统，研究如何根据体质的差异恰当地选择药物的种类和用药剂量；以体质为背景研究用药物改善病理性体质，有助于未病先防和治病求本。辨体论治将有助于减少药物的不良反应和增强治疗效果。许多遗传性疾病、过敏性疾病与体质关系尤大。以过敏性疾病而言，过敏反应的发生与过敏体质有关。所谓过敏体质，是指与正常体质相比较，易发生过敏性疾病的一种病理体质，所以防治过敏性疾病的关键并不是一个病一个证的治疗，而是通过改善、纠正过敏体质，调节免疫机能，才能真正消除过敏性疾病对人们的危害。同一个人处于不同生理时期而诊治有别，如青春期宫血、更年期宫血等。朝医"四象医学"，以及藏医以培根、龙、赤巴分体而治等均体现了辨体思想。其强调不仅要治人的"病"，更要重视治病的"人"。

（五）辨时论治

即以生物节律、时间节律的理论为依据，按年、季、月、日、时不同节律进行诊断、治疗。以年而言，如"乙脑"在不同年份中有属暑湿、湿温之异，而分别采用白虎汤或通阳利湿法取效；以季而言，如"苦夏"则由于季节性因素致病；以月而言，则有按月经节律周期分别用方；以日而言，阳虚崩漏多见上午，需助阳摄血；时间中医药理学为中药临床应用提供了时辰择药依据，子午流注针法就是中医时间治疗学中最突出的部分。

（六）经络辨病

《灵枢·经脉》对各经是动病所生病皆有描述，如心经有异常则会在循行部位上出现相应病证。而络病治以放血、燔针、灸熨、微针、按摩等。

事物本身是复杂、多元、交叉的，如果以单一的思维去认识事物，往往会陷入片面，难以窥探事物的全貌。中医临床也应采取多元思维结构的方式，才会更全面地了解疾病复杂的全貌，从而产生与之适应的新的辨病辨证知识系统。确立新的诊疗体系是中医临床医学建设的基础工作，也是一项系统工程，是一项长期艰巨的任务，需要一个病种一个病种去做，可能需要几代人努力。但我们深信，一个以传统方法与现代方法相结合的，既能充分反映中医特色又建立在科学规范基础上的新的中医诊疗体系必将诞生。

二、"辨体－辨病－辨证诊疗模式"的建立[1]

中医临床医学的发展必须遵循自身的发展规律，建立辨体－辨病－辨证诊疗模式，发挥其综合优势，开辟新的前景。在辨体－辨病－辨证诊疗模式中，以辨体论治为核心。

（一）辨体论治的概念与意义

1. 辨体论治的概念

"体"是体质。辨体论治即以人的体质为认知对象，从体质状态及不同体质分类的特性，把握其健康与疾病的整体要素与个体差异，制定防治原则，选择相应的治疗、预防、养生方法，从而进行"因人制宜"的干预措施。辨体质状态，包括辨体质的强弱胖瘦、年龄长幼，南北居处、奉养优劣等，其中包括人体的肤色、形态、举止、饮食习惯、性格心理以及对季节气候地域变更的适应性等；辨体质分类，主要对阴虚之体、阳虚之体、气虚之体、痰湿之体等不同体质的区别，或补其阴，或温其阳，或益其气，或利其湿等，以恢复其阴阳平衡，实即治本之意。如曾治一患者：李某，女，12 岁。体质瘦弱，体重30kg 左右，纳差，夜难入睡，喜静少动，幼时常患感冒，脉弱苔薄。余无特殊疾病。遂以参苓白术散调体健脾，体重增至 36.5kg，纳眠均得改善。六月后，又来复诊。体重增加到 39.5kg，并且在此段时间一直都没感冒。

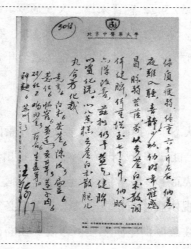

图 3-4　王琦临诊辨体论治医案　　　　　　（处方 1）

---

[1] 王琦.论辨体论治及辨体－辨病－辨证诊疗模式的建立 [J].中医药学术发展大会论文集，89-95

处方1（图3-4）：李某，女，12岁。体质瘦弱，体重30kg左右，纳差，夜难入睡，喜静少动，幼时常罹感冒，脉弱苔薄，前以参苓白术散调体健脾，体重增至36.5kg，纳、眠不得改善，兹拟仍予益气健脾以资化源，以八燕糕、参苓白术散、肥儿丸合方化裁。党参6g，白术6g，茯苓6g，陈皮3g，扁豆6g，薏仁6g，怀山药6g，黄连3g，炙甘草3g，莲子6g，砂仁2g（后下），鸡内金3g，百合6g，生麦芽10g，神曲10g，苏叶3g。

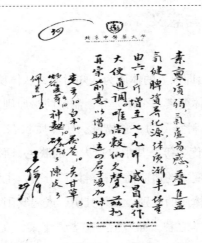

图3-5 王琦临诊辨体论治医案 （处方2）

处方2（图3-5）：李某，女，12岁。素禀质弱，气虚易感，叠进益气健脾资养化源，体质渐丰，体重由30kg增至39.5kg，感冒未作，大便通调。唯尚谷纳欠佳，兹拟再宗前意以增助运，四君子汤加味。处方：党参10g，白术10g，茯苓10g，炙甘草3g，炒谷麦、芽各10g，神曲10g，砂仁3g（后下），陈皮3g、佩兰叶6g。

2. 辨体论治的意义

（1）诊断学上的意义

①辨体质把握人的整体状态，为诊断学的首要大法。《素问·经脉别论》说："诊病之道，观人勇怯，从骨肉皮肤，能知其情，以为诊法也。"指出诊病最重要的理论是观察人体强弱，骨肉和皮肤形态，从而了解病情是诊断上的大法。《素问·疏五过论》强调诊病须先明其体质，而临床不重视体质诊断是重要失误。医生必须全面了解病人的社会、生活、精神、体质状态，若不注意区别体质肥瘦、寒温、强弱，不注意区别劳逸，仅凭诊脉治病就会惑乱不明，产生诊断上的过失。

②不同体质皆有各自的特征，并可通过寒热燥湿偏胜的表现构成诊断学上的特点。陆晋笙认为，人的体质有湿热、燥热、寒湿、寒燥4种。这四种体质的人，"平者无病"，太过、偏胜则能成病，发病后其症状与体征表现也自不同。病理上有"湿从热化""热从

湿化""阴损及阳""阳损及阴"等变化。一般阳盛多病燥，阴盛善病湿；阳盛者，每多湿从热化，阴盛者，每多热从湿化。

（2）病因学上的意义

①重视禀赋体质可拓宽中医病因学的内容，深化对疾病防治的认识。不同个体的体质特征分别具有各自不同的遗传背景，这种由遗传背景所决定的体质差异，是作为个体体质特征相对稳定性的一个重要条件。同时，它与体质的强弱、许多特定疾病的产生有着密切的关系，既往中医教材在病因学上多强调外感病因为六淫、疠气，内伤病因为七情、劳逸过度、饮食失宜，其他病因为外伤、虫兽伤、寄生虫等，对先天禀赋体质因素较少论及。任继学教授对辨禀赋体质的重要性有专门论述，禀赋强弱不同，受病亦异。

②对遗传性疾病、过敏性疾病及胎传等将拓展新的认识。《医学遗传学》对健康与疾病的定义是，所谓健康（health），即是受人体遗传结构控制的代谢方式与人体的周围环境保持平衡。遗传结构的缺陷或周围环境的显著改变都能打破这种平衡，这就意味着疾病（disease，disorder，illness）。截至1998年，列入人类基因和遗传病目录的已达8587位点条目。因此，面对这样庞大的领域必须从体质遗传角度寻求新的认知。

有关研究表明，过敏体质是导致变态反应的内在溯因，与父母的遗传密切相关。近年来变态反应学界亦正在考虑采用非特异的手段以达到改变病人过敏体质的问题。如考虑以扶正培本、益气补肾法治疗支气管哮喘，以活血化瘀治疗新生儿溶血，以中药"过敏煎"来控制实验性过敏休克等。干祖望曾在《耳鼻喉科医案选粹》中提出"异亲过敏"易对花粉及青霉素过敏，并提出用截敏汤（茜草、紫草、旱莲草、豨莶草、蝉蜕、徐长卿、地龙、乌梅组成）治疗鼻鼽，用脱敏禽肺法，用于禀质特异，异气刺激咽喉引动的肺气上逆。

（3）病机学上的意义

①体质类型决定对病邪的易感性和病变过程中的倾向性。《灵枢·五变》曰："肉不坚，腠理疏，则善病风。""粗理而肉不坚者，善病痹。"说明某种体质状态与类型与某种病邪之间有着内在联系。清代吴德汉在《医理辑要·锦囊觉后编》中说，"要知易风为病者，表气素虚；易寒为病者，阳气素弱"。表明不同体质特征在很大程度上决定着个体对某种病邪的易感性，体现着体质特点。临床上，肥人多中风、瘦人易咳嗽等均证明这一点。

②体质因素参与并影响不同证候与病机的形成。证候类型通常由病邪、病性、病位、病势等综合形成，而个体体质可通过参与正邪斗争过程、改变正邪力量对比产生影响。如阳虚体质者易形成虚寒病机，阴虚体质者易形成虚热病机，痰湿体质者易形成精微物质运化失常病机，血瘀体质者易形成气滞、血瘀病机等。

此外，感受同样的病邪或在相同的病因作用下，由于体质因素影响可表现为不同的病机和证型。《素问·痹论》在解释同样感受风寒湿邪而患痹病，即有寒痹、湿痹、热痹等不同，说明患者体质在阴阳盛衰上的差异及其对相应病邪的不同作用。明代沈朗仲《病机汇论》说："肥人多中，以气盛于外而歉于内也。瘦人亦有中者，以阴气偏虚，而火暴逆也。治肥人之风，以理气治痰为急，治瘦人之风，以养阴清热为先。"

③体质特性影响着病程与转归：人体受邪致病之后，疾病的发展、变化、转归常随体质差异呈现不同态势。一是体质偏性同其病邪、病性相同，则二者相互助长，如阳虚体质者易感受寒邪或湿邪，阴虚体质者易感受热邪或燥邪，与相应病邪之间存在同气相求而加剧病势。二是体质特性同其病邪、病性相反，则可抑制病邪，减轻病情，如阳盛体质感受寒邪，病轻易愈。邪气入侵人体，则随人的阴阳、寒热、虚实等不同体质而发生性质转化。三是体质特性同其病邪、病性既非同类，又不完全相反，相互结合为病，导致病情缠绵和病程迁延。

（4）治疗学上意义

在治疗中，立法处方要考虑到致病因素和人体的体质状况。既要有效治疗疾病，调整体质之偏，又要尽量避免针药对体质的不良影响，蒲辅周氏强调："治病不可见病不见人，只重外因（病邪），不重内因（正气），鲜有导致正气伤而邪气不服的。"因此，体质状态是确定治疗原则须首先关注的内容。

①治病求本，体质为本：张景岳在《景岳全书·卷之四十四》中说："当识因人因证之辨。盖人者，本也；证者，标也。证随人见，成效所由。故当以人为先，因证次之。"《医门法律》所谓"故凡治病者，在必求于本，或本于阴，或本于阳，知病之由，缘生而直取之，乃为善治"，说明治本即是求其阴阳动静、失衡的倾向性而治，而体质的阴阳偏颇，证候类型无不系于体质。因此，从某种意义上说，治本即是"治体"。

徐灵胎在《医学源流论·病同人异论》中深刻指出："天下有同此一病，治此则效，治彼则不效，且不唯无效，而反有大害者，何也？则以病同而人异也。夫七情、六淫之感不殊，而受感之人各殊，或气体有强弱，质性有阴阳，生长有南北，性情有刚柔，筋骨有坚脆，肢体有劳逸，年力有老少，奉养有膏粱藜藿之殊，心境有忧劳和乐之别，更加天时有寒暖之不同，受病有深浅之各异，一概施治，则病情虽中，而于人之气体，迥乎相反，则利害亦相反矣。故医者必细审其人之种种不同，而后轻重、缓急、大小、先后之法，因之而定。《内经》言之极详，既针灸及外科之治法尽然，故凡治病者，皆当如是审察也。"

江苏孟河名医费绳甫先生临床中亦十分强调先辨体后辨病。浙江名医魏长春则在《仁斋医学笔记》中强调，处方用药必须注意体质的寒热属性，寒体患外感热病，用药切忌过分寒凉，以免外感病热退后阳分受伤；并宜预加一二味照顾病者体质的药物，务使愈后勿留后遗症。由此可见，立法处方充分考虑体质因素，是"治病求本"的具体体现。调节体质，改善体质状况对疾病的治疗起着重要的作用。

②体现个体化诊疗思想：由于体质差异，不同民族、地域的人对药物的耐受性和反应性不一，因而用药、剂量有差异，药物效应与毒副作用也不同。针刺手法的轻重亦因体质而异。

③突出体质与相关疾病的治疗思想：如遗传性疾病、代谢性疾病、过敏性疾病、先天性疾病、免疫性疾病、心身疾病等。某些特殊体质类型是相关疾病发生的主要因素，痰湿体质与疾病相关性研究结果，证实了痰湿体质与高脂血症、冠心病、糖尿病、脑卒中的发生相关，辨体论治为这些疾病的诊治提供了新的思路与方法。改善体质对早期预防、提高疗效、降低发病率和死亡率，均有重要意义。

④揭示同病异治、异病同治的物质基础：当同一种疾病在某一阶段为体质个性所左右时，就会表现为不同的证，采取不同的治法，谓之"同病异治"。如相同的环境，相同的时令，同感风寒而致咳嗽，除具有咳嗽、咯痰、寒热等共同症状外，在阳热偏亢之体，则会出现咳黄黏痰，口渴咽痛，苔薄黄，脉浮数等症状；在阴寒偏盛之体，则会见咳痰清稀，脉浮等症状；而素体脾虚湿困之人，则会见咳痰量多，胸痞肢重等症，此证随体质而化，故有同病异治之法。而糖尿病、高血压、高血脂、冠心病、脑卒中是与肥胖有关的"五病代谢综合征"，与痰湿体质有内在关联，成为发病的共同基础，这些不同的疾病在某一阶段为体质共性所影响时，就会产生相同的病理变化，表现为相同的证，在治疗上则采用相同的方法进行治疗，谓之"异病同治"。

⑤通过体质类型预测疾病发展趋势，及早干预以杜其变：《灵枢·阴阳二十五人》曰"其肥而泽者，血气有余；肥而不泽者，气有余、血不足；瘦而无泽者，气血俱不足。审察其形气有余不足而调之，可以知逆顺矣"。这里指出通过肥、瘦、泽、不泽及形气的有余或不足的体质类型，可以推测疾病的逆顺预后。

（二）辨体－辨病－辨证模式的建立

1. 辨体、辨病、辨证的综合应用

辨体所指向的目标主要是"人"，将人作为研究的主体；而辨证的指向目标是"病"，将疾病某一阶段的病理特点与规律作为研究的主体；辨病的研究指向目标则是疾病全过程的病理特点与规律。体质主要阐述某个体区别于他人的形态结构、生理机能和心理状态，以及具有相同体质类型的人对某些疾病的易罹性和疾病发展倾向性等方面的共同特点；而证主要阐述某一疾病在发展变化过程中，某一阶段的病因、病位、病性、邪正关

系等方面的机体反应状态区别于其他疾病的特点；病则注重从贯穿疾病始终的根本矛盾上认识病情。由此可见，体质和证、病分别侧重于从人体与疾病两个不同的角度说明机体的生理或病理状态。正由于"体质""证型""疾病"对个体所患疾病本质反映的侧重面有所不同，所以中医学强调要"辨体""辨病""辨证"相结合，从而有利于对疾病本质的全面认识。临床诊疗过程中，面对各种各样的复杂生命现象，我们要用"三只眼睛"来辨识疾病，即用"一只眼睛"看辨体，根据患者的体质状态与特征寻求发病与治疗规律；用"一只眼睛"看辨病，把握疾病全过程的病理特点和规律；再用"一只眼睛"看辨证，掌握疾病某一阶段的病理特点和规律（图3-6）。

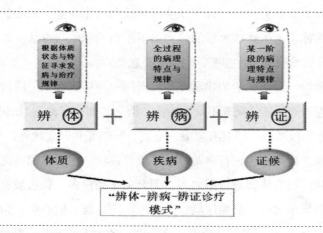

图3-6 "辨体－辨病－辨证"诊疗模式图

2. 以"辨体论治"带动中医诊疗体系的创新

依据新的医学实践进行学术创新，是中医学持续发展的源泉和需要。"辨证论治"作为中医诊疗主要方法，得到广泛运用。但中医学的诊疗思想和方法是多元丰富的，面对临床上遇到的种种困惑，人们重新反思目前较为单一的诊疗格局。既要发挥中医辨证、辨病论治的优势，更应从疾病的本质、所患病之人的体质特征上去寻找发病规律、病变特点，注意辨体用方，辨体用药及其宜忌，使治疗更具有全面性。

辨体论治丰富了临床诊疗体系，特别是对与体质相关疾病的诊治和预防、亚健康的干预具有独特优势。体质类型的不同，使机体对某种致病因子或疾病有着不同的易感性，从而形成特定的体质类型易患特定的病。而不同体质的人对病邪的反应不同，从而导致产生不同的证候、影响着疾病的转归和愈后。因此，不管从疾病的预防和治疗，从健康的维护和促进等方面来看，人作为这个主体，其体质特征决定着或影响这些方面。只有明确所面对的人，然后再根据这些特征去分析这个特定主体所患的病，进行所需的干预措施。

中医体质学说认为，体质是相对稳定的个性特征，具有可调性，方剂是改善体质的重要手段。中医药的整体调节作用不仅表现在影响疾病的病理过程，而且表现在对体质偏颇有良好改善作用。现代临床观察和药理实验已初步验证了体质可调性的设想。改善体质将是中医学防治疾病的新途径，在方药研究方面也有可能产生新的思路与成果。

三、"辨体－辨病－辨证诊疗模式"的意义[1]

"辨体－辨病－辨证诊疗模式"发微于理论，彰显于临证，具有深刻的理论内涵，适应纷繁复杂的临床实际，值得进一步研究、探索和验证。我们在了解、掌握和应用"辨体－辨病－辨证诊疗模式"的同时，从中还可以得到如下几点启示：

（一）体现以人为本、因人制宜

"以人为本"是关于人的全面发展的基本观点，"因人制宜"是中医学研究人体健康与疾病及其干预措施的重要学术思想。"辨体－辨病－辨证诊疗模式"尤其是辨体论治，在病、证与人体交叉的体系中，体现了"以人为本"和"因人制宜"的思想。

（二）诠释同病异治、异病同治

临床实践中，同一种疾病，由于患病个体体质差异，可以出现各种不同的临床类型；另一方面，即使不同疾病，由于患者的体质在某些方面有共同点，往往出现相同或类似的病理机转和临床类型，从这种意义上说，体质是产生"证"的重要物质基础，所谓"同病异证"和"异病同证"，在很大程度上可以用体质学说加以认识和解释。

（三）拓展临床思维空间，丰富临床诊疗体系

长期以来，中医临床思维局限，理论覆盖不全，解释临床新事物的能力不足。"辨体－辨病－辨证诊疗模式"的建立，虽不能赅尽临床需求的全部，但对于突破辨证论治思维定势，拓展临床思维空间，充实和丰富临床诊疗体系，无疑是具有重大启发和重要价值的。

---

[1] 靳琦.王琦"辨体－辨病－辨证诊疗模式"的理论要素与临床应用[J].北京中医药大学学报，2006，29（1）：41-45，55

四、"辨体－辨病－辨证诊疗模式"的科学内涵[1][2]

"辨体－辨病－辨证诊疗模式"是以体质、疾病、证候之间的内在联系为前提，将辨体、辨病、辨证相结合，进行综合运用的一种临床诊疗模式。是基于体质理论构建、临床实践和科学实验的总结和升华。其以辨体论治为基础和根本，以"体病相关"和"体质可调"理论为依据，拓展临床思维空间，适应多元复杂的临床要求。"辨体－辨病－辨证诊疗模式"的核心是辨体论治。

（一）辨体论治说

中医学历来强调因人制宜，重视个体体质差异因素在疾病发生、发展中的作用。辨体论治就是在对不同体质进行分析的基础上，开展临床诊疗的具体应用。即以人的体质为认知对象，从体质状态及不同体质类型的特性，把握其健康与疾病的整体要素与个体差异，制定防治原则，选择相应的治疗、预防、养生、康复方法，从而进行"因人制宜"的干预措施。辨体，包括辨体质状态和辨体质类型两个方面。

辨体论治的依据是"体病相关""体质可调"。王琦教授在提出体质的四个基本原理即"生命过程论""形神相关论""环境制约论""禀赋遗传论"的基础上，经过理性思维和临床实践，结合从事科研工作的过程，又提出"体质为本，心身构成，体病相关，可分可调"假说，由此导出体质"新四论"，即："体质可分论"——体质可以客观分类；"心身构成论"——体质是特定躯体素质和一定心理素质的综合体；"体病相关论"——体质类型影响疾病发生、发展趋势；"体质可调论"——通过干预可以调节偏颇体质。关于体质与疾病的内在联系，通过大样本临床流行病学调查证明，体质决定着人体对某种治病因子的易感性和对某种疾病的易罹性，并决定机体反应性而影响疾病性质和病理过程及转归。以痰湿体质为例，以王琦教授为首的课题组在研究中发现，痰湿体质与单纯性肥胖、高脂血症、糖尿病、冠心病、中风病、痛风等的发生呈明显的相关性；痰湿体质组的血脂、血糖水平显著高于非痰湿组和正常人，血液流变学等指标也表现异常。这些结果表明，体质与疾病及其病理基础具有相关性。关于体质的可变性及可调性，王琦教授开展的体质干预研究发现，中药化痰祛湿方能有效调节肥胖人痰湿体质的脂代谢；中药过敏康胶囊可降低抗原特异性 IgE，抑制肥大细胞释放组胺，改善过敏体质。这些研究成

---

[1] 靳琦.王琦"辨体－辨病－辨证诊疗模式"的理论要素与临床应用［J］.北京中医药大学学报，2006，29（1）：41-45，55

[2] 王琦，高京宏.体质与证候的关系及临床创新思维［J］.中医药学刊，2005，23（3）：389-392

果，均表明体质可以干预和调节。

由于体质与疾病相关，且可变、可调，为辨体论治的实施提供了证据，是辨体论治的理论基础。通过辨体不仅可以判定体质类型，把握其发病趋势，同时对明确疾病性质、制定治疗原则，指导临床用药等，都具有重要意义。

（二）辨体与辨证

1. 辨体与辨证的关系

辨体与辨证是两个密切相关，但又处于不同层次的认知模式，二者之间的关系，首先表现在体质与证候的联系与区别。体质是个体相对稳定的生理特性，是正气在个体的特殊存在形式。证候是个体患病后正邪交争的动态性、阶段性表现。体质与证候的关系表现在，一方面，特殊体质所发生的证候源于特定的体质基础。由于体质的先天禀赋因素，可以直接形成某些遗传性或过敏性证候，如过敏性疾病出现的各种证候都是以过敏体质为基础的。另一方面，体质的特异性往往决定着对某些致病因素的易感性和发病后病变类型的倾向性，从而影响着疾病的证候类型，如阳虚、痰湿体质易感受寒湿之邪，阴虚、湿热体质易感受温热之邪，气郁、血瘀体质易伤于七情等，故其证候各不相同。即使感受同一种致病因素，由于体质的不同，邪随体化，也会表现出不同的证候。《伤寒论》中少阴寒化与热化，其实质也是体质从化的结果。相反，即使感受不同的致病因素，由于体质相同，邪随体化，有时也会表现出相同的证候，如有些湿热体质之人，虽感受不同外邪，但均易表现为风热表证。以上均说明不同的证候表现与体质密切相关。

2. 辨体与辨证结合的临床创新思维

（1）辨体辨证，判断病性

临床诊疗实践中通过对体质类型的辨别分析，再结合证候特点和症状表现，能够为判断疾病性质提供更好的依据。这一点在《素问·经脉别论》即有论述，曰："诊病之道，观人勇怯骨肉皮肤，能知其情，以为诊法也。"是说诊病时要观察病人的体格形态和心理特点，目的是分析此人的体质特点。另外尚需了解社会环境对人体质的影响，《素问·疏五过论》曰："圣人之治病也，必知天地阴阳，从容之事，以明经道；贵贱贫富，各异品理；问年少长，勇怯之理；审于部分，知病本始。"《素问·征四失论》还曰："诊不知阴阳逆从之理，不适贫富贵贱之居，坐之薄厚，形之寒温，不适饮食之宜，不别人之勇怯，不知比类，足以自乱，不足以自明。"以上说明在诊疗过程中，辨别体质因素是非常重要的，是诊断疾病的重要依据。临床中不仅需要了解疾病以外的因素对病人体质的影响，还要了解疾病本身对病人体质的影响。例如久病之后，或大病初愈，复感外邪。此时尽管邪气盛实，但体虚在前，证候病机或为虚证，或虚实夹杂。在治疗时，如需攻邪，必须攻补兼施，勿伤正气。吴又可指出，临证"但要谅人之虚实，度邪之轻重，察病之缓急，揣邪离膜原之多寡，然后药不空投，投药无太过不及之弊"，把"谅人虚实"视为首要。

不同的人，同发一症，但证候表现寒热虚实之分不明显，此时辨别体质类型，可以准确判断疾病性质。因为体质不同，证候就可能具有相对的特异性。如头痛一症，患者在发病前后并无明显变化，发病之时亦无明显兼症，但病人体质类型的差异，可以提供诊断依据。如患者属阳虚体质，与他人同受风寒，而阳虚者病发头痛，此为阳虚复感外邪，证属虚实夹杂，此时治疗宜温阳散寒止痛。

（2）辨证辨体，把握先机

分析体质因素在疾病过程中的主导作用，可以预先判断疾病的发展趋势，为治疗争取时间。机体抗病能力大小，体内正气的强弱，是某种体质与某种致病因素互相抗争结果的一方面体现。若素日体质正常，气血阴阳平衡，则正气较盛，抗病能力较强。若素日体质表现为阴虚、阳虚等气血阴阳偏颇，则正气较弱，抗病能力不强。因此，体质状态对疾病的抵御能力与患者康复能力和预后有很大关系。《灵枢·论痛》："人之病或同时而伤，或易已，或难已，其故何如？少俞曰：同时而伤，其身多热者易已，多寒者难已。"说明体质差异，导致了病性和转归的不同。平素体质正常，抗病能力较强，正气盛者，病易康复，"虽误治，未必先死"（清代吴又可《温疫论·妄投寒凉药论》）。但若素体阳虚、或阴虚，不能胜邪，则病多危重，"凡人大劳、大欲，及大病、久病后，气血两虚，阴阳并竭，名为四损。当此之际，忽又加疫，邪气虽轻，并为难治，以正气先亏，邪自内陷"。（《温疫论·四损不可正治》）。另外，体质"素亏者易损，素实者易复"和"元气胜病为易治，病胜元气为难治"（《温疫论·四损不可正治》）在《温疫初起》篇中，更进一步指出："凡元气胜者毒易传化，元气薄者邪不易化，即不易传。设遇他病先亏，适又微疫能感不能化，安望其传？不传则邪不去，不去则病不瘳。"由此可见，体质偏颇的多少、正气的盛衰与疾病的转归是密切相关的。《灵枢·寿夭刚柔》还曰："必明乎立形定气，而后以临病人，决生死。"明确指出临证之时，首先确定形体的强弱，气分的盛衰，然后才能对疾病的预后作出判断。

禀赋较弱的患者，正气不足，抗病及自愈能力较弱，在感邪发病后，则因素日脏腑经络之虚损表现不同而出现不同的临床证候。在《温疫论·下后反痞》篇中，吴氏指出凡素体脾虚，可导致邪气留恋而出现"痞满"之证。在《温疫论·药烦》篇中则指出"中气素亏，不能胜药"者，若误服承气，易致"药烦"，出现"额上汗出，发根燥痒，邪火上炎，手足厥冷，甚则振战心烦。坐卧不安，如狂之状"的临床表现；在《温疫论·虚烦似狂》篇中告诫人们，若元气大虚而感受外邪，"因不胜其邪，元气不能主持"，易出现"虚烦似狂"的危证，临床尤应注意。

（三）辨体与辨病

辨体与辨病的相关关系，主要表现在辨体对辨别疾病的病因、病位、预后具有重要意义。

疾病的病因与体质相关。虽然中医根据病因的来源和发病途径，将病因分为外感六淫、疠气，内伤七情，以及饮食、劳逸、外伤、虫兽伤等各种不同因素，但中医所说的病因并不是单纯的致病因子，而是致病因子与体质相结合的产物。以六淫为例，如同样是在寒冷的冬天，阳虚质的人可能发生痹症，而特禀质的人则可能会出现哮喘。虽然同样是以冬天的寒邪为外在因素，但当寒邪作用于不同的体质时，形成的疾病不同。

疾病的部位与体质相关。《灵枢·寿夭刚柔》说："余闻形有缓急，气有盛衰，骨有大小，肉有坚脆，皮有厚薄。"即不同的个体，其脏腑坚脆、形体胖瘦、器官大小各有不同，而体内阴阳气血津液是构成体质的物质基础。疾病发生的部位与脏腑、组织、形体以及人体阴阳、气血津液的盛衰有关。疾病发生的部位由于个体体质的不同，而产生差异。

疾病的预后与体质相关。体质强壮者，正能胜邪，疾病预后易向好的方面发展；体质虚弱者，正虚邪盛，疾病预后易趋加重，或难治。判别疾病预后，离不开对体质的分析。

（四）辨体与辨病、辨证的关系

辨体与辨病、辨证三者之间，既有区别，又紧密联系，理清其各自特点及相关关系，对于临床运用"辨体－辨病－辨证诊疗模式"具有重要意义。

1. 体质为本，辨证为标

体质在疾病的发生、发展、转归中起着重要作用，制约和影响证候的形成与演变，在病、证、体三者关系中，体质因素是主要矛盾。《景岳全书·卷之四十四》中说："当识因人因证之辨。盖人者，本也；证者，标也。证随人见，成败所由。故当以因人为先，因证次之。若形气本实，则始终皆可治标；若形质原虚，则开手便当顾本。"《医门法律》亦说："故凡治病者，在必求其本，或本于阴，或本于阳，知病所繇生而直取之，乃为善治。"说明治本就是探求患者的阴阳动静、失衡的倾向性而治，即以体质的阴阳偏颇为本。疾病、证候的产生无不系于体质，亦即体质为本，病证为标。

在"辨体－辨病－辨证诊疗模式"中，辨体论治是根本，占有主导地位。随着对健康概念的重新界定，医学研究的重点已从探索"人的病"转向"病的人"，更加强调从人体本身探索如何维护和促进健康。体质是相对稳定的个体特质，是生命现象和疾病产生的基质，同样的疾病在不同的个体中所呈现的症状可能是相同的，但产生这些症状的背景是不同的，治疗当然不尽相同。正如《医学源流论·病同人异论》中所说："天下有同此一病，而治此则效，治彼则不效，且不唯无效而反有大害者，何也？则以病同而人异也。"这就是强调个体诊疗的意义所在，也体现了辨体论治的重要性。

2. 辨体、辨病、辨证各有指向，相互关联，三位一体

辨证论治是中医学的特色和临床诊疗的主要手段，与辨病（中医的"病"和西医的"病"）论治一并为临床所习用。辨证的指向目标是"病"过程中的某一阶段，将疾病某一阶段的病理特点与规律作为研究的主体，是考虑脏腑气血阴阳盛衰的现状及与本次疾病的关联，并概括现阶段疾病对机体所造成的影响；辨病的指向目标则是疾病全过程的病理特点与规律，是对某一疾病发生、发展规律的总体认识，诚如徐灵胎所云："凡病之总者为病。而一病有数症。"而辨体所指向的目标是"人"，将人作为研究的主体，主要诊察形体、禀赋、心理以及地域和奉养君处等对人的影响，亦即人对这些因素的反应。以此分析某类人群脏腑阴阳气血的多少，对某类疾病的易罹性，分析某种体质之人患病后体质对疾病的影响，即疾病发展的倾向性，以及对药物的耐受性等。在患病过程中，体质、疾病、证候三者从不同的角度、不同的层面反映了疾病的本质、规律与特征。而病与证的发生都以体质为背景。若将体质、疾病、证候三者割裂开来，都不能准确把握生命过程中的疾病现象。

由于"体质""疾病""证候"对个体所患疾病本质的反映各有侧重，所以强调"辨体""辨病""辨证"相结合，有利于对疾病本质的全面认识。尽管三者指向不同，但他们又是相互联系，密不可分，归于统一的。因此，辨体、辨病、辨证在临床诊疗中三位一体，缺一不可，由此构成一个完整的诊疗体系，他充分体现了中医临床思维的多元性和复杂性特征。

第四节　中医临床思维诊疗模式在临床中的应用

一、"辨体–辨病–辨证诊疗模式"在临床中的应用[1][2]

（一）"辨体–辨病–辨证诊疗模式"的临床诊疗法度

面对纷繁复杂的临床问题，在具体运用"辨体–辨病–辨证诊疗模式"时，须把握

---

［1］王琦.论辨体论治及辨体–辨病–辨证诊疗模式的建立［J］.中医药学术发展大会论文集，89–95

［2］靳琦.王琦"辨体–辨病–辨证诊疗模式"的理论要素与临床应用［J］.北京中医药大学学报，2006，29（1）：41–45，55

客观现实情况，斟酌权衡，因势利导，或防病重调体，或治病先调体，或治病兼调体，尤其当无证可辨时，调体还可以补偏救弊。总以着眼预防、促进治疗、提高疗效、有利康复为要务。

1. 防病重调体

中医学历来强调"治未病"，即所谓"未病先防""既病防变""病后防复"。而临床中如何做到"治未病""见微知著"，从证、从病的角度考虑往往难以早期把握。体质决定着个体对某种致病因子的易感性及其所产生的病变类型的倾向性，体质还决定着证候的形成与演变，影响疾病的发生、发展与转归，是病、证产生的背景和重要物质基础。如《素问·通评虚实论》指出："消瘅、仆击、偏枯、痿厥、气满发逆，甘肥贵人则高粱之疾也。"临床实践中从体质入手就可预见疾病发展的信息，从而做到尽早发现，及时调理，逆转病程。譬如临床调查表明，痰湿体质者，糖尿病、脑卒中、冠心病、高脂血症、痛风的发生率高于非痰湿体质，通过化痰祛湿法对体质进行调理，可以预防这些疾病的发生。

2. 辨证须辨体

诊察疾病，辨识证候，应时刻不忘顾及体质状态。因为体质与证候既密切相关，又有层次上的差异，需加以辨识。体质是受先天因素、后天因素、社会因素等共同影响而形成的相对稳定的特质，形成与转变相对缓慢。证候是由致病因素及机体对致病因素作出的反应，以及治疗是否合理等方面影响形成的阶段性的现象，在外界因素作用下易产生转变。证候的产生是以体质为基础的，且体质影响证候的性质。因而临床诊疗时，识证须先辨体。诚如《素问·疏五过论》所说："圣人之治病也，必知天地阴阳，从容人事，以明经道；贵贱贫富，各异品理；问年少长，勇怯之理；审于分部，知病本始。"《素问·征四失论》还说："诊不知阴阳逆从之理，不适贫富贵贱之居，坐之薄厚，形之寒温，不适饮食之宜，不别人之勇怯，不知比类，足以自乱，不足以自明。"所以，从体质角度看问题可以把握复杂事物的共性，执简驭繁；从证候角度看问题则能从相同的现象中把握特性，经纬分明。临床辨证时，注意从形体特征、心理特征等方面辨识体质，再与辨证相参，往往能起到事半功倍的效果。

3. 治病先调体

调整体质偏颇不仅可以预防疾病发生，而且对疾病治疗会产生促进作用。当临床诊治病人时，若能考虑到体质因素，从年龄、性别、性格、环境、地域、种族等分析病情，在治疗上结合体质状况采用综合施治手段，从调体入手，可以收效迅捷。如湿热体质者多见热证，阳虚体质者多生内寒，阴虚体质者多生内热等，故湿热之质，治以渗泄；阳虚之质，治以温散；阴虚之质，治以滋柔。如此，临证用药就会缜密而周全，而疗效得以提高。如王琦教授在临床治疗痤疮时，往往根据患者的湿热体质特点，采用甘露消毒丹或枇杷清肺饮调整体质为主，其复发者明显减少。而对于一些体质柔弱，不胜药力者，亦需首先调整体质，待其体质得到调整、正气充盛之后再予治病，否则不但难以起效，还可能因祛邪而伤正。

4. 治病兼调体

在治病过程中，辨证用药的同时兼顾调整体质，对于提高疗效、防止复发具有重要意义。以温病为例，疾病的整个过程，都是正邪相争的过程，因此祛邪是治疗的第一要义，而且必须及时有力。但不可仅着眼于邪气，一定要重视体质，根据体质强弱、类型及邪正消长情况选择治法方药，或先攻后补，或攻补兼施，或先补后攻，或去其宿疾以除邪热之依附，谨察体质而治以提高疗效。王琦教授在临床治疗尿毒症时，常以祛邪排毒为治病的主线索，但治病亦不可不顾体质，调体扶正也是促进患者发挥自身代谢作用的一个重要方面，所以在宣通降浊的同时，阴虚之质者，多配生地、玄参、冬虫夏草；气虚之质者，改加党参、黄芪、白术；痰湿之质者，配用二陈化痰，治病不忘调体，正复则邪易解。

5. 无证可辨，调体入手

中医治病的着眼点是辨证论治，而临床上还可见到疾病的确存在而无证可辨的情况。如不育症，患者主诉无不适，查体无异常，仅在化验时发现抗精子抗体阳性，或精液不液化等。当此之际，据证立法和处方受限，医生束手。对此，若从辨体入手，询其禀赋、居处、习性，察其形体、气质，将辨病与辨体结合，指导临床用药，多能拓展治疗思路和治疗途径，提高疗效。如体形丰满，嗜食肥甘，面多垢腻者，为痰湿质，予化痰祛湿；形体壮实，嗜食辛辣，易生疮疖者，为湿热质，予以清热化湿；形体偏瘦，目赤唇暗，舌有瘀斑者，为瘀血质，治予活血行滞等。

（二）辨体论治的内容与方法

1. 辨体质状态论治

（1）辨先天禀赋论治

不同个体的特征分别具有不同遗传背景，先天禀赋的不同则决定了体质的差异所在。但体质是可以改变的，体质状态变化不仅表现于一个人的先后天，还可以表现于某个时代人群的总体特征，从而在整体上影响其治疗思想。元代朱丹溪力倡阳常有余，阴常不足，因而力主滋阴；而张景岳根据明代人的体质特点提出"阳常不足，阴常有余"，力主人之生气以阳为主，阳气难得而易失，故以温补为主。

（2）辨形、色、气、脉论治

一定体质状态，必通过一定表象反映其特定的信息，形、色、气、脉则是判断体质指导治疗的重要依据。章虚谷在《医门棒喝·人身阴阳体用论》中首先阐述了如何通过形、色、气、脉辨体及其重要性。章氏从阴虚之质、阳虚之质、阴阳两弱之质等分别指出不同体质其形、色、气、脉等方面其有不同的表达特征，形则包括形体胖瘦、肌肉坚松、皮肤苍嫩及耳轮形态；色则包括面之颜色、目之精采；气则包括中气强弱；脉则包括盛、大、弦、软等。而饮食、神智情况亦为重要方面，不同体质在方药的适应性、耐受性上亦有不同，并对辨体用药做了指导性说明，强调"治病之要，首当察人体质之阴阳强弱，而后方能调之使安"。近代名医颜芝馨亦对辨形、色、气、脉以施治有丰富的认识与见解。

> 形、色、气、脉则是判断体质指导治疗的重要依据。辨体要辨形、辨气、辨色、辨脉。辨形就是辨形体结构，如高矮胖瘦；辨气就是辨荣枯泽夭；辨色就是辨颜色、色泽；辨脉是脉诊。
>
> ——王 琦

（3）辨体质阴阳虚实论治

朱丹溪谓"阳常有余，阴常不足"，而张景岳谓"阳常不足，阴常有余"，是不同时代医家对人群体质状态的描述，表达了人群体质变化有时空关系。

清代名医程芝田在《医法心传·论病须察阴脏阳脏平脏论》中指出体质有阴脏、阳脏、平脏三种类型，其成因及饮食冷热之喜恶、大便溏硬之形状及便次多少、口之润燥等表现特点皆有不同，其转归亦异。

程氏强调临床上分清体质情况，为"第一要紧关头"，并将人的体质分阴脏、阳脏、平脏3类。张景岳虽在《藏象别论》中已明确提出，但未作具体阐述，程氏则对这3种不同体质的反应状态、好发病证与发病后的病理变化做了具体的阐发。

近代名医魏长春认为，邪气中人及传化多因人而异，同一病因，同一疾病，由于患者体质的强弱，脏腑之阴阳偏盛，性情的刚柔有别，所见之症状亦各有不同。因此，明辨体质，审察人体的阴阳寒热燥湿，因人、因病、因邪施治，方可获效。病证如与体质相互矛盾者，要知常达变，统筹兼顾。在辨体质阴阳的同时，应审察病证的阴阳，从整体出发，用阴药无损于阳，用阳药无损于阴。

（4）因男女之别施治

由于男女体质、生理特点有所不同，因人施治时也要考虑到男女体质上的差别。根据中医阴阳学说，男子属阳，女子属阴，气属阳，血属阴。男子以气为主，女子以血为主。男子脏腑功能较强，代谢旺盛；女子脏腑功能较弱，代谢偏低；女子性格一般多内向，多愁善感；男子性格外向，心胸开阔，故在治疗中，男子用药剂量一般较重且多峻猛，女子用药多较轻。男子阳旺，要慎用大辛大热之品，以免助阳生火；女子阴盛，要少用寒凉之物。由于男子以阴血为贵，伤阴耗血后要注意滋补阴血；女子以阳气为贵，阳气不足或气随血脱之时，更要注意大补阳气，以温阳益气摄血。另外，妇女由于解剖上有胞宫，生理上有经、孕、产、乳等特点，与肾、肝、脾（胃）三脏及冲、任、督、带脉有密切联系。在病理上以月经失调、血崩、经闭、痛经、阴挺、乳癖、带下、癥瘕等为主要病证，治疗以疏肝健脾、调理气血为主，而男子在生理上有精室，主生精分泌精液，在生殖功能病变中以阳痿、阳强、遗精、早泄、淋浊、房劳、子痈、病痛为主要病证，治疗上以补肾、疏肝为主。

（5）辨年之少长论治

人体脏腑气血的盛衰与年龄密切相关，在生长、发育、壮盛以至衰老、死亡的过程中，脏腑气血由盛而衰，影响着人体生理功能，决定着人的体质，如小儿为"稚阴稚阳"之体，处于脏腑娇嫩状态，而到了老年阶段，脏腑生理功能减退则多转向虚弱状态，认识这些问题对指导治疗有重要意义。《医法心传》对老人小儿病治法曾有专门论述。程氏论述"少气少血"是老人的生理特点，病当阴阳并补为要，而小儿为嫩阳之质，犹当顾护真阳，大寒大苦大辛大热之品皆当慎用。在辨老年体质方面，程氏告诫医家治老年病需考虑老人体质特点，用药宜缓，不可峻投汗下，药宜平和，食养继之。徐灵胎在《慎疾当言·老人治则》中对老年体质为病提出3种方法：一是阳盛注意补阴清火，二是外感宜当逐邪，三是调养宜审阴阳偏颇而使阴平阳秘。

近代名医颜芝馨认为，治疗老年久病着重调养脾胃。指出老年人生机衰减，气血亏乏，患病多属虚，或正虚邪实，当以扶正补虚为前提，但宜顾护脾胃，补而勿滞，毋犯"虚虚实实"之弊。

小儿体质的生理特点是"脏腑娇嫩，形气未充"，所以病理特点是"发病言易，传变迅速，易虚易实"，历代医家根据自身体验，对注意小儿体质特点立方遣药多有所论。

明代医家张景岳对小儿病的治疗认为要抓住其体质特点，在此基础上明确辨证，治疗易为获效。张氏特别强调虚实的重要性，亦指出可从体质强弱、形色、声音、脉息等方面加以区别，在治疗上把握虚实，毋犯正气。《儿科醒》作者提出以望、闻、问、切诊来审察小儿体质，并提出"保护元气"是治疗儿科疾病的关键问题。

蒲辅周氏认为，小儿稚阴稚阳之体，易虚易实，易寒易热化；而阳虚之体，感温亦易寒化。小儿禀赋不足或脾胃阳虚，多易夹食滞，倘急投苦寒药，致伤其阳，乃生变证，此时宜温阳扶正以救逆。蒲老注重望诊，凡肺炎，见体型肥胖者，认为一般多痰湿，舌质淡而苔腻，当予温化；形瘦者常内热津伤，舌质红而苔黄，当主清宣；对胃肠虚弱，或因母乳不足用人工喂饲的，多生食滞，受邪易致肺炎，应透邪外出佐以消导。

（6）辨体质奉养居处不同论治

生活条件及饮食结构对体质的形成有着重要影响，膏粱厚味、养尊处优与饮食粗糙、居处艰苦的人所易罹疾病与治疗大法当有所不同，历代医家对此均十分重视。《儒门事亲·疟》说："贫贱薮菳之人病疟，以饮食疏粝，衣服寒薄，劳力动作，不可与膏粱之人同法而治。"

明代李中梓对张子和用攻法愈病，薛立斋用补法去疾，虽施治各殊，然皆本于体质的思想多有发挥。清代医家张睿亦从生活居住优劣对体质产生的影响，提出富贵之人多内伤，贫穷之人多外感之论，由于膏粱之体气弱肌疏，藜藿之体气实肌坚故在用药上有轻重之别。王孟英提示视病须先察其人之体质以及职业等种种关系，不可以一概论之。

对于富人用补、贫人用攻之说，清代周学海则提出了不同看法。他认为，富贵之人属气血郁滞，正宜疏通，而贫寒之体恒气血不足，当予调补，并应结合情志苦乐全面考虑，这一论点颇符临床实际。

以上各家之论，指出辨体要重视患者社会地位、经济条件、职业、家庭状况、人际关系等，采取相应的治疗法则。用药如此，针刺亦如此。

（7）辨地域体质论治

所谓因地因人制宜，是指按照不同的地域及地理特点，制定适宜的治疗方案。人们生活在不同的地理环境条件下，受着不同水土性质、气候类型、生活习惯等影响而形成了不同体质，如我国南方多湿热，北方多寒燥，东部沿海为海洋性气候，西部内地为大陆气候，因此西北方人形体多壮实，腠理致密；东南方人体质多柔弱，腠理偏疏松，故施方用药因而有异。喻嘉言则对五方治宜要求医家作为医门法律来看待。徐灵胎在《医学源流论·五方异治论》中对不同地域，地理气候、水土风俗与人群体质形成的特点做了说明，并依此指出用药的寒温轻重之别。清代医家王燕昌在《医药·四方之人证治不同》中，指出西北方人，东南方人由于体质不同，故在发汗通便、清热等方面用药有明显的区别。清代医家张睿对方土不同，亲质各异，用药各别多有详论，并以川广服食槟榔为例，说明对其适应性。张氏首先强调治疗疾病，必须先别方土；其次对方土与禀赋的关系，做了辨证的分析，指出："凡疗疾病必须体认南北，细察长幼禀赋，毋得拘方土而抑禀赋，亦不得泥禀赋而浑方土。方土、禀赋、务要别其孰轻孰重、宜补宜泻、可寒可温，而岂得概言南补北泻、南热北寒而已哉？"这一观点，在临床上很有指导意义。

2. 按体质分类论治

（1）气虚质的调体方法

气虚质者多元气虚弱，主要成因在于先天不足、后天失养或病后气亏。方法为培补元气，补气健脾。代表方为四君子汤，补中益气汤。常用药为党参、白术、茯苓、甘草、黄芪、陈皮、大枣等药物。《素问·阴阳应象大论》："形不足者，温之以气；精不足者，补之以味。"这里的"形""精"与"气""味"正是气虚质特征及其培补元气具体调体方法。

（2）阳虚质的调体方法

阳虚质者多元阳不足，宜补肾温阳，益火之源。常用方为金匮肾气丸以及右归丸、斑龙丸、还少丹等，常用药物有熟地黄、山药、山茱萸、枸杞、菟丝子、杜仲、鹿角胶、附子、肉桂等。

（3）阴虚质的调体方法

阴虚质者多真阴不足，其成因与先天本弱，后天久病、失血、积劳伤阴有关，宜滋补肾阴，壮水制火。常用方为六味地黄丸、大补阴丸等，常用药物有熟地黄、山药、山茱萸、丹皮、茯苓、泽泻、桑椹、女贞子等。

（4）痰湿质的调体方法

痰湿质者多脾虚失司，水谷精微运化障碍，以致湿浊留滞，宜健脾利湿，化痰泻浊。代表方为参苓白术散、三子养亲汤等，常用药物有党参、白术、茯苓、炙甘草、山药、扁豆、薏苡仁、砂仁、莲子肉、白芥子、莱菔子、苏子等。

（5）湿热质的调体方法

湿热质者多湿热胶结不解，宜分消湿浊，清泄伏火。代表方为泻黄散、泻青丸、甘露消毒丹等，常用药物有藿香、山栀、石膏、甘草、防风、龙胆草、当归、茵陈蒿、大黄、羌活、苦参、地骨皮、贝母、石斛、麦冬、泽泻等。

（6）血瘀质的调体方法

血瘀质者多血脉瘀滞不畅，多因先天遗传，后天损伤，起居失度，久病血瘀等所致，宜活血祛痛、疏利通络。代表方为桃红四物汤、大黄蛰虫丸等，常用药有桃仁、红花、赤芍、当归、川芎、大黄等。

（7）气郁质的调体方法

气郁质者多气机郁滞。其形成与先天遗传及后天情志所伤有关，宜疏肝行气，开其郁结。代表方为逍遥散、柴胡疏肝散、越鞠丸等，常用药物有柴胡、陈皮、川芎、香附、枳壳、白芍、甘草、当归、薄荷等。

（8）特禀质的调体方法

特禀质者是由于先天性或遗传因素所形成的一种特殊体质状态，如先天性、遗传性的生理缺陷，先天性、遗传性疾病，变态反应性疾病，原发性免疫缺陷等。该体质对季节气候适应能力差，易患花粉症，易引发宿疾，易药物过敏。过敏质者主要是肺气不足，卫表不固，则易致外邪内侵，形成风团、瘾疹、咳喘等。过敏体质宜益气固表、养血消风，代表方为玉屏风散、消风散、过敏煎等，常用药物有黄芪、白术、防风、蝉蜕、乌梅、益母草、当归、生地、黄芩、牡丹皮等。

3. 不同体质之用药宜忌

阴虚体质之人用药宜甘寒清润，忌苦寒沉降、辛热温散，饮食当避辛辣；阳虚体质之人，宜益火温补，忌苦寒泻火、妄伐伤正；气虚体质之人，宜补气培元，忌耗散克伐；气郁体质之人，宜疏肝调气，忌燥热滋补；血瘀体质之人，宜疏通血气，忌固涩收敛；痰湿体质之人，宜健脾化痰，忌阴柔滋补；湿热体质之人，宜清利湿热，忌刚燥温热、甜腻柔润滋补厚味；阴阳平和体质宜视其寒热虚实，权衡补泻施用，忌妄攻补等。

辨体论治以体质为背景研究用药物改善体质之偏性，有利于未病先防和治病求本，亦有助于减少药物的不良反应和增强治疗效果。因个体体质有差异，故对不同性味之药物和针刺治疗则各有宜忌。如以药物气味之偏调治、纠正患者体质阴阳气血之偏，则为用药之所宜；相反，若以药物气味之偏从其体质阴阳气血之偏，则为用药之所忌。吴鞠通在点评章虚谷《医门棒喝·人身阴阳体质论》时说："阴阳体用为人身立命之基，能尽人生之性，始能尽药物之性。尽药物之性，始能治人体之病。故凡临证制方，必先辨其为阴脏，为阳脏，为平脏，量体推断，对证细参，自能药用当而通神。"体质的差异也决定其对针刺疗法有不同宜忌和耐受性。而中医康复医学认为，针对不同的体质类型的人，要采用不同的有针对的康复方案，因人制宜。

4. 体质与方药的耐受性与反应性

（1）个体体质差异与方药的耐受性

人体对药物的耐受性因体质强弱等差异而有区别，不同体质的人对方药剂量之大小的耐受能力不同，年轻体壮者一般可耐受较大剂量，而小儿与老年人则只能耐受较小剂量。

（2）个体差异性与药物反应性

不同体质对药物的应答反应有明显差异。药物的反应性还包括先天因素。

现代医学遗传学对个体与药物的反应性研究已形成新的学科分支。《医学遗传学》指出，人们早就发现，同样剂量的同种药物对同一疾病的不同患者往往具有不同的疗效，所产生的不良反应也有明显差异。这是正常的生物学现象，是人体与药物相互作用造成的，称为个体对药物的特应性。同一种药物之所以对不同个体产生不同的疗效和反应，是因为他们对该药物的吸收、代谢、排出速度及反应性等存在着差异，这种差异无疑会受到环境因素如食物和其它药物的影响，同时也受年龄、性别、营养状况、机体所患疾病及给药方法的影响，但从根本上讲是由个体的遗传基础决定的。

二、中医男科临床思维诊疗模式的变革[1][2][3]

中医男科起步较晚，在面对男科复杂的临床实际，根据学科自身特点，摆脱旧的思维束缚，采取多种思维结构，必然能更全面地反映疾病复杂状态，产生新的知识系统，出现新的模式。

（一）转换思维角度，从现代性学发展获得借鉴

1. 打破传统思维定式，进行更多的思维移植

男性生理病理过程中都存在着动与静这一对矛盾，必须调其偏颇以达平衡。如对"阳强"症，过去认为，以泻火为目标，而事实上，真正的"阴茎异常勃起症"则是由于阴茎海绵体的静脉回流不畅，循环障碍，导致纤维化，发生的血流动力学的变化，如一味的"泻火"是泻不倒的。可喜的是，目前中医男科临床研究已经跳出男科治法重在补肾的框架，或补、或通、或通补结合，思路活跃。其他如专病专方专药的研究，中西医结合的治疗等，均为男科辨治增添了新的内容。如我根据宗筋为肝所主、阳痿多为情志所伤而提出阳痿从肝论治的思想，突破了补肾壮阳的思维定式。其后，许多学者进一步指出肝病致痿的病机有肝气郁结、肝经湿热、肝郁血虚、寒滞肝脉等，并论述了暖肝、补肝、养肝、疏肝及清泻肝经湿热的常用治则，为阳痿治疗提供了新的思路。因肝经通过阴器，故诸如睾丸、附睾、阴茎之病，亦多从肝论治，有人治疗附睾肿大、睾丸疼痛等均用疏肝理气、通络散结之法，所以肝的功能失调，在男科发病学中有重要意义。有人冲破了"肾无实证"之说，论述了"肾实证"的存在和病因病机，并在阳痿、遗精、男性不育症等方面进行了治疗"肾实证"的探讨，指出肾实证同其它所有的实证一样，亦不外施之以"泻"。"泻肾"只是"泻其有余"之邪，而非泻其所藏之精气。从现代性学的研究发展中获得借鉴，对于加强疾病的认识，探索新的治疗思路，提高临床诊治水平，很有帮助。

2. 站在逻辑思维的角度，在实践中加强新疾病的研究

如以艾滋病为代表的性传播疾病，中医古籍中缺乏相关论述。新生事物的出现对中医性学发展带来了新的机遇与挑战。只有站在逻辑思维的角度进行全方位的审视和思考，在实践中加速研究中医性学才能获得长足发展。

[1] 王琦.论中医男科临床的理论思维变革[J].中国性学，1993（3）
[2] 王琦.21世纪中医性医学发展的目标与任务[J].中国中医药发展大会论文集，2001：103-105
[3] 吴少刚.王琦男科学术思想与临床经验[J].北京中医，1999（1）：5-9

（二）加强方法学研究，建立中医男科方法学体系

临床研究与基础研究相结合，吸收现代自然科学方法论思想，利用现代技术手段，建立若干符合中医理论的可用于科学研究的中医病证模型及实验方法，对常见病证指定统一的观察方法和评定标准，开展大样本的临床调研，将流行病学和循证医学方法引入中医性学研究之中，探索构建中医性学方法学体系，促进中医性学临床研究水平的提高。我们在开展黄精赞育胶囊治疗男性不育及疏肝益阳胶囊勃起功能障碍的临床研究中，采用国际通用的多中心、随机、双盲、安慰剂对照法，使研究结构具有说服力。此外，在黄精赞育胶囊的研究中，进行了动物及人类子代的观察（女方围生期检查记录及新生儿6个月后发育的随访）。用中药作人类子代观察，在中国乃至全世界都是第一次，其研究结果将为人类生殖医学提供重要研究线索与依据。

（三）中医男科临床辨证思维模式的变革

事物本身是多角度、多层次的，如果仅以单一思维去展现其面貌，往往陷入片面的僵局。随着男科临床的发展，辨证模式也有了新的发展。王氏指出当前男科临床辨证模式已不仅是一病几型，有的用脏腑辨证分类、病因分类等，不少情况下则采用辨证、辨病、辨证与辨病相结合的方法。如阴茎硬结症、阴茎短小症、尖锐湿疣等，一般不作分类；对于龟头包皮炎，按病变发展分期即一期（红斑期）、二期（渗出期）、三期（溃烂期）分别论治；对阴茎癌，则根据癌体大小程度，有无浸润、转移等病理变化分期；对精液过敏症则按特禀体质诊断等。这一思想丰富了诊疗的思路。

在辨证论治方面，注重宏观与微观、辨病与辨证相结合，并在辨证论治的客观化、标准化方面做了一定的努力。如有人对312例男性不育患者根据其临床表现分为四型：阴虚火旺型（常见症兼精液量少，精子数少，液化时间短，畸形较多）183例；湿热内蕴型（常见症兼精液液化时间长，多呈淡黄色或灰白色，精量多，有时可见到白细胞）36例；命火不足型（常见症兼见精液稀薄清冷，活动力差，或阳痿不举）45例；气滞血瘀型（常见症兼见精子畸形多或无精虫或死精，或数目极少，或经用其他方法无效者）48例。这种分类法将辨证与有关化验指标进行参照，不失为一种新的探索。有的注意到在辨病的前提下局部病变与辨证结合。如有人将前列腺腺体病变分为：①腺体饱满质中，按摩腺体流出量少或无，液中白细胞中度升高，以腰骶痛、下腹部及阴茎痛为主，苔薄黄质暗，脉弦涩，投以清热解毒、化瘀通络药；②腺体饱满，按摩时大量液体流出，按后腺体松弛，液中白细胞较高，以膀胱刺激征为主，苔薄白根腻或黄腻，脉濡，用清热利湿之品；③上述腺体情况，而液中白细胞接近正常，见尿余沥不尽，苔薄质淡红，舌体

边有齿印，脉细，多是腺体收缩无力，用补中益气之品；④如感腺体松弛，按后很少有液体，伴性欲减退、腰膝酸软等，苔薄质淡，尺脉沉细，用活血通络、健脾补肾之品。对男性不育的诊断，开始运用现代光、声、电等新技术，从整体、器官深入到细胞、亚细胞、分子水平层次上，阐明疾病本质。随着中医男科与现代科学水平的紧密结合，细胞生物学、分子生物学、遗传学等许多新理论、新技术、新方法涌入男科辨证领域，中医男科学正朝向多学科研究方向起步。

（四）中医男科临床应重视辨病论治

目前无证可辨、病证颠倒等矛盾突出地表现在中医男科临床之中。如何把现代医学认识纳入中医主体，是中医男科临床急需解决的问题。中医男科的发展在中医各学科中与现代医学结合最为密切，以致中医男科可能带动中医其他各科的发展。为此，要在实践中转换思维模式。

1. 诊断明确，辨西医病与辨中医病

我认为辨西医病与辨中医病是中医男科临床诊疗的重要方法之一，只有诊断明确，才能把握疾病的本质和全过程，进而确定治疗方案。纳入西医的认识，应能丰富、完善中医的不足，这并不是抛弃中医，而是以中医为母体，实现多学科的兼容。

男性不育、阳痿、前列腺疾病作为男科三大类疾病，中医学蕴含丰富的理论知识和实践经验，但也有认知系统的粗略方面。如对男性不育精液异常的认识，只有精清、精冷、精少的记载。精清是精液液化的正常现象；精冷是一种主观感觉，临床无实际意义，而且少见，亦不能说明精液是否异常；精少，以精囊腺缺如、射精管阻塞常见，药物无治。历代医家对阳痿认识，多责之命门火衰，但现代临床所见较少。中医无前列腺记载，前列腺炎常因有尿频、尿急、尿痛症状而诊断为淋证，用八正散等利尿通淋治之无效。明、清医家亦有指出浊出精窍、淋出溺窍，但由于缺乏病理、生理、解剖上的认识，不能更进一步指导临床。前列腺增生后期致尿少、无尿，列为"癃闭"范畴，但认识上却以膀胱气化理论为指导，把前列腺与膀胱混为一谈。辨西医病，男性不育精液异常包含精液不液化、无精子症、少精子症、死精子症、弱精子症等病证；阳痿有功能性、器质性之分，进一步划分又有药物性阳痿、血管性阳痿、神经性阳痿、内分泌阳痿等；前列腺疾病有急性前列腺炎、慢性细菌性前列腺炎、无菌性前列腺炎、前列腺痛、前列腺结石、前列腺增生、前列腺癌等。在上述辨病基础上用中医理论思维，不仅可以继承中医合理的认识，同时在临床实践中发展中医。男性不育精液异常的少精子症、弱精子症因性激素低下者，用中医补肾药治疗有效；精液不液化是由于酶的缺乏、纤维蛋白难溶，以中医痰瘀认识为指导，用健脾化痰、活血

化瘀为法，疗效满意。功能性阳痿，青壮年常见，多与情志有关，调节情志为主要环节，治疗以疏达肝气为法，每能获效；血管性阳痿有动脉漏和静脉漏之分，中医在肝藏血、肝主宗筋理论指导下，用疏肝活络法有一定疗效；内分泌阳痿，用补肾法治之有效，补肾药有类雄性激素作用，合理运用可避免雄性激素的副作用。由于辨西医病和中医病，解决了很多西医治疗棘手的疾病，如精液不液化、少精子症、弱精子症等，避免了功能性阳痿滥用补肾壮阳药治疗的副作用，明确了很多临床中药无法治疗的疾病，如输精管缺如、射精管阻塞、小睾症等致无精症的不育症等。

2. 病规定证，辨证从属辨病

辨证论治是中医特色之一，本应是补充辨病的不足，但临床中常颠倒了二者关系。随着诊断水平的提高，这一矛盾正发生根本改变，辨病正上升为主体。病规定证，辨证从属辨病是先生临床诊疗另一特色。如中医遗精，中医论述极为丰富，有情动于中的君相火动、饮食不节的湿热下注、劳倦过度的气不摄精和房事不慎的精关不固等。我于临证中多是先辨病，发现前列腺炎、包皮炎或包皮过长可致遗精，另外，考试紧张、食火锅牛羊肉亦可遗精，分别辨证为湿热内蕴、局部热毒内扰（包皮炎）、心动神浮、胃火下扰，治以清热利湿排浊之当归贝母苦参丸，局部用清热解毒之品外洗，包皮长者建议手术，交通心肾和安神镇摄之三才封髓丹加龙骨、牡蛎，清胃火之玉女煎，丰富了中医遗精病治疗，提高了临床疗效。疾病临床诊治，必须做到证从属病，不可本末倒置。对有些疾病在诊断不明确的情况下，辨证仍是解决问题的重要途径，辨体质论治，对症论治等，都是中医诊疗体系重要内容。

三、中医妇科临床思维诊疗模式的变革[1]

中医妇科临床的发展，必须从临床实际出发，形成开放的诊疗体系，构建全新的、多元的诊疗模式，方能于继承中有所创新。

（一）辨病论治

疾病是医学中的基本概念。每一个具体的病名是医学上对该具体疾病全过程的特点与规律所作的病理概括与抽象，具有重要的诊断学及治疗学意义，辨病论治或在辨病的基础上进行辨证论治是中医学临床治疗的完整模式和固有特色。

---

[1] 王琦.论现代中医妇科临床体系的建立 [J].江苏中医，1998，19（7）：3-5

1. 辨中医之病

其一，中医临床必须首先立足于自身对疾病的认知体系，运用中医理论思维保持中医临床特色和优势。其二，临床中有许多客观存在的病种，西医不认为是"病"，而中医一直作为疾病积累了丰富的诊疗经验，补充了现代医学之不足。保持中医病名诊断，正可扬中医之所长。如妇人脏躁用甘麦大枣汤、热入血室用桃红四物汤、产后恶露用生化汤等皆历验不爽，对于乳癖，根据中医理论思维进行疏肝解郁化痰、软坚散结消癖治疗，可取得良好效果。其三，保持中医病名可发挥专病专方专药特色。如子喑（妊娠失音）用六味地黄汤、经行吐衄（代偿性月经）用红花散（黄连、黄芩、苏木、红花、天花粉）、阴蚀（外阴溃疡）用狼牙汤外洗等。其四，保持中医病名有助于最大限度地吸取前人研究成果。如闻名于世的萧山竹林寺妇科秘制太和丸（制香附、制苍术、广藿香、净防风、嫩前胡、紫苏叶、薄荷叶、川厚朴、草果仁、姜半夏、台乌药、广陈皮、焦麦芽、春砂壳、焦山楂各四两，白蔻米、广木香、白茯苓、川芎、白芷、粉甘草各三两组成为丸）为妇女月经不调的统治之方；而治疗小产滑胎，药用益母草、当归两味，取活血清宫养血壮任之功，较之补气摄血、补肾固胎，则另辟新途。由此可见，辨中医之病必不可少，必不可代，必不可废。

（1）辨中医之病，结合辨中医之证

在辨病的基础上辨证可补辨病之不足。如崩漏之治，应本塞流、澄源、复旧三法。塞流即为止血，而止血需据寒热虚实，虚者补之，瘀者消之，热者清之，寒者温之，非专固涩；而澄源亦为审证求因，复旧则据所伤之脏，而调治其本。带下，据其证候而有脾虚、肾虚、湿热、湿毒之分。痛经则有气滞血瘀、寒湿凝滞、气血虚弱之不同。产后恶露不绝，则气虚宜补气摄血，血热宜清热止血，血瘀宜化瘀止血，随证治之。

（2）中医辨病结合分期（分度）分型

由于疾病本身具有多样性，临床上对有些疾病常根据其发展及演变特点进行分期（度）论治。如乳痈，根据发病过程可分初起（红赤肿痛），已成（肿、发热），已溃（溃后流脓）三期。阴挺（子宫脱垂）亦多根据其脱垂程度分为一度、二度或三度脱垂等。妊娠心腹疼痛（子宫外孕）根据发病病理特点而分为未破损型和已破损型（休克型、不稳定型、癥瘕型）。近年朱守曾等以产妇三联方（三联一方以补气益血安神定志为主，临产服用，以助产；产后二方以调理气血，促进乳汁分泌；产后三方补虚活血，促进宫缩）分别用于孕妇临产、产后、恢复三个阶段，预防治疗产期多种疾病取得良效，又为一新的思路。

2. 辨西医之病

优势互补是学科进步的必由之路，任何一门学科的发展都离不开同时代科学技术的渗透与影响。中医辨病论治也要同西医诊断学及各种先进学科相结合。中医辨病虽有着眼整体之长，但仍有笼统之短，如"阴痒"，临床上可见于糖尿病、滴虫性阴道炎、霉菌性阴道炎、老年性阴道炎、外阴白斑等，不可统以湿热下注概之。崩漏虽可按气不摄血、血热妄行等进行治疗取得疗效，但在不少情况下亦感困惑，如阴道出血过多，可由功能性子宫出血、异位妊娠、子宫肌瘤、子宫内膜异位症、肿瘤等引起，若不加辨析，仅以益气、凉血等治疗当难奏效。同样，闭经仅以血海空虚、肝郁气滞等分型，分不清是垂体病变（如闭经泌乳综合征）、多囊卵巢综合征、子宫发育不良、处女膜闭锁等亦将茫然。

（1）辨西医之病，融中医之理

对某些以西医诊断的疾病，同样可在中医理论指导下重新认识病机，并针对这些病因病机遣方用药。如输卵管炎症、术后附件黏连等原因可引起输卵管充血、水肿、炎性浸润以及组织增生病变而导致输卵管阻塞性不孕，可根据中医少腹瘀阻、脉络不通等病机用少腹逐瘀汤加皂刺活血化瘀、软坚散结以改善输卵管局部血运，促进炎症吸收，无排卵性不孕可根据卵巢周期性不同生理变化，根据中医肾－天癸－冲任－胞宫－月事理论，从卵泡发育、排卵、黄体形成不同阶段，分别采用补肾疏肝、调达气血、调理冲任，进行中药人工周期疗法，促进排卵。

（2）辨西医之病，扬中医之长

如新生儿 ABO 型溶血症，用中药进行预防性治疗，可获得满意疗效；而卵巢排卵障碍不孕可用针灸促进排卵。

（3）辨西医之病，结合辨中医之证

在辨西医病名的基础上，进行中医辨证，有助于探索病与证之间的内在联系，如卵巢囊性肿瘤包括卵巢囊肿、巧克力囊肿、囊腺瘤（癌）、炎性假瘤、皮样囊肿等，蔡向红对此以中医辨证与 B 超诊断进行观察，发现气滞型以卵巢囊肿为多见，血瘀型以巧克力囊肿为多见，痰湿型以囊腺瘤（癌）为多见，湿热型以炎性假瘤为多见，以上各型在 B 超检查结果分析中，有明显差异，从而提高了施治的针对性。

（4）辨西医之病，特异治疗

方有专用，药有专司的专方专药与辨证论治并行不悖，对某些病原体、特异病因有特殊功效。如尖锐湿疣主要是针对人类乳头状瘤病毒，消疣体，抗病毒，用鸦胆子油、鬼臼外用，或用穿山甲、山慈姑、板蓝根等，其它如用三七治疗附件囊肿、用双料喉风散治疗宫颈糜烂等均有较好疗效。

（二）辨症状论治

症状是审查疾病的组成部分，分析症状的特点，根据特异表现寻求对症治疗是中医诊疗特色之一。竹林寺妇科重要特色就是叙症立方，随症出方。如调经四十症中，列叙"经来如胆水""经来如绿色""经来不止如鱼脑"等，根据月经不同颜色与气味分别投以相应之方，历经千年，"按症索方，用之辄效"。清代傅山撰《女科仙方》全书4卷，共列130余条，分为230余症，每症一方，如行房不慎小产方、跌闪小产方、大便干结小产方、交骨不开难产方、子死腹中难产方、催生方等，其特点在于"辨症详明，一目了然"。中医妇科名著《傅青主女科》亦多按症列方，流传甚广。

（三）辨体论治

以体质为背景，研究用药物调治。如功能失调性子宫出血按不同年龄段分为青春期功血、育龄期功血、更年期功血，而有治肝、健脾、补肾之侧重。又如过敏体质，是易发生过敏性疾病的一种病理体质，精液过敏引起的阴道瘙痒即是之一。免疫性不育症等亦需通过改善、纠正过敏体质，调整免疫机能，才能得治其本。

（四）辨时论治

即是以生物节律、时间节律为理论根据，按时诊断、按时治疗。如在针刺时间上，根据妇女生理上周期性的特点，以基础体温监测排卵，并在排卵前予以针刺，以促进排卵。正常月经，随着月之盈亏，表现为妇女月经周期中阴阳消长转化及其规律性的变化，有人根据这种变化，结合现代医学内分泌学说，审时用药而取得事半功倍的效果。曾有一陈姓中年妇女患经血漏下症，经中西医多次诊治无效，后延请著名老中医岳美中教授诊治，投以固崩止血之方亦罔效，询其漏血时间只在上午，余时不见，岳老以上午为阳中之阳，断为阳气虚无力摄持阴血，处以四物汤加炮姜、肉桂、附子炭，服3剂漏止。中医妇科根据流产发生的时间及表现而有不同命名，如流产发生于怀孕3个月以内为"坠胎"，发生于3个月后者称为"小产"或"半产"，连续3次以上如期而坠称"滑胎"，皆治之有别。

事物本身是复杂交叉的，中医妇科临床也应采取多元思维结构的方式，以全面反映疾病复杂的全貌，从而产生与之相适应的新的诊疗体系，推动中医妇科临床的发展。

第四章 方药运用思维[1][2]

中医学的方和药不胜枚举，但为什么有些医生运用有效，而另外一些医生运用无效？医生处方用药就像厨师烹饪一样，酱油、糖、醋、盐、大蒜、葱等，有的厨师做出来的菜美味可口，有的却不堪入口。一个方子如何运用，一个药物如何掌握，其中有很多的学问。

> 开方用药有很多的艺术，有很多的思维，有很多的方法。如果一个方、一个
> 药，我们从他的理论层次到应用的操作层面，能够做到得心应手，指有所归，疗效
> 确切，那就是一个好医生。
>
> ——王 琦

第一节 用方思维模式

孙思邈有一段很精彩的话："读书三年，便谓天下无病可治，及治病三年，乃知天下无方可用。"告诫我们不要自满，不要满足于背了些汤头，就认为任何疾病都能医治，沾沾自喜，自命不凡。比如临床上治疗五更泻可以用四神丸，但除了四神丸还有没有其他的方子？其实，四神丸还可以变成二神丸和五味子散。四神丸去五味子、吴茱萸就变成二神丸，去肉豆蔻、补骨脂又成为五味子散。可见，一个方子演变的过程是灵活多变的。再如《伤寒论》中厚朴三物汤，可加减成大黄厚朴汤和三物散，这些方子实际上药味都没有改变，只是改变了药物的剂量。天下方书，数以万计，何以"无方可用"？主要有以下两个原因：

> 一则理论积淀不够，难以掌握贯通。方的使用没有指导思想，没有一种从高端
> 层次指导用方的艺术，就难以掌握贯通。二则领悟欠深，难以临证活用。
>
> ——王 琦

---

[1] 据王琦教授为北京中医药大学在校医学生、研究生及学术继承人讲授《东方思维与中医十讲》整理
[2] 王琦.方药活用论［J］.天津中医药大学学报.2006，25（3）：126-131

方子的精髓领悟不深，运用就不灵活，就不能遵循思维方式指导临床实践，不能达到举一反三的效果。如为什么将四逆散中枳实易为枳壳再加香附、陈皮、川芎成为柴胡疏肝散？这是因为医生把握了四逆散的用方思维，将主治范围、功效扩大化了。四君子汤加陈皮又是什么方子？是异功散，加了一味陈皮，四君子汤就灵动了。这些都贵在领悟。

> 因此，我在《王琦临床方药应用十讲》中言："经方时方各擅其长，无需各立门户；辨证用方专病专方，无需形同水火；复方单方择善而从，无需厚此薄彼；临证活方活法活用，全在领悟贯通。"
>
> ——王 琦

现在中医界形成了很多学派如经方派、时方派、专病专方派以及辨证论治派等。辨证论治派对专方专药派嗤之以鼻，认为专病专方不是辨证论治，并对一些小方、单方、验方不屑一顾。我认为历代医家所创立的方剂都具有他的智慧，不管经方时方，也不管是小方还是大方，或是民间验方，只要有效，就可以拿来为我所用。诚如清代医家徐大椿说："方之治疗有定，而病之复迁无定。如其一定之治，随其病之千变万化而应用不爽，此从流溯源之法，病无遁形矣。"（《伤寒论类方·序》）

一、经方——汤证一体

经方是历经千年验证的有效方剂，有经验方和经典方之义，目前多指经典方。

（一）经方三要素

一是方以法立，法以方传。如麻黄汤是汗法，瓜蒂散是吐法，承气汤是下法，小柴胡汤是和法，理中汤是温法，白虎汤是清法，桃核承气汤是消法，建中汤是补法等充分体现了仲景以法统方、方以法立的组方思想。而法不是抽象的，他必须体现在一个具体的处方上，所以法以方传。

二是汤证一体。我在1998年给畅达《汤方辨证及临床》一书作序时写道："《伤寒论》的辨证思维丰富多彩，其重要的特色之一是创立了汤证一体的辨证体系。""汤证一体"是经方的核心思想。汤和证是不可分离的，汤和证之间是一个互为对应的关系。张仲景在方证之间建立了"证因方名，方因证立"的内在联系，如桂枝汤证、麻黄汤证、青龙汤证等，从而成为张仲景辨证论治的一个显著特点，所以，学习运用经方要特别领悟张仲景方是因"证"而设，而非因"经"而设，如柯韵伯说："仲景之方，因证而设……见此证便用此方，是仲景活法。"（《伤寒来苏集》）为了使仲景方更切合临床实用，柯氏在所著《伤寒论附翼》中，从辨证论治的角度，采用了证以方名、方随证附、以方类证的编写方法，使方证紧密相依。伤寒名家胡希恕甚至提出了"方证是辨证论治的尖端"。北京中医药大学刘渡舟教授称赞胡希恕先生"临床擅用经方，出神入化""群贤会诊，唯先生能独排众议，不但辨证准确，而且立方遣药，寥寥几味，看之无奇，但效果非凡，常出人意外，此皆得力于仲景之学也"。胡老的方证对应也就是汤证对应。而现在有人认为经方之用，动辄桂枝汤治太阳病，小柴胡汤治少阳病，白虎汤治阳明病，论及中医辨证论治的内容，多为八纲辨证、脏腑辨证、三焦辨证，而鲜有论及汤方辨证者，皆刻舟求剑，仲景活方活法却很少问津，去仲景甚远。我在《伤寒论讲解》中指出，桂枝汤不是太阳专治方，柴胡汤不是少阳专用方，都是三阳三阴通用方，四逆汤三阴可用，三阳亦可用，大承气汤阳明可用，少阴亦可用，皆有是证则用是方。如见到"啬啬恶寒，淅淅恶风，翕翕发热，鼻鸣干呕"的患者，就是桂枝汤证；见到"头痛发热，身疼腰痛，骨节疼痛，恶风，无汗而喘"，就是麻黄汤证。只要病人符合这个证，就可以用这个方，所以证因方名，方因证立是仲景辨证论治的一个显著特点。《伤寒论》研究大家吴考槃先生对此论深表赞同，他在《伤寒论讲解·吴序》中说："桂枝柴胡，承气四逆，三阳也好，三阴也好，对症就好，说尽原文未方之奥，揭橥仲景不宣之奥，庶伤寒微旨，了如指掌，此道真传，洞若观火。"

因此，如理中丸、阳和汤、生化汤、乌梅丸等均有其特异的证候与病机。方若游离了证，则无的放矢；证若游离了方，便自无所依。可见，汤证是中医辨证论治的要素之一。如果能准确找到对应的方证，经方常常会有意想不到的效果，经方是可重复性最高的方剂。

三是汤证病机。对经方的应用主要是根据方证病机而不拘泥于句下。桂枝汤核心病机在调和营卫，"先其时发汗则愈"。芍药甘草汤又名去杖汤，具有酸甘化阴、缓急止痛的作用，临床上只要抓住阴液不足而致拘挛疼痛这个病机，不管三叉神经痛、胃肠痉挛，还是哮喘急性发作都可以运用。临床上也常有医生用此方合他方治疗小腿抽筋伴有大便干结的患者，疗效明显，也正是抓住了芍药甘草汤酸甘化阴、缓急止痛的特点。甘草泻心汤原为和胃补虚、清热消痞，常以此方治疗湿热内郁的复发性口疮，有显著疗效，也正是紧紧抓住了使用的病机。可见，活法圆机，存乎一心。张仲景之方，一方可以治多病，而不是因经定方。经方应用，当以病机为核心，抓住了病机，就可举一反三，触类旁通，当然，这关系到学者自身的思维技巧。

（二）经方应用五要点

第一是重基础，融会贯通。首先应当将中医的经典著作如《内经》《伤寒论》《金匮要略》《温病条辨》《神农本草经》等融会贯通，学好中医的理论基础。在融会贯通的基础上，就可以活用经方了。经方是受着"理"的指导，成无己就是以《内经》理论，阐发了《伤寒论》方的许多精蕴。理通了，用起来就比较自觉，就能升华和发展。《内经》中的藏象、诊法、治则等理论，无不给应用经方以指导。再从《伤寒论》《金匮要略》来说，许多方剂是互用的，据统计，两书互用68方，相同的39方，略有加减的29方。如大黄泻心汤在《伤寒论》中用治热痞，而在《金匮要略》里用于治疗心胃火旺之吐血、衄血，所以后世医家用大黄泻心汤治吐血盈盆，相当于西医所说的上消化道出血。取方中大黄止血，现在仍然用大黄作为上消化道出血的一味很重要的药。我们现在理解大黄，只有一个通便的作用，丢失了大黄清热止血之功效，尤其在治疗上消化道出血方面的应用更是少见。张锡纯《医学衷中参西录》治疗上消化道出血的患者，用大黄粉、三七粉，前者引热下行，后者行血消瘀止血，效果非常好。吴鞠通曾治一酒客吐血成盆，六脉洪数，面赤，三阳实火为病，予以大黄二钱，黄连五钱，黄芩五钱，泻心汤而止。可见，《伤寒论》和《金匮要略》要结合起来学习，而"重基础"的目的就在于知识积累到一定程度，达到经方的活用，融会贯通。再如，《伤寒论》："伤寒脉浮，发热无汗，其表不解，不可与白虎汤。渴欲饮水，无表证者，白虎加人参汤主之。"为何口渴加人参，而不是加天花粉、麦冬、生地等滋阴之品？因为人参是阳化气，阴成形，补气助津液上承。此外，人参还可以止疼痛。张仲景《伤寒论》中，理中汤症见腹中痛者，加入人参，足前成四两半。桂枝新加汤证，一身疼痛烦躁不能转侧，亦加人参。中医理论有"通则不痛，痛则不通"，可是不要忽略了"理虚止痛"。虚痛，就要理虚止痛，而不能一见疼痛就活血化瘀。可见，理论是非常重要的，是学习中医的基础。

运用经方，《温病条辨》也要读，该书用《伤寒论》方25个，连同稍加减的20方，共45方。读了《温病条辨》，可以看到经方应用的发展。如《伤寒论》中以三承气汤苦寒攻下为主，到了吴鞠通就有宣上泄下的宣白承气汤，滋阴润下的增液承气汤，扶正助运的黄龙汤，开窍攻下的牛黄承气汤等，使下法有了发展。再以茵陈蒿汤来说，《伤寒论》用茵陈蒿六两，栀子十四枚，大黄二两，是清热重于泻下，而吴又可治疗疫黄的茵陈汤，药味均同，而变大黄为主药，以增强通里泻下之效。吴又可认为，温疫发黄，"胃实为本，是以大黄为专攻……设去大黄而服山栀、茵陈，是忘本治标，鲜有效矣"。我们通过临床观察，治疗这类黄疸，重用大黄确有显著效果。

第二是求背诵，了然胸中。要把经方用好，就要熟悉《伤寒论》和《金匮要略》的条文、方剂组成、剂量及功用主治。直截了当地说，就是要背书。至少这两本书中有方剂的条文要背熟，做到张口即来。如《伤寒论》第67条："伤寒，若吐若下后，心下逆满，气上冲胸，起则头眩，脉沉紧，发汗则动经，身为振振摇者，茯苓桂枝白术甘草汤主之。"第84条："太阳病发汗，汗出不解，其人仍发热，心下悸，头眩，身瞤动，振振欲擗地者，真武汤主之。"前者重心在脾阳不足，饮邪上冲而见身为振振摇；后者重心在肾阳虚衰，水气散漫而见振振欲擗地，二者程度有别，故治方各异。又如大青龙汤证，在仲景原书中共出现三处：一是《伤寒论》38 条："太阳中风，脉浮紧，发热恶寒，身疼痛，不汗出而烦燥者。"一是 39 条："伤寒，脉浮缓，身不疼，但重，乍有轻时，无少阴证者。"一是《金匮要略》："病溢饮者，当发其汗，大青龙汤主之。"若于临证之时，条文记不起，发生"思维故障"，当然谈不上运用自如了。条文熟了，还不够，还要记组成分量，如干姜黄芩黄连人参汤的口诀是："芩连苦降借委开，济以人参绝妙战，四物并行各三两，诸凡格拒此方赅。"总之条文方剂要烂熟于胸中，这就要求非下一番苦功夫不可。

第三是明法度，变化有宗。诗词有格律，处方有法度。举凡麻黄汤的汗法、承气汤的下法，小柴胡汤的和法，四逆汤的温法，白虎汤的清法，炙甘草汤的补法，抵当丸的消法，瓜蒂散的吐法等，无不皆然。其间尚有对药物升降浮沉的揣度，性味亲和的选择，主辅恰当的安排，佐使量效的驱遣，分量多寡的斟酌，煎服方法的规定等，均含有不少精蕴，所以要把经方用好，就要掌握法度。

从方药的组织安排来说：麻黄汤、麻杏薏甘汤、麻杏石甘汤等三方均主以麻黄，使以杏仁、甘草，但只要一药之更，就会出现不同方证：

麻黄
杏仁 ⎰ ＋桂枝＝麻黄汤，解散风寒、宣肺平喘
甘草 ⎱ ＋薏苡仁＝麻杏薏甘汤，解散风邪、除湿蠲痹
　　　 ＋石膏＝麻杏石甘汤，清热宣肺、降气平喘

看来真是牵一发而带动全身，只一味药的配伍不同功效就会如此悬殊。

再从剂量大小来说：有的处方药味相同，剂量一发生变化就变成另外一首方剂。如厚朴三物汤、小承气汤等都是因剂量之更而产生不同的功效，可见其法度严谨。即使是同一处方，由于剂量掌握不一致，在甲可能有效，在乙则可能无效，所以，中医有"不传之秘在剂量"之说。兹举例说明。某病人腹胀，一青年教师给病人开厚朴生姜半夏甘草人参汤，药后腹胀如故，转请陈慎吾老大夫治疗，陈老见到前方认为用方对路，但剂量不当，仍按原方不变，只将厚朴由原来的 9g 加至 18g，党参、炙甘草由原来 9g 减至 5g，药后腹胀迅速消失。"盖胀非苦不泄"，厚朴味苦性温，通泄脾胃之气分，用作主药；"满非辛不散"，半夏辛温和胃，生姜辛通滞气，用作辅药；人参、甘草鼓舞胃气以振中州，形成消补兼施之剂，若颠倒了朴姜半夏与甘草人参之量，疗效就会受到影响。

《吴鞠通医案》载一治疗水肿案颇趣。大意是：某，患水肿，陈医予以麻黄附子汤未效，邀鞠通会诊，仍复开此方。陈医见曾用过，云："断然无效。"吴云："余用或可

有效耳。"此时王某在侧云："吾甚不解，同一方也，药止三味，并不增减，何以吴用则利，陈则否，岂无情之草木，独听吴兄之令哉？"吴鞠通云："陈医之方，恐麻黄伤阴，只用八分，附子护阳用至一钱，以监麻黄，意恐麻黄附子皆剽悍药，甘草性平，遂用一钱二分，以监制麻附。服一帖无汗，改八味丸，八味丸阴柔药多，故当无效。"于是吴鞠通用麻黄去节二两，附子大者一枚，得一两六钱，少麻黄四钱，让麻黄出头，甘草用一两二钱，又少附子四钱，让麻黄、附子出头，上药煎成五饭碗，先服半碗，得汗即止，不汗再服，以汗为度。因尽剂未汗，仍用原方分量一剂，煎如前法，并加鲤鱼汤助药力，二帖服完脐上肿俱消，后以五苓散并调脾胃，竟奏全功。

煎服法也有考究：前面谈到大黄黄连泻心汤在《伤寒论》和《金匮要略》中的不同功用，这里须要说明的是，该方《伤寒论》用麻沸汤渍之，取其无形之气，不重其有形之味，气味俱薄者而不泻下；《金匮要略》将三味药同煎，顿服之，取其降火止血。煎服法不同，作用有异，当留意观察。当然在这里要研究的问题很多，如服药的时间、次数、数量、反应、冷服、热服等。以上说明，处方的组成、配伍、剂量、煎服法、炮制等都是有一定规矩的，所以我们在处方用药时，要变化有宗，而不是信手拈来。

第四是资比较，分析异同。对许多经方要注意比较分析，如两个青龙汤、三个承气汤、五个泻心汤等，有些是在临床实际中经常遇到的问题。如猪苓汤和五苓散同属利水之剂，但同中有异，临床应注意区别。岳美中老师曾对此辨析：猪苓汤以疏湿浊之气，而不留其瘀滞，亦可滋其真阴而不枯燥，虽与五苓散同为利水之剂，一则用术桂暖肾以行水，一则用滑石、阿胶滋阴以行水。日本医生更具体指出，治淋病脓血，加车前子、大黄，更治尿血之重症。以脏器分之，五苓散证病在肾，虽小便不利，而少腹不满，绝不见脓血；猪苓汤证，病在膀胱水道，其少腹必满，又多带脓血。再真武汤、四逆汤、通脉四逆汤、白通汤都有阴盛阳衰的问题，应用时应注意到：阳气衰微，不能内固，用真武汤补助阳气；阳气退伏，不能外达，用四逆汤温运阳气，阴盛于内，格阳于外，用通脉四逆汤通达内外阳气；阴盛于下，格阳于上，用白通汤宣通上下阳气。一则桂枝汤可变化出二十九个方子。如桂枝汤加葛根，即成桂枝加葛根汤，解肌祛风，补津舒筋；桂枝加厚朴杏仁即成桂枝加厚朴杏子汤，解肌祛风，下气平喘；桂枝汤倍芍药即成桂枝加芍药汤，理脾和中，缓急止痛，再加少量大黄即成桂枝加大黄汤，解肌祛邪，泻实和里；桂枝汤加附子即成桂枝加附子汤，扶阳固表，调和营卫。桂枝汤配桂枝即为桂枝加桂汤，温通心阳，平冲降逆。桂枝汤加龙骨、牡蛎即成桂枝龙骨牡蛎汤，调和营卫，镇纳固摄。泻心汤以"痞"为核心，半夏泻心汤是治疗痰气痞，生姜泻心汤是治疗水气痞，黄连泻心汤是治疗痞，附子泻心汤是治疗寒痞。这些方归类后，以"痞"为核心，就看出了他们的相同点和不同点，找到要领。再如桂枝治疗"动悸"。桂枝加桂汤治疗"必发奔豚，气从少腹上冲心"；桂枝甘草汤治疗"其人叉手自冒心，心下悸，欲得按者"；炙甘草汤治疗"伤寒脉结代，心动悸"，如此等，应用十分广泛。临床之际，宜当明化裁，资比较，析异同，掌握用方规律，方能丝丝入扣。

举一个生姜泻心汤治疗痞证的医案：储某，男，42岁。胃脘胀闷、隐痛6年余，生气或食生冷后加重，得温或揉按胀痛得缓，常嗳腐气，口有异味，平素喜热食，腹中漉漉有声，便溏，纳呆，寐差，舌质淡红，苔白腻，脉沉滑。西医诊断为慢性胃炎，中医诊断为痞证。辨证为脾胃虚弱、水气不化、寒热错杂。治以健运中州，行水消痞，予生姜泻心汤加减。药用：生姜15g，法半夏10g，干姜6g，炙甘草6g，黄连6g，黄芩10g，党参10g，蒲公英15g，大枣7枚，防风10g，大腹皮10g，7剂。二诊，患者面有喜色，言服药后浑身舒服，胃脘痛好转，腹鸣、嗳气消失，大便已成形，寐可，仍有胃脘胀闷，舌质淡红，苔薄，脉沉弦。仍守上方加厚朴12g，党参6g，7剂。三诊，患者诉诸症消失，唯胃纳不佳，嘱仍服二诊方6剂，以善其后。

按：泻心汤证均为脾胃不和之痞证，但侧重不同，此乃因胃气虚冷，水谷不化，邪郁生热，寒热互结，胃气壅滞，故胃脘痞满。气机升降失常，上逆则为呕为噫，水谷不化而见食臭；脾土虚弱，水气不化下趋则便溏。所以治疗重点是散水气之痞结，并补中州之虚弱，以生姜为主药，并且生姜量一定要加足，辅以半夏以宣泄心下之水气，人参、大枣补益中州之虚，干姜、甘草以温里寒，黄芩、黄连以泄痞热。加蒲公英取其散滞气、苦味健胃之用。大腹皮下气宽中行水，且利小便而实大便。防风用以治痛泻，祛肠内风邪和湿滞。服用7剂药后，症状减轻很多，二诊加厚朴以加强下气除湿、宽中消满之功。减党参以免补益过甚反助痞满。如此辛开苦降，相反相成，以奏和胃散痞之功。

第五是审病机，触类旁通。仲景方经过无数次的医疗实践，已不断扩大了他的运用范围，有时证候虽异，但病机相同，亦可举一反三。如乌梅丸是厥阴病的主要方剂之一，功能温脏安蛔，但对久痢、慢性结肠炎亦有较好的疗效，用本方调其寒热，扶其正气，酸以收之，其利自止。又如本方治寒热错杂，虚实并见的崩漏亦有相当疗效。又如四逆散，《伤寒论》的原文是："少阴病，四逆，其人或咳、或悸、或小便不利、或腹中痛，或泄利下重者，四逆散主之。"主要是指阳郁于里，故见四肢欠温而成四逆。其人或咳或悸，或小便不利是气机不宣，或腹中痛，或泄利者，是气血郁滞。方中柴胡、枳实能升能降能开泄，芍药、甘草能收能敛能舒和，四药并用，具有升降开合、通阳、宣郁之效，后世的柴胡疏肝散、逍遥散等方均由此发展而来，故能治内外妇科等多种疾病。如本方合三金（鸡内金、金钱草、郁金）可治胆囊炎、胆石症；合乌梅、川椒可治胆道蛔虫症；合左金丸可治胃痛吞酸；合失笑散可治脘胁瘀痛，合丹参、茜草、参三七可治肝区痛；合贝母、蒲公英、僵蚕、牡蛎等可消乳房肿块，项间瘰疬；合当归芍药散可治妇女月经不调、痛经等。总之，神而明之，存乎其人。如治一泄利下重，患者腹痛数日，四肢不温，舌淡、苔薄白、脉弦，经用黄连素等药未效，断为肝脾气滞，用四逆散加薤白治之，四服痊愈。四逆散下虽有五个或然证，《伤寒来苏集》云："今以泄利下重四字移至四逆下，则本方乃有目纲。"盖四逆散已具升降通调之妙用，再加薤白通阳，俾中焦气机宣通，阳气外达，则泄利下重得除。

我们再举一个猪苓汤治疗血尿的病案：何某，女，38岁。血尿1个月，伴见腰膝酸软，双下肢轻度浮肿，小便短赤，神疲乏力，易出汗，头晕耳鸣，心烦，口干欲饮，舌质红，苔少，脉细数。曾在多家医院诊治，诊断为慢性肾炎，虽经中西药治疗但尿检一直有红细胞。今查尿常规：RBC 20～30/HP，WBC 0～1/HP；PRO微量，无管型。西医诊断：慢性肾炎；中医诊断：尿血。辨证为肾阴亏虚，热伤血络。治以滋阴清热，凉血止血。方以猪苓汤加减。药用：猪苓15g，茯苓10g，泽泻12g，阿胶15g（烊化），炒蒲黄10g（布包），滑石15g（布包），茜草10g，三七粉3g（冲服），琥珀粉1.5g（冲服）。6剂。二诊，患者诉症状有所好转，仍觉腰膝疲软、乏力，尿常规示RBC 2～5/HP，WBC 0～1/HP，余无异常，仍守上方继服6剂。三诊，诉未见血尿，双下肢浮肿消失，唯仍觉腰膝酸软，双目干涩，余症悉消，舌红苔少，脉细数，查尿常规：RBC 0～5/HP，余未见异常。治以一诊处方去琥珀粉、三七粉，加旱莲草15g，14剂，另嘱服知柏地黄丸每次1丸，每日2次，共服1个月。再复诊，诸证悉除，尿常规提示RBC阴性。我诊断为肾阴虚，虚热久羁伤络，且耗伤阴精，故血尿时作时休，或长期镜下血尿。治宜滋阴补肾，清热凉血。《素问·气厥论》有云："胞热移于膀胱，则癃溺血。"其中注意一个字，就是"热"，这句话指出尿血主要由热邪损伤膀胱脉络引起。故对血尿一证，辨治主张提纲挈领，不宜繁杂，不要分7个、8个型，提出血尿可分为实热、虚热和瘀血3个证型，临床辨治即以此3型为主。论治时不能一味清热利湿、大剂苦寒药堆砌，应辨证、辨体与辨病相结合，应注意止血而不留瘀。所以，本案即以猪苓汤为基本方，该方乃仲景治疗水热互结而阴虚之方。其病机特点为，既有阴虚又有水气，既有湿热郁阻膀胱，又有肾阴不足之虚热，与本案病机相符，故用之治疗血尿。另加凉血止血之旱莲草、茜草及滋阴清热之知柏地黄丸，药证相符，故其效灵验。猪苓汤治血尿古今医家多有启示。《古方便览》载有"男子患血淋，二三年，一日血大出，痛不可忍，即予以（猪苓汤），渐收效，不再发"。

故我对临床常见之肾盂肾炎、膀胱炎以及尿路结石之尿痛、尿急、尿血等湿热侵及下焦、阴亏水热互结者，亦常以此方加减治疗，每获良效。这就是要审病机而论治。再如，用药守方，一次开一个月的量。其实这也是围绕病机，坚定不移地用一个方。这点我是向岳美中老先生学的。岳老治疗某血尿患者，用一方吃了九十多付后，血尿淡了，病愈。但守方不是随便守的，而是要有前提的，就是要切合病机。桂枝茯苓丸主治"妇人宿有症病，经断未及三月，而得漏下不止"，取其有活血化瘀之功，达到瘀去而漏止胎安的目的。现被广泛应用于子宫肌瘤、宫外孕、盆腔炎、流产、前列腺肥大、冠心病心绞痛、痛经等病证，病虽多端，但都紧紧抓住了其瘀血内阻的病机，故而效佳。

第六是善综合，方证参用。要比较全面的运用仲景方，就要善于从有关方剂中进行综合。如张仲景在《伤寒论》《金匮要略》中对黄疸病证形成了一套比较完善的治疗体系。麻黄连翘赤小豆汤属解表退黄法，运用于湿热于里，并见外邪的发黄；栀子柏皮汤、茵陈五苓散属于清利退黄法，用于阳明湿热熏蒸之发黄；茵陈蒿汤、栀子大黄汤、大黄硝石汤属通下退黄法，用于黄疸热盛兼实的发黄；茵陈附子干姜汤（据证选方）属温化退黄法，用于寒湿发黄；小柴胡汤属于和解退黄法，用于兼寒热呕吐的发黄；小建中汤属于补虚退黄，用于虚黄；抵当汤属于逐瘀退黄法，用于瘀血发黄；瓜蒂散属于涌吐退黄法，用于酒疸欲吐发黄。以上归纳在汗、吐、下、和、清、温、消、补八法之内，就可以把握全貌。又如治小便不利，寒饮内停用小青龙汤，外解风寒，内散水饮；饮停心下用苓桂术甘汤，健脾行水，温阳化饮；水停下焦用五苓散，健脾温通，化气行水；水热互结用猪苓汤滋阴清热，散结利水；阳虚水泛用真武汤，温阳散寒，化气行水。经过综合以后，就好针对不同证情有的放矢。其他如治痢、治喘等均有成套治法，这里不一一赘述。

二、名方——师法活用

所谓名方，是在众多方剂中疗效卓著而被广泛应用，并且具有一定代表性的处方。对于名方的应用，主要学习其制方思想，临证时既能执守，又能圆通，明其理而活其法。诚如清代韦协梦说："方虽出于古人，药仍进于医手，安可抱残守缺，以某方治某病，必求几希之合而昧化裁之妙哉？"复元活血汤原治跌打损伤，恶血留于胁下，痛不可忍等症，根据活血祛瘀、舒肝通络的制方思想，用于治疗前列腺痛，常数剂痛止。安神定志丸原治心烦多梦易惊，心悸不眠，根据镇静安神的方意，用于早泄、遗精甚效。三子养亲汤，原治高年咳嗽，气逆痰痞。因三子皆有理气、化痰之功，所以常用于痰湿之人肥胖、血脂偏高等，将其作为一个理气、化痰的方。再如补中益气汤，原治脾胃气虚、阴火上乘之气虚发热。根据《灵枢·口问》"中气不足，溲便为之变"理论及补气固摄思想，用治神经性尿频及乳糜尿常获效机。其中，乳糜尿是由蚴丝虫侵入了淋巴系统，破坏了乳糜池，导致乳糜池破裂的疾病，使小便如膏如脂。治乳糜尿常用的方有两个，一个是小蓟饮子，一个是补中益气汤。而中医用补中益气汤治疗此病的理论就是"中气不足，溲便为之变"。再如神经性尿频，曾治疗一端菜的女服务员，端个老鸭汤她就要小便，控制不了，很难受。后来以补中益气汤而治愈。这些都是中医的长处。

举一个病案：段某，男，63 岁，已婚，北京工作。主诉：阴茎根部、睾丸胀痛 6 月余。现病史：患者因夜尿多于 2005 年 5 月底在东城区某医院行"灌注"疗法后，出现阴茎根部及睾丸胀痛，服中西药不效。现患者阴茎根部及睾丸胀痛，尿灼热疼痛，夜尿多，5～6 次／夜，尿无力，眠差，咽干痒微痛，如有物堵。舌质红、苔干黄腻有裂纹，脉弦。按：五十前后，查有前列腺增生，夜尿增多，十余年来维持现状。今年五月某医行尿道口"灌注"法，以致阴茎根部及睾丸胀痛，时隐时现，时强时弱，状如针刺，苔黄微腻，脉来细弦。阴茎、睾丸皆为前阴，属肝经所过之处。拟方复元活血汤加味疏肝通络，散瘀止痛。柴胡 12g，天花粉 15g，当归 10g，炮山甲 10g，桃仁 10g，红花 6g，制大黄 3g，炙甘草 6g，川牛膝 10g，刘寄奴 12g，三七粉 1.5g（冲服），日 2 次。14 剂。2005 年 12 月 1 日复诊：前方服后诸痛悉减，拟方再图。台乌药 10g，黄柏 6g，川楝子 10g，延胡索 10g，丹参 15g，制乳香 6g，五灵脂 10g，生蒲黄 10g（布包），三七粉 1.5g（冲服），日 2 次。2005 年 12 月 14 日：阴茎根部及睾丸痛次数减少，程度减轻，尿道痛减轻，龟头包皮过紧感放松，夜间口渴，脉浮弦，苔中厚。兹拟仍以复元活血汤小其制而用之，并芍药甘草汤合用。处方：柴胡 10g，天花粉 20g，当归 10g，炮山甲 6g，桃仁 6g，红花 6g，制大黄 3g，炙甘草 6g，杭白芍 10g。14 剂。2005 年 12 月 29 日：疼痛减其大半，脉弦较缓。上方加川楝子 10g，延胡索 10g。14 剂。

所以，对名方的应用，主要是师其法而活其用。补阳还五汤，是清代医家王清任所创制的治疗半身不遂的名方，体现补气以活血的治则。现代医学家在临床上广泛运用其治疗病在上的脑血管后遗症、脑震荡后遗症，病在中的冠心病心绞痛，病在下的深部静脉炎或栓塞。只要是气虚血瘀，就可以补气活血，就可以用补阳还五汤，就是抓病机的问题。病名我们说不清楚，但只要抓住病机，抓住用方思想，就能灵活应用。

血府逐瘀汤大家都很熟悉，我们做了个图解（图 4-1）。

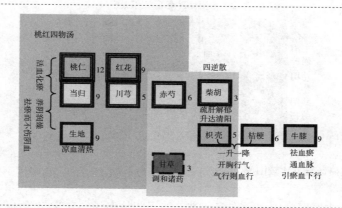

图 4-1　血府逐瘀汤图解

　　中医大夫一般都知道血府逐瘀汤是行气活血的方，但知道其治疗失眠的很少。《医林改错》言："夜不能睡，用安神养血药治之不效者，此方若神"。我临床上用血府逐瘀汤治失眠、健忘案很多。如黄某，女，50 岁。主诉：失眠健忘 4 年余。现病史：患者于 2002 年因工作紧张，情绪欠佳致失眠，伴记忆力减退。睡眠处于半醒半睡状态，自觉胸闷憋气，需坐起才能调整，情绪紧张，健忘，偶有头晕。于 2006 年 3 月起服佳静安定、佐匹克隆片各 1 片，现可入睡，但仍醒得较早。纳食可，二便调，舌质红苔薄黄，脉弦。既往史：体健。处方：柴胡 12g，枳壳 10g，桔梗 10g，川牛膝 10g，桃仁 10g，红花 6g，赤芍 12g，当归 10g，川芎 10g，夏枯草 15g，苏叶 15g，百合 30g，琥珀粉 1.5g（冲服），14 剂。二诊症状改善，可进入浅睡眠。仍予血府逐瘀汤加味。三个月后，患者睡眠正常，健忘改善。按：此案为不寐之顽疾。该患者虽无瘀血明征，但只须细心辨认，瘀血之蛛丝马迹，亦不难寻见。如瘀在膈上，该案虽无胸中刺痛、痛有定处之症，然有瘀血阻碍气机，痛之兼症——"胸闷"可征；《伤寒论》中说："本有久瘀血，故令喜忘"，说明健忘亦由瘀血而致。故以血府逐瘀汤为主方，酌加清心安神之药，以获效机。

> 　　中医博大精深，学中医要用心去学，就可以融会贯通，治疗水平自然会得到提高。
>
> 　　　　　　　　　　　　　　　　　　　　　　　　——王　琦

　　我们再比较下王清任的"五逐瘀汤"（图 4-2）。相同的药是川芎、当归、桃仁、红花。但各方均有其特征药物、功效和主治病位，如血府逐瘀汤加柴胡，活血化瘀主治胸中；通窍活血汤加麝香，活血通窍主治头面；膈下逐瘀汤加香附，逐瘀破结主治上腹；少腹逐瘀汤加小茴香，温经止痛主治少腹；身痛逐瘀汤加羌活、地龙，祛瘀通络主治躯干。

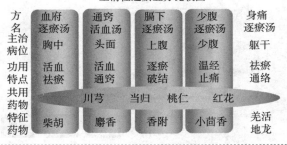

王清任逐瘀五方比较图

方名	血府逐瘀汤	通窍活血汤	膈下逐瘀汤	少腹逐瘀汤	身痛逐瘀汤
主治病位	胸中	头面	上腹	少腹	躯干
功用特点	活血祛瘀	活血通窍	逐瘀破结	温经止痛	祛瘀通络
共用药物	川芎　当归　桃仁　红花				
特征药物	柴胡	麝香	香附	小茴香	羌活地龙

图4-2　王清任逐瘀汤五方比较图解

自古以来，中医医家创造了许多名方。如当归拈痛汤、九味羌活汤等，这些方都有其制方思想。只有了解名方的制方思想的时候，对其理解和运用才能达到一定的高度。方药是有法度的，法度就是制方的规律，是内在的、理论层次的一种思想凝练。名方之所以有名，是因为他制方有法度，而法度是内在的规律、思想的凝练。就像一个中文系的学生去学平仄一样，平平仄仄平，仄仄平平仄，是有其自身规律的。

> 这么多的名方、名药我们掌握了多少。如果我们不知道这些武器如何运用，不掌握他的法度、不掌握他的规律，不掌握理论层面的东西就去驾御，则只是一个外壳而已。
>
> ——王　琦

三、专方——方病相应

专方是指针对某种病证有独特功效的方剂。中医自古以来就重视辨病与方药的对应关系。从《五十二病方》《黄帝内经》《金匮要略》到《肘后方》《千金要方》，都有专病专方的思想。《五十二病方》包括内、外、妇、儿、五官等五十二类疾病，基本上以病论治。《黄帝内经》所载13方，基本对病治疗，如脾瘅以兰草汤，怒狂以生铁落饮等。《金匮要略》：以专病成篇，如百合病主以百合剂，黄疸病以茵陈剂，蛔厥用乌梅丸，肠痈用大黄牡丹皮汤或薏苡附子败酱散等。《肘后方》：青蒿治疟。《千金要方》与《外台秘要》：如治瘿用羊靥、海藻、昆布方，治痢用苦参剂，治夜盲用羊肝等，及至北宋《太平惠民和剂局方》亦均有大量专病专方记载与应用。

专病专方的思想是中医学一贯延之的思想，不可以丢弃。他是中医的历代规律之一，在中医历史的沿革之中。如《顾松园医镜》载缪仲淳治疗疽一切肿毒方（甘菊、金银花、紫花地丁、生地黄、茜草、甘草、连翘、牛蒡子、贝母、天花粉、白及、白芷、夏枯草、皂刺、穿山甲、鲜何首乌、赤芍、牛膝、地榆、犀角），此方凉血破瘀，除热解毒，散结消肿，曾用此方加减治一切外科大小诸证，未溃者消，已溃者敛，大用大效，小用小效"。程尔资撰《经验治蛊奇方》，收录内消金不换木香丸、实脾沉香快气丸、木香流气饮等，按症投剂，取效甚捷。《医学衷中参西录》中的名方建瓴汤，"使脑中之血如建瓴之水下行"，用于治疗高血压病、梅尼埃病等见有眩晕、头痛等症。药用：怀山药培土生金，克妄动之木；怀牛膝引充塞脑络之气血下行；代赭石质重下坠，平冲降逆，引火下行；柏子仁宁心安神；生龙骨、生牡蛎平肝息风；生地黄、生杭白芍柔肝济阴以敛阳；磨铁锈水引肝中龙雷之火下降，且铁锈为铁氧化合而成，善补人之血分，强人精神。"如此配伍，上逆之气血如建瓴之水下引，脑充血之证自愈。"此方治疗眩晕，不完全按风来治，而重用的是牛膝、代赭石，这两味药是核心，其作用主要是引气血下行。气行则血行，降气而平冲降逆。这是张锡纯的高妙之处。血之于气，并走于上，是为大厥，这时就应当降气。而一般多数医生遇到这种情况只会平肝。再如代赭石在建瓴汤中是重剂，而在旋覆代赭汤里是轻剂，以补虚为主的。所以有时用旋覆代赭汤治疗呃逆嗳气没有效果，就是因为代赭石量用多了，忽视了中气虚羸的病机，用代赭石越多则打嗝越甚。而在建瓴汤中代赭石用重剂来降气，这是思维的灵妙之处。

举一个建瓴汤治疗梅尼埃病案：邓某，女，59岁。患者于就诊前2天无明显诱因突发眩晕、恶心呕吐，视物旋转，伴见耳鸣及眼球震颤，无畏光，10年前曾发作1次，半月后恢复正常。舌质红苔白，脉滑。诊断：中医：眩晕。西医：梅尼埃病。立法：健脾利湿。治疗：建瓴汤加减。泽泻15g，车前子10g（布包），代赭石15g，怀牛膝15g，茯苓10g，法半夏10g，炙甘草3g，白术10g，蔓荆子10g，葛根10g，7剂。二诊：服药后症状豁然而去，已无眩晕、呕吐，偶有耳鸣之感，舌质红，苔薄腻，脉滑。宗上方，继服7剂，后来电告知诸症悉除。

按：眩晕一症，中医学多从痰、虚论治。应辨证、辨体、辨病相结合，不应限于痰、虚。对此证的论治是考虑本症乃因内耳迷路水肿所致眩晕。对此多从"水"论治，强调利水，多用张锡纯之建瓴汤。此症之所以取得较好疗效，即在于辨"证"准确，直中病所。治疗高血压病时就在此基础上产生了一个新的思路——利水，主方茯苓泽泻汤，重用茯苓、泽泻，而不要仅仅局限于平肝息风之药。因此，对于专方要考虑他的特点，如西医治疗高血压病人时为何要利尿等。再如迷路水肿，就要从水来论治，强调利水，不要局限于"诸风掉眩，皆属于肝"（《素问·至真要大论》），很多时候眩晕与风没有关系。因此，要强调一病有一病的专方，否则如高血压病眩晕、梅尼埃病眩晕、颈椎病眩晕以及贫血眩晕等多种眩晕，没有区别开的话治疗就不会有效果。

再如当归六黄汤治疗糖尿病。方中熟地、生地滋养肾水以治其本，黄连、黄芩、黄柏清泄三焦热，当归配合黄芪顾护阳气，保护脾胃，所谓"善补阴者，必于阳中求阴"。

举一个当归六黄汤治疗糖尿病病案：张某，男，56岁，干部。患者于就诊前3个月始出现消谷善饥，口渴多饮，每日饮水量约3瓶，小便频多，伴乏力，心烦急躁，失眠多梦，大便秘结等症。舌质红，苔黄燥少津，脉细数。查空腹血糖13.3mmol/L，尿糖（+++）。西医诊断：Ⅱ型糖尿病；中医诊断：消渴，证属气阴两虚，火热内盛。治拟益气养阴，清热生津。方用当归六黄汤加味：当归、黄芩、黄柏各10g，生黄芪、生熟地黄各15g，黄连6g，太子参、天花粉、酸枣仁各15g，麦冬、玉竹各12g，白芍30g。同时嘱严格控制饮食。服上方10剂，空腹血糖降至8.66 mmol/L，尿糖（++）；续服12剂，空腹血糖降至5.89 mmol/L，尿糖（-），诸症消失。改上方为水丸，巩固治疗，随访半年病情无反复。

按：糖尿病属中医消渴范畴。本例证属气阴两虚、火热内盛，故治宜益气养阴，清热生津。方中黄芪、太子参益气；生地黄、熟地黄、麦冬、玉竹、天花粉养阴生津止渴；黄芩、黄连、黄柏清热泻火；重用白芍并配当归养阴血，润畅通便；酸枣仁养心安神。由于药中病机，故取得良效。

现代医家岳美中指出："余谓中医治疗，必须辨证论治与专方专药相结合，对于确实有效的专方必须引起高度的重视。"姜春华亦指出："古人有专病、专方、专药，不要有唯证论观点。"早年间，学习并整理过江西省德兴县人民医院的运用转胎方的经验，分别在三个地区医院共验证89例，成功率高达91%。转胎方的组成：党参三钱，当归三钱，川芎两钱，炙甘草两钱，熟地黄三钱，白术三钱，川续断三钱，黄芪三钱，枳壳两钱。这就是一个转胎的专方，疗效很好。服用方法：加水煎服，每日一剂，早晚空腹各服用一次，连续服用3日为一个疗程。结束后即可复查胎位，已纠正者可按产前检查，追踪至分娩结束；若胎位尚未转正继续服用下个疗程，若胎位矫正后复变者，当重行服用该方。转胎方治疗病案：管某某，女，24岁。患者为初产妇，妊娠期32周，检查：宫底脐上二指，在脐带上方摸到一个圆而硬的胎头，印象：臀足位。服用三剂转胎方后复查，胎儿先露为头，胎方位右枕前位，追踪至分娩，顺产。转胎方比保产无忧散药味少，矫正胎位成功率高，三剂成功者占一半以上，除运用矫正胎位不正外，尚有安胎、催产作用，而且服用无不良反应，安全有效，值得推广使用。

四、小方——药简轻灵

小方就是简、便、廉的方，即指药味少而简便、经济、疗效好的处方。小方亦包括单方在内。单方，指药味少而主治病证范围亦专者。我国历史上很多学验俱丰的医学家处方用药常常是寥寥数味，却常获奇效，方子虽小，但用之得当，也能力挽狂澜。

张锡纯《医学衷中参西录》中载方187首，90%以上的方子不超过八味药，而又以五六味为最多。我们熟悉的活络效灵丹就是其代表方剂。活络效灵丹由乳香、丹参、没药、当归4味药物组成。在临床上，各地医家有用此方加减治疗宫外孕、肠黏连、坐骨神经痛、肋间神经痛等证属于气血凝滞者效果显著。其他的小方如治疗消化道溃疡的乌及散，治疗痢疾的香连丸，治疗闭塞性脉管炎的四妙永安汤，这些方剂药味虽少，却配伍合理严谨，效果自然斐然。著名名老中医蒲辅周在几十年的临床工作中，也十分注意吸取大量民间的传统治疗经验，善于结合中医理论，在临床加以灵活应用，以小方为众多患者解决疾苦，这些都说明了小方的作用是不可忽视的。为了不断提高医疗质量，可以把一些治疗效果较好而药味又较多的方剂在保证疗效的前提加以精简使之成为小方。这样既节约了药材资源，又做到了有的放矢，两全其美。如天津市传染病院原来使用养阴清肺汤合活命汤加减治疗局限性白喉100例，疗效较好，后来经过药物筛选，只选择了其中养阴清肺汤中的玄参、生地黄、麦冬再加入了黄芩、连翘而制成了抗白喉合剂，清热解毒作用效果较前加强，不仅退热快，白喉伪膜还迅速脱落，经过248例局限性白喉的疗效观察，病人全部治愈。

20世纪60年代用单方青蒿防治疟疾，是我们国家重大的发现。125例患者均具有高热寒战定时发作、头痛、汗出热退等典型临床症状，血涂片经瑞氏染色找到间日疟原虫。所有患者均用单一青蒿治疗，分为3组，其中以青蒿绞汁服用组的效果最好，有效率为91.6%。这个方法最初是一个农村的赤脚医生发现的。当时我们分为两个大队，一个大队是煮水吃，另一个大队是绞汁吃，后来查《肘后方》有绞汁服用的记载，而并不是现在才发现的。将青蒿切碎绞汁，分别采用煎、冲、炸、泡四种剂型，最后发现用榨汁效果最好。《青蒿治疗疟疾125例疗效观察》一文发表于《新医药》1975年第5期，该项研究为青蒿素研制提供了实践依据。还有鬼针草熏法洗脚治疗小儿单纯性腹泻；四乌贼骨一蘆茹丸治疗血精、前列腺增生尿血等，均是小方的应用。

举一个芍药甘草汤治疗阴茎抽痛病案。张某，男，27岁，2003年3月15日初诊，热病初愈，阴津本已亏虚，又持强同房，以致出现阴茎抽痛，伴神疲乏力、口干、视物昏花、双手麻木，舌质淡红、少苔，脉弦细，治以养阴柔筋，缓急止痛，方用芍药甘草汤，处方：白芍45g，炙甘草10g。服7剂而病告痊愈。按：阴茎抽痛症，可由多种原因引起，临床常见邪热伤阴或寒邪外袭，以致筋脉收缩、挛急而痛。芍药甘草汤立意在于缓急止痛，对阴血亏虚、筋脉失养的阴茎抽痛症，单用本方即可奏效，但芍药用量要大，一般要在30g以上。临床上对于寒凝气滞所致的阴茎抽痛，治当加细辛伸达阳气，吴茱萸暖肝散寒；兼血瘀者还可加水蛭、丹参、川牛膝活血化瘀。

五、自拟方——医家心得

自拟方是医家在长期的医疗实践中，根据临床心得总结出来的有效方剂。临床中，很多的医生都有自拟方，如尚尔寿治疗肌肉萎缩的复肌宁1号，处方为全蝎、蜈蚣、地龙、天麻、杜仲、牛膝、黄芪，该方平肝息风，补益肝肾，健脾益气，通用于痿证的各个发展阶段。黄吉赓以自拟方治疗咳喘享誉沪上，如哮喘因于外感的用平喘定哮方（射干、麻黄、紫菀、款冬花、半夏、枳壳、桔梗、甘草）每多奏效，而肾虚者用脾功汤（仙灵脾、菟丝子、十大功劳叶）补肾纳气，使气息归根。自拟的五草汤，方用车前草、鱼腥草、白花蛇舌草、益母草、茜草，用于治疗急性泌尿系感染，症见尿频、尿急、尿痛、小便淋漓不畅等。自拟的龙胆清脑汤，方用龙胆草、大青叶、连翘、栀子、黄芩、石膏、牡丹皮、生地黄、玄参、天麻、钩藤、石决明、杭菊花，用于治疗流行性脑脊髓膜炎37例，治愈36例，仅1例有后遗症。该方据余师愚清瘟败毒饮化裁，并重用龙胆草。再如自拟的五参汤。方用党参、太子参、丹参、玄参、参三七。用于治疗急性心肌炎及窦性心动过速。还有柴芩二丁半汤，方用柴胡、黄芩、金钱草、郁金、蒲公英、紫花地丁、半边莲、木香、川楝子，用于治疗肝胆病。

病案举例：张某，女，39岁，工人。患者于就诊前1周始出现尿频、尿急、尿痛、会阴部坠痛等不适，无发热、腰痛、浮肿等症状。舌红，苔黄腻，脉细数，耻骨联合处压痛（+）。尿常规检查及镜检结果：白细胞25/HP，红细胞5/HP，尿蛋白（+），上皮细胞10～20/HP。中医辨证为淋证，治宜清热利湿，用五草汤加味：车前草15g，鱼腥草15g，白花蛇舌草15g，益母草15g，茜草15g，鹿衔草15g。服药1剂后，会阴坠痛明显改善；服用3剂后，尿路刺激症状完全消失，尿常规化验各项指标正常，停药观察。后经3次复诊均述诸症皆消，尿常规检查亦未见异常。

六、辨体用方——方为人宜 [1][2]

即不同个体与所应用方剂有不同的适应性与反应表达，辨体用方，即以人的体质类型与状态为依据，使之"方为人所用""方须人所宜"，从而提高临床用方的疗效与安全性。

［1］ 王琦.辨体用方论（一）[J].天津中医药，2009，26（1）：1-4
［2］ 王琦.辨体用方论（二）[J].天津中医药，2009，26（1）：93-95

（一）"方为人所用""方为人所宜"，是辨体用方的出发点

因人制宜、辨体用方素为历代医家临证之首务。不少方药专著多有强调。宋代唐慎微说："药性一物，兼主十余病者，取其偏长为本，复应观人之虚实补泻、男女老少、苦乐荣悴、乡壤风俗并各不同。"宋代国家药局对于不同人的体质，其补泻之法、用量轻重、给药剂型、加减用法亦均有要求。

金元医家在不少论述中，提出了"法因人定""方因人宜""方因人变"的思想。如朱丹溪说："诊脉之道，观人勇怯、肌肉皮肤，能知其情，以为诊法也。凡人之形，长不及短，大不及小，肥不及瘦；人之色，白不及黑，嫩不及苍，薄不及厚。而况肥人湿多，瘦人火多；白者肺气虚，黑者肾气足。形色既殊，脏腑亦异，外症虽同，治法迥别。"均强调病证虽同，而人有各殊，治法亦异。张从正则指出，治病用方要在把握基本法则的基础上，据其人之不同，病之演变而权衡所宜。他在《儒门事亲》中说："此法虽几于万全，然老幼强弱，虚实肥瘦不同，临时审定权衡可也。病有变态，而吾之方亦与之俱变。"明代李中梓在《医宗必读》中指出，人有奉养居处的优劣，而有脏腑、筋骨之坚脆，腠理之疏密不同，对于攻补的多少又当"以方宜为辨、禀受为别、老壮为衡、虚实为度，不得胶于后养一途，而概为施治也"。外科名医申斗垣在《外科启玄》中十分强调处方用药因人制宜，详论妊娠与产后、富人与穷人、肥人与瘦人、南方人与北方人、尼姑寡妇与妓女、成人与婴儿所得的疮疡治法不同。

清代雷丰认为，用古方治今病必须重视古今体质的差异。他指出："书有古今，而人亦有古今，古人气体俱厚，今人气体渐薄，若执古方以治今人之病，不亦重乎？……参考古今，则医理自得中和之道矣？"陈士铎《石室秘录》以治法为纲，依次列举了128种治法，其中男治法、女治法、肥治法、瘦治法、劳治法、逸治法、富治法、贫治法、老治法、少治法、东南治法、西北治法等，无不关于体质。如肥治法云："肥治者，治肥人之病也。肥人多痰，乃气虚也。则气不能运行，故痰生之。则治痰焉可仅治痰哉？"瘦治法云："瘦人多火人尽知之。然而火之有余，水之不足也，不补水以镇阳光，又安能去火而消其烈焰哉？"说明用方要根据肥人、瘦人的生理病理不同，把握其法度，进行辨体论治。上述医家均充分体现了"方为人所用""方须人所宜"的以人为本的用方思想。

（二）辨体用方与临证

临证中，患者来后，要迅速判断这位患者是什么体质、什么证、用什么方。我们不可能对一个又哭又闹又打的病人用补中益气汤，不可能对一个气喘吁吁的人用大黄牡丹汤活血化瘀凉血。患者一进诊室，就应当对其有一个宏观的认识。南京中医药大学黄煌

教授提出桂枝人、麻黄人、柴胡人、黄芪人、大黄人。日本很多医生就是这种思想，如日本一贯堂——瘀血体质即通导散证；脏毒体质即防风通圣散证；解毒体质，按年龄不同用柴胡清肝汤、荆芥连翘汤、龙胆泻肝汤。《中医体质方剂学》中介绍了9种体质，每种体质都有一个方。如湿热体质用甘露消毒丹，抓住湿热体质，无论痤疮、咳嗽、皮肤痒、尿赤等都可以用。这就是执简驭繁的方剂学思想。再如朝医四象医学，即按四象用药，分太阳人、太阴人、少阳人、少阴人等；藏医将人分类进行用药。还有我们要辨体质类型用方，辨体质的不同属性用方，辨体质肥瘦、强弱用方，辨老少年幼体质用方，辨南北居处体质用方，辨男女体质用方，辨体质、权衡施方用药之剂量等。因此，辨体用方是中医学的一个重要的思想和方法。

辨体施治是临床最高的思维层次，因而也是首要层次，体质之气虚、阴虚、阳虚、湿热、痰湿之辨明，则病证之阴阳可别、虚实可分，治之方向、大法则明。在治疗中，立法处方要考虑到致病因素和人的体质状况。既要有效治疗疾病、调整体质之偏，又要尽量避免针药对体质的不良影响。蒲辅周强调："治病不可见病不见人，只重外因（病邪），不重内因（正气），鲜有导致正气伤而邪气不服的。因此，体质状态是确定治疗原则须首先关注的内容。"

中医体质学说认为，体质是相对稳定的个体特征，具有可调性，方剂是改善体质的重要手段。中医药的整体调节作用不仅表现在影响疾病的病理过程，而且表现在对体质偏颇有良好的改善作用。改善体质将是中医学防治疾病的新途径，在方药研究方面也有可能产生新的思路与成果。

七、主病主方论——审机用方[1]

主病主方是指一病多方中，高度针对贯穿整个疾病始终的主导病机的方剂。

（一）主病主方的内涵

在辨病用方的形成和发展过程中，古今医家和学者对于主病主方与专病专方、多病通治方三种学说的内涵和外延界定不一，尤其是"通治方"常与专病专方混为一谈，且将其概念外延至专科系列方、分经专病系列方等。清代徐灵胎《兰台轨范》中首次对主病主方与多病通治方做了较为贴切的初步界定，其曰："一病必有主方，一方必有主

---

[1] 倪诚. 王琦教授主病主方学术思想和临床经验总结及治疗变应性鼻炎的临床研究. 北京中医药大学博士论文，2011，21—32

药。""如一方所治之病甚多者，则为通治之方，先立通治方一卷以候随症拣用。"遗憾的是并未引起后世足够的重视。现代学者有谓专病通治方就是针对临床各科某一疾病的若干证候均能通治获效的方剂，前人亦称其为主方；亦有将专病专方与主病主方等同者。

王琦教授根据清代徐灵胎《兰台轨范》中提出的"主病主方主药"构想，将主病主方的内涵界定为，一病多方中高度针对贯穿整个疾病始终的主导病机的方剂。如东汉时期张仲景论治百合病有百合地黄汤、百合知母汤、滑石代赭汤、瓜蒌牡蛎散多方，其中高度针对百合病心肺阴虚内热这一主导病机的主方便是百合地黄汤；明代孙志宏《简明医彀》一书在各种疾病后列有主方、成方及简方。所列主方，多系参酌古今文献，结合个人经验体会的自订方，虽无方名，但立方缜密，遣药灵变，或附加减用法，均能切中病机，着意于探索多种疾病的规范化治疗，便于读者参酌选用。如选用当归、生地黄、白芍为三消主方，对于上消加人参、麦门冬、五味子、天花粉水煎，入生藕、鲜地黄汁、人乳服，中消加石膏、知母、甘草、滑石、寒水石，下消加黄柏、知母、熟地黄、五味子之类。这种制方思路，在主病主方的发展源流中具有典型意义。于临床中创用黄精赞育胶囊治疗男性不育，疏肝益阳胶囊治疗阳痿，二药已成为国家新药，海内外患者皆有服用，多效。

主病主方有别于一病一方的专病专方，也异于一方可治多病的通治方。

（二）主病主方思想的精髓——审机制方

审机制方是辨病论治的精髓，是主病主方的逻辑基础。清代柯琴将审机制方作为评价良工的依据，"因名立方者，粗工也；据症定方者，中工也；于症中审病机察病情者，良工也。仲景制方，不拘病之命名，唯求症之切当，知其机得其情"。(《伤寒论翼·制方大法第七》)清代罗浩进一步指出上工审机与组方的先后程序，"医者精于四诊，审察病机，毫无遗误，于是立治以用药，因药以配方……知此乃神圣之极功，上工之能事也"。由此可见，"审察病机"是辨病论治的关键所在，明辨病机是论治中立法遣药制方的前提。根据病机所涉及的病因、病位、病性和病势等基本要素，临床辨病论治在根本上则是依据患者的信息，辨识出主病所涉及的因、性、位、势，在此基础上进一步针对病机诸要素遣药制方。

审机制方的实施思路有三：一是分清病机层次，有序遣药组方；二是揆度病机态势，把握制方法度；三是辨识复杂病机，注重"无者求之"。

1. 分清病机层次，有序遣药组方

审机制方是将疾病的病机辨识与方药配伍原理两方面联系起来，以实现"方病对应"的一种辨病论治技术。只有明辨病机主（主导病机）次（次要病机），才能把握制方的整

体结构。方剂一般由君药、臣药、佐药、使药四部分构成。主病主方是高度针对贯穿整个疾病始终的主要病机，在君药主导下的君、臣、佐、使各部针对病机多环节的分层夹击的多种作用的集合。例如，针对原发性高血压病气逆血乱、热扰水停的病机特点，治从清肝镇逆、活血利水立法，取《医学衷中参西录》建瓴汤与《金匮要略》茯苓泽泻饮合方加减。方中重用入血分、性善下行之川牛膝引血下行，活血利水；代赭石质重沉降，擅镇肝逆，合牛膝以引气血下行，直折亢阳，平定气血逆乱之势，共为君药。臣以生龙骨、生牡蛎镇肝潜阳。肝阳偏亢，易于化火生风，所谓"气有余便是火"，故用竹茹清肝泄热；槐角清肝润燥，《本草汇言》善用其治"肝热风燥"；茯苓、泽泻助川牛膝活血利水之力，以上同为佐药。诸药配伍，共奏清肝镇逆、活血利水之功。

2. 揣度病机态势，把握制方法度

所谓病势，是指病情的缓急之势与病证演变发展的趋势。落实到"度势制方"，主要有以下两方面内容。

一是根据"治未病"中已病防变的原则，采用截断病机演变的配伍组方思路。如临证在针对当前病证的主导病机为主攻的同时，结合病机的演变趋势，适当选配一些防变的药味，所谓先病用药，以控制病情的发展。例如，运用气血痰火"四郁"理论治疗抑郁症，即是在针对气机郁结主导病机为主攻方向的同时，洞察气郁易致血瘀、生痰、化火等病势，以疏肝解郁为主法，兼行活血、祛痰、泄火等法，可有效控制病情发展。

二是顺应病机偏激之势，巧施"反佐"配伍的思路。针对临床一些病重邪甚、病势太过偏激、拒药不受的严重或复杂病情，在不改变全方主治方向的前提下，配用与君药药性相反且能顺应病势（同气相求）的药味，可在全方治疗中发挥相反相成、提高疗效的作用。例如，治疗湿热阻滞精室的前列腺炎，针对有时单用黄柏等苦寒药清热燥湿难能取效，少佐辛温之乌药顺应湿热蕴结太过的病势，则可避免拒药不受，有利于清泄湿热。

3. 辨识复杂病机，注重"无者求之"

症状群为病机的外部表象，病机与症状群之间有着一定的对应关系。临床辨识病机主要依据症状进行"司外揣内"。但疾病千变万化，况且辨证论治本身有其一定的局限性，而一些疾病的病机与症状群也并非对应关联，即所谓"症机分离"者亦复不少，如疾病明确而无症状者（无症状性少弱精子症、无症状性蛋白尿等）；症状群中部分症状与病机相反者（真热假寒或真寒假热，大实羸状或至虚盛候等）；症状群中部分症状虽与疾病病机相同，但与体质类型相反（湿热痤疮和／或胃火牙痛与阳虚体质表现并见、风寒感冒与阴虚体质表现兼有等）；有同症异病（同一尿频症可分别见于前列腺炎、前列腺增生症和糖尿病等）或同症异机者（同一失眠有阴阳失交、肝不藏魂、心不藏神、心肾不交等不同病机）等。因此，透过病状辨识其真正病机，发现其潜在病机，或探察其新病机，即"无者求之"，对于临证制方遣药至关重要。

（三）主病主方"四维"运用模式

诊疗模式是人们对诊疗活动内在规律认知的反映，他体现其实用性与先进性，直接关系到临床水平与能力的提高。中医诊治疾病的方法丰富多彩，灵活多样。长期以来，中医辨证论治作为核心的诊疗技术，能够有效地指导临床，但难以寻找群体规律。要找到这样一种诊疗技术，既能够反映个体差异，又有助于实施群体干预。肯定辨证论治重要性的同时，还要形成符合中医当代临床科学规范的、多元动态的开放性的中医诊疗新模式，要根据临床实际，灵活运用辨病论治、辨证论治、辨体论治，多种方法相互结合补充。辨病－辨体－辨证诊疗模式，现已成为指导疾病状态下的多元化运用模式。临床实践表明，中医辨病用方与辨证、辨体用方之间存在"离合关系"。

1. 疾病急骤——主方为纲

主病主方旨在反映疾病病机与方药配伍之间的应答关系。当疾病急骤或突显，病势进展比较迅速，此时疾病的主要矛盾远重于证候表现或体质状态时，应当纲举目张，即以主病主方为纲，也可结合辨证和（或）辨体加减。对于1期、2期原发性高血压病主要用自拟"镇逆降压汤"治疗，对于3期高血压患者，常加羚羊角粉和（或）珍珠粉冲服，以平肝息风。如单纯舒张压偏高者，可加生黄芪、葛根、茜草以益气活血。如病程中兼见阳亢化火、痰热腑实等证，和（或）患者的体质特征较为明显（或阴虚或湿热或痰湿）时，适当兼顾。如此用方，则主次分明，有的放矢，取效迅捷。

2. 病证同显——合方分击

辨病的指向目标是疾病全过程的病理特点与规律，是对某一疾病发生、发展规律的总体认识；辨证的指向目标则是"病"过程中的某一阶段，将疾病某一阶段的病理特点与规律作为研究的主体。当疾病的病情较为轻缓，证候表现较为明显，一般"合方分击"，即主病主方与辨证用方并举。例如，治疗失眠，以法半夏、夏枯草、百合、苏叶、酸枣仁、甘松、柴胡、白芍为主方（高枕无忧汤），如伴见肝郁气滞证，需合用逍遥散；如肝郁化火，合用丹栀逍遥散；肝胆气郁者，合用柴胡加龙骨牡蛎汤；肝胃不和者，可用抑肝散等。这种病证结合，合方分击的用方策略常在临床中实施。

3. 多恙并存——辨体用方

辨体所指向的目标是"人"，将人作为研究的主体，主要诊察形体、禀赋、心理以及地域和奉养居处等对人的影响，亦即人对这些因素的反应。当并存的多种病证均以体质为共同背景，则可"多元归一"，即通过辨体用方调治多种病证。前述"益气轻健汤"调治痰湿体质易患肥胖及代谢综合征者即属此例。

4. 先病后体——序贯用方

在患病过程中，体质、疾病、证候三者从不同的角度、不同的层面反映了疾病的本质、规律与特征。由于病与证的发生都以体质为背景，所以当针对当前病证的主病主方或结合辨证用方已获显效时，则可"序贯用方"，即以辨体用方为主用以巩固疗效。这种用方思路在大多情况下均可采用实施，有助于防止疾病复发。

综上所述，"辨病－辨证－辨体"诊疗模式是基于疾病、证候、体质之间的内在联系，将辨病、辨证、辨体相结合，进行综合运用的一种临床诊疗模式。对于已病状态下，王琦教授主张辨病为纲结合辨证辨体的"三维诊疗观"，贯穿主病主方专药的学术思想，强调针对病机，审机用方，既体现辨病与辨证、辨体有机结合，又不失目标指归明确、执简驭繁，其针对性与灵活性高度统一的特点，为中医临床诊疗模式注入了新的内涵。

第二节 用药思维模式

徐灵胎曾阐述了一段关于用药的思想，论及寒的问题、病症和方的关系问题，峻烈药和平常药的问题等。他认为用药和用兵一样，说："圣人之所以全民生也，五谷为养，五果为助，五畜为益，五菜为充，而毒药则以之攻邪。故虽甘草、人参，误用致害，皆毒药之类也。古人好服食者，必生奇疾，犹之好战胜者，必有奇殃。是故兵之设也以除暴，不得已而后兴；药之设也以攻疾，亦不得已而后用，其道同也。故病之为患也，小则耗精，大则伤命，隐然一敌国也。以草木之偏性，攻藏府之偏胜，必能知彼知己，多方以制之，而后无丧身殒命之忧。是故传经之邪，而先夺其未至，则所以断敌之要道也；横暴之疾，而急保其未病，则所以守我之岩疆也。夹宿食而病者，先除其食，则敌之资粮已焚；合旧疾而发者，必防其并，则敌之内应既绝。辨经络而无泛用之药，此之谓向导之师；因寒热而有反用之方，此之谓行间之术；一病而分治之，则用寡可以胜众，使前后不相救，而势自衰；数病而合治之，则并力捣其中坚，使离散无所统，而众悉溃。病方进，则不治其太甚，固守元气，所以老其师；病方衰，则必穷其所之，更益精锐，所以捣其穴。若夫虚邪之体，攻不可过，本和平之药，而以峻药补之；衰敝之日，不可穷民力也；实邪之伤，攻不可缓，用峻厉之药，而以常药和之；富强之国，可以振武也。然而选材必当，器械必良，克期不愆，布阵有方，此又不可更仆数也。孙武子十三篇，治病之法尽之矣。"

此外，徐灵胎在《五分脏腑经络论》中谈到某脏某腑某经用某药，此药有他的特殊作用，但不是说某药就归某脏某腑某经。如此我们在用药的思想上就灵活得多，既学习了引经报使，又学习了脏腑归经用药的理论，大大丰富了临床用药思维。

一、专药说义与应用

专药，为治某病某症有特殊功效的药物。《素问·奇病论》中兰草汤（一味兰草）治消渴；《灵枢·经筋》中川马膏（马的脂肪）治足趾转筋；《灵枢·痈疽》中一味菱翘（即连翘）治乳痈；《神农本草经》中黄连治痢、常山截疟、麻黄治喘、海藻治瘿瘤等，这些都是专药的记载。

专药可与辨证论治相结合。如金钱草为治疗尿结石专药，如辨证为湿热下注可合石苇散，为阴虚者可用金钱草煎汤送服六味地黄丸，为阳虚者可合肉桂、杜仲、桑寄生温阳逐水排石。

专药用量宜大。如仲景治疗百合病重用百合解郁安神，朱良春重用葶苈子泻肺定喘，重用生白术治疗便秘等。

专药不宜单用。应与治体药、治病药、治证药配伍使用。如对于湿热体质的慢性前列腺炎患者，小便淋沥不尽，会阴部不适，用治淋专药琥珀粉1.5g，同时用甘露消毒丹改善患者的湿热体质。

萱草治忧郁，琥珀治淋漓，延胡索止痛，乌贼骨止血，威灵仙解痉，刺猬皮治遗精等，这些都是专药的应用。多掌握一些专方和专药的知识，对于提高我们的临证水平是很有帮助的。如果一个大夫掌握了很多的专方和很多的专药，别人看不好的病你能看好，则就是一个高明的大夫了。举一个苦参治疗心悸的病案。李某，女，25岁，2002年12月3日初诊。2年前患病毒性心肌炎，经中西医治疗后，胸闷心悸不减，心律不齐。伴胸闷气短、头晕多梦、心烦口苦、倦怠乏力、面色萎黄，舌质淡红，苔薄黄，脉细结代。心电图提示室性早搏。用苦参合炙甘草汤加减治疗。处方：苦参30g，炙甘草10g，桂枝10g，党参15g，麦冬10g，生地黄15g，麻子仁10g，阿胶10g（烊化冲服），五味子10g，生姜2片，当归10g。二诊，服药14剂后心悸胸闷感消失，复查心电图提示心律恢复正常，随访6个月未见复发。

按：病毒性心肌炎心律失常属中医心悸、怔忡范畴。多因素体亏虚，气阴不足，心失所养，复感外邪，内舍于心，日久不愈，导致肝气郁滞。故临床表现为心悸气短、心烦口苦、四肢无力等虚实夹杂症状。本例患者有胸闷气短、头晕多梦、心烦口苦、倦怠乏力、面色萎黄症状，属于气血虚弱证。炙甘草汤专治气虚血弱所致的心动悸、脉结代、体羸、气短症状。方中炙甘草、党参、大枣益气补心脾，生地黄、麦门冬、阿胶、麻子仁甘润滋阴、养心补血，生姜、桂枝辛温通阳复脉。加入当归加强养心补血之功，加入五味子提高甘润滋阴之效。苦参是方中治疗心律失常的特效药，乃方中"眼目"。如此配伍，可收治病、治证之全功。

现代名老中医在临床中总结了不少专药。如浙江徐荷辛用蒲黄治喉痛；云南李春华用桑白皮治疗倒经，用卷柏治疗输卵管阻塞，海桐皮、白鲜皮治疗子宫内膜炎；河北任瑞文用牵牛子治癃闭；临床中常用荆芥、郁金、竹茹治疗尿血、便血、血精、月经过多等，皆有确效。

二、药对说义与应用

药对，指与病"的相主对"的药物而言，针对不同病情随证加减的药物，由两味药搭配而形成的特定配伍功效的处方用药，如黄柏配砂仁用治遗精、早泄，其中黄柏苦寒清相火、除湿热、坚肾阴，砂仁辛温行胃气，消胀满，二药合用则清相火而无伤中之虑。

现代名老中医多有应用药对独擅其长者。朱良春以黄芪配莪术治慢性胃炎，黄芪益气补虚，莪术破瘀消积，补中有行。盛国荣用利水法治疗高血压：地龙、夏枯草平肝利水；黄芩、龙胆草泻热利水；茯苓皮、车前子淡渗利水；赤小豆、玉米须健胃利水；琥珀、益母草活血利水；牛膝、桑寄生补肾利水；人参、黄芪益气化水；大黄、草决明通便泻水等，都是将其配对用。四大名医中的施今墨先生就擅于用药对。在临床中用药对的机会也很多。常用的药对如王不留行、路路通，治精闭，两药均入肝经，具有化瘀通络、通行精窍的作用；蒲公英、刘寄奴治子痈，清热解毒、活血止痛；乌药、黄柏治前列腺痛，以乌药辛温理气止痛，黄柏苦寒泻热，两药相佐，以增强清热清利湿、行气止痛之功。

举一个黄连配肉桂治失眠病案：洪某，男，26岁，近5年来，夜不寐，昼则精神不振，夜则思绪如潮，无法入睡，形体偏瘦，手足汗多，伴见尿频、尿余漓不尽，射精过快，曾服金匮肾气丸，症状未见改善。黄连阿胶汤合交泰丸加减，四诊后愈。处方如下：川连6g，肉桂3g（后下），阿胶10g（烊化冲服），白芍10g，珍珠母30g（先煎），甘草3g，龙骨30g（先煎），延胡索粉3g（冲服），黄芩10g，蝉蜕15g，钩藤15g（后下）。

按：该例失眠属心火亢、真阴不足，之所以取得显效在于辨证准确，能守方不变。黄连阿胶汤乃仲景用于治心烦不得卧之经方，临床多用于治疗不寐之证。同时配合交泰丸、延胡索用于治不寐为临床之少见。其能行血中之气滞和气中之血滞，气血调和，阴平阳秘，人自安睡。现代药理研究证实延胡索中的有效成分有良好的催眠、镇静和安定作用。大家知道的只是他能止痛。延胡索在这里就是镇静安眠的作用。

三、药用钩玄说义与应用

钩玄，即从古人论著中搜索其原有的、而被遗漏的精要论述，探其初始，寻其失传，并推而广之。考证有据是钩玄用药的基本原则，发微有验是钩玄用药意义所在。

桂枝的功用有哪些？《本草备要》云其"温经通脉，发汗解肌"。《本草疏证》则云其："能利关节，温通血脉……其用之道有六：曰和营，曰通阳，曰利水，曰下气，曰行瘀，曰补中。"这使桂枝的用途得到充分发挥。如炙甘草汤用桂枝，以前认为桂枝温心阳，这是不对的，桂枝在这里是治动悸的，所以要进行钩玄。再如蝼蛄，《本草纲目》有谓本品治石淋之说；紫菀对溺血、便血颇具殊功；麻黄不但可以温经散寒，而且可以止痛。自清代以来，麻黄常用于治痈疽肿毒，瘀伤肿痛，如《外科证治全生集》之阳和汤，钱秀昌《外科补要》之麻桂温经汤等。再如川芎，考王肯堂《证治准绳》有神芎导水丸，专治水邪内溃。我治尿毒症常用，可使尿素氮明显下降。还有当归在《神农本草经》言"主咳逆上气"，而不单是活血调经。

举一当归治久咳病案：靳某，男，45岁，慢性喘息性支气管炎40余年。2005年11月16日初诊，诉自幼即有咳喘，持续多年，至40岁后喘息又见加剧，甚至气憋。胸片提示：①支气管扩张；②支气管哮喘；③轻度肺气肿。心电图示：①窦性心律不齐；②不完全右束支传导阻滞。膈有胶着之痰，肺有阻塞之气，气道不畅，以冬春两季为甚。既可受外因过敏物质影响，又可受内因影响发作，属混合性喘息。处方：当归20g，川芎10g，桃仁、杏仁各10g，防风10g，地龙15g，乌梅15g，制胆星10g，蝉蜕10g，鱼腥草20g，老鹳草20g，青黛10g（布包），土茯苓20g，射干10g。服14剂后，咳喘减轻，嘱其继服上方，一个月后诸症悉减，并未再复。

另有一八旬老者，患肺气肿，咳喘多年，平素气短、胸闷、乏力，稍一活动便喘息不止。我就在所开方药中重用当归20g，患者服用两个月后复诊，诉咳喘明显好转，体力恢复大半，每日能够步行500m，每月还可游泳1～2次，甚为欣喜。遂又调整用药，但仍用当归20g，令其继服数剂，现生活基本如常人。

按：上述两案均为久咳，久病入络，耗伤营血，血瘀而气滞。当归和血，为何能治久咳？《本草汇编》中这样论述："当归其味辛散，乃血中气药也，况咳逆上气，有阴虚阳无所附者，故用血药补阴，则血和而气降矣。"气为血之帅，血为气之母，血和则气顺。同样，清代唐宗海在《血证论》中提到："气以血为家，喘则流荡而忘返，故用当归以补血。"即以血药当归招气归家。这一论述道破了久咳用当归之玄机。

四、中药新用说义与应用

中药新用，指通过临床实践发现了某种药物新的功效，使应用范围有新的拓展。如川芎，汉代张仲景用于妇女月经不调，胎产诸疾等，如当归芍药散；晋代葛洪《肘后方》

用川芎祛风止痛；南北朝时期则为外科疮疡主要药物之一；唐代用之于真中风、半身不遂的治疗；宋代为治疗头痛的良药。到了近代治疗颠顶头痛，非川芎不能止。川芎还可以治疗水气内滞，用于肾积水患者。肾积水用茯苓、车前子利水是无效的，要用血分药。这就是川芎在临床上运用的不同点和新用之处。此外，如山茱萸补益肝肾，通精、缩尿、止汗、固经，张锡纯据此用于救脱。金毛狗脊祛风湿、强腰脚、健筋骨，张赞臣用狗脊毛（即金丝毛）作为止血药，外用治创伤出血，敷之立止。萱草性味甘凉，有利湿热，宽胸膈，安眠宣郁之效，梅开丰用以治顽固性便秘，屡食屡验，而见推陈致新之功。麦芽治疗男子精液不化、高泌乳素血症，其善消食健脾，回乳消胀；盖以精液不化源于酶的缺乏，乃责之脾的运作失常，使精液出现凝滞，治疗当以助脾运化，消积导滞，则浊滞可除。现代药理研究证明，麦芽富有多种酶类，如消化酶、纤维溶酶，具有健脾化痰之功。

举一个败酱草治阴茎痛病案。解某，男，33岁。2003年7月23日初诊。阴茎根部及腰骶部疼痛2年。患者于2年前无明显诱因出现阴茎根部及腰骶部疼痛，全身乏力，口服舍尼通等西药效果不明显。舌淡，有齿痕，舌质紫黯，苔黄腻，脉滑。2003年4月2日EPS示卵磷脂小体（+++），WBC（+++）。2003年7月15日EPS示卵磷脂小体（+），WBC（++）。病属阴茎痛，辨为湿热瘀滞证。治予清热化湿，通络止痛。拟金铃子散、活络效灵丹合五草汤加减，药用川楝子10g，延胡索10g，丹参10g，制乳香、没药各3g，黄柏10g，乌药3g，败酱草15g，马鞭草15g，茜草15g，夏枯草15g，蒲公英15g。14剂，水煎服。二诊：2003年8月6日。阴茎根部及腰骶部疼痛明显减轻。上方加乌药3g。14剂，水煎服。三诊：2003年9月3日。疼痛减轻，下午会阴部不适，脉沉滑。症情好转，前法巩固，用川楝子10g，延胡索10g，丹参10g，制乳香、制没药各3g，乌药3g，黄柏10g，茜草15g，败酱草15g，马鞭草15g。14剂，水煎服。

按：患者阴茎根部疼痛，有湿热瘀阻之象。用金铃子散、活络效灵丹行滞活血，化瘀止痛；黄柏、乌药清热行滞；马鞭草、茜草、夏枯草、蒲公英清热利湿。方中重用败酱草清热利湿，兼以活血止痛。方证相符，用药的对，顽症得瘥。

五、调体用药说义与应用

调体用药，指通过用药物干预达到调整体质偏颇的目的，其理论基础是体质与方药的对应关系。因人有阴阳气血盛衰之不同，而形成不同体质差异，而方药有补泻及寒热温凉之性，能够纠正体质之偏。关于个体差异与药物耐受性和反应性的关系。《灵枢·论痛》说："胃厚色黑大骨及肥者，皆胜毒；故其瘦而薄胃者，皆不胜毒也。"体质各有差异，故治病用药时，必须审度患者的体质，权衡强弱而治。

病案举例：周某，屡屡失血，饮食如故，形瘦面赤，禀质木火，阴不配阳，据说服桂枝治外感，即得此恙，凡辛温气味宜戒，可以无妨。六味加阿胶、龟板、天门冬、麦门冬（《临证指南医案·吐血》）。

按：质禀木火，阴不配阳，是失血之根源；误服桂枝，助阳劫阴，是失血之近因。方用六味加阿胶、龟甲、二冬育阴潜阳，滋水涵木，而不见血止血，是追本溯源之治也，注意体质与用药宜忌的关系，显然十分重要。

陆某，阴虚体质，风温咳嗽，苦辛开泄，肺气加病。今舌咽干燥，思得凉饮，药劫胃津，无以上供。先以甘凉，令其胃喜，仿经义虚则补其母。桑叶、玉竹、生甘草、麦冬（元米炒）、北沙参、蔗浆。（《临证指南医案·咳嗽》）

按：阴虚体质，而病风温咳嗽，法宜养阴祛邪，清润肺金，前医忽视患者体质，误投苦辛开泄，药劫胃津，阴液更耗，津不上承，以致舌咽干燥，思得凉饮。叶氏参合患者体质，补偏救弊，先予甘凉濡润，以养胃阴，取培土生金之义，若于方中佐入清肺化痰之品，兼顾其标，似更周匝。

徐大椿在《医学源流论》中指出"人体素质有异"，故"运者必细审"而后"轻重、缓急、大小、先后之法，因之而定"。重视药物与体质的关系，即要研究患者机体特征（类型）与药物之间的相互关系。

> 总而言之，我们用方用药，要重基础，灵活运用，多看书，多体会，这样才能使一个方一个药在咱们手上做到出神入化。
>
> ——王　琦

附篇

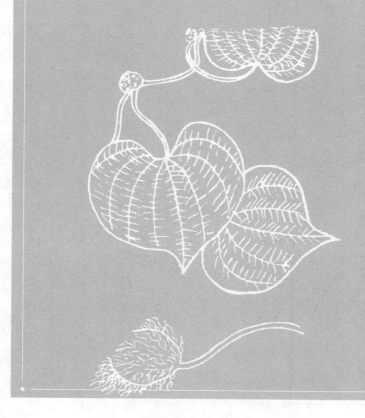

Ⅰ. 中医理论与临床思维研究相关科研课题

2010 年 6 月　课题 "中医原创思维与健康状态辨识方法体系研究" 获国家重点基础研究发展计划（973 计划）资助项目（No.2011CB505405），标志着中医思维研究进入国家最高科研层次。

Ⅱ. 中医理论与临床思维相关重大事件及参会

2004 年 11 月　王琦教授参加 "国际生物信息与中医药学术研讨会"，做了中医学三点论的发言，即象数思维通向科学革命；中医学转型时期与多学科和谐共生；形成开放体系，建立与世界联系，引起与会者的广泛共鸣。

2008 年 9 月以来　王琦教授在北京中医药大学开启中医理论与临床思维课程，给学术继承人、博士、硕士研究生讲授《东方思维与中医临床十讲》课程，得到了学生们的广泛好评和热爱。

2011 年 10 月　由中国科协主办，中华中医药学会承办的第十七次中国科协论坛——"中医原创思维理论内涵与科学价值"高端论坛会在香山举行，来自全国哲学界、医学界30 余位专家、学者参加了会议。王琦教授作为论坛首席专家做了《关于中医原创思维模式研究》的主题报告。

2011 年 11 月　"973 计划"项目"中医原创思维与健康状态辨识方法体系研究"课题组邀请了国内哲学界、医学界专家、学者在北京中医药大学召开了"中医原创思维研究"的专家论证会，王琦教授作为项目首席科学家做了《关于中医原创思维模式研究》的主题报告。

2011 年 12 月　王琦教授为组长的"973 计划"项目"中医原创思维与健康状态辨识方法体系研究"课题组，根据文献研究，结合焦点小组讨论、走访专家、咨询论证等方法，开创性地提出了"取象运数，形神一体，气为一元"的中医原创思维模式。

2012 年 1 月以来　王琦教授在《中华中医药杂志》上连续发表《中医原创思维十讲》十篇学术文章，以及在《中医杂志》《北京中医药大学学报》《天津中医药》等杂志上发表了相关文章，详尽阐述了中医原创思维模式的理论内涵与科学价值，不断丰富和完善了中医药理论研究，引起学术界的广泛共鸣。

2012 年 6 月 11 日　光明日报针对中医原创思维的研究采访了王琦教授，并近整版发表了题为《原创思维——国家进步的灵魂》一文，引起了社会各界对中医原创思维研究的广泛关注。

Ⅲ.发表相关文章目录

［1］王琦.中医原创思维研究的意义［J］.中华中医药杂志，2012，27（1）：140–141

［2］王琦.取象运数的象数观［J］.中华中医药杂志，2012，27（2）：410–411

［3］王琦.形神一体的形神观［J］.中华中医药杂志，2012，27（3）：652–654

［4］王琦.气为一元的一元观［J］.中华中医药杂志，2012，27（4）：42–43

［5］王琦."象数 – 形神 – 气"关系探讨［J］.中华中医药杂志，2012，27（6）：44–46

［6］王琦.中医原创思维模式的特质［J］.中华中医药杂志，2012，27（7）：1865–1867

［7］王琦.中医原创思维的文化背景和哲学基础［J］.中华中医药杂志，2012，27（8）：2120–2122

［8］王琦.中医原创思维模式的提出与论证［J］.中医杂志，2012，53（6）：458–460

［9］王琦.关于中医原创思维模式的研究［J］.北京中医药大学学报，2012，35（3）：160–163，168

［10］王琦.中医原创思维模式研究的"五个度"［J］.天津中医药，2012，29（2）：109–111

［11］王琦.未来医学的发展方向——个体化诊疗［N］.科学时报，2010–03–11（3）

［12］王琦.把握中医理论向度的三个核心命题［J］.中华中医药杂志，2006，21（1）：3–5.

［13］王琦.方药活用论［J］.天津中医药大学学报.2006，25（3）：126–131

［14］靳琦.王琦"辨体 – 辨病 – 辨证诊疗模式"的理论要素与临床应用［J］.北京中医药大学学报，2006，29（1）：41–45，55

［15］王琦.论辨体论治及辨体 – 辨病 – 辨证诊疗模式的建立［J］.中医药学术发展大会论文集，2005：89–95

［16］王琦，高京宏.体质与证候的关系及临床创新思维［J］.中医药学刊，2005，23（3）：389–392

［17］王琦.论中医理论的特质与路向［J］.中国中医基础医学杂志，2005，11（1）：

4–10.

［18］王琦.21世纪中医性医学发展的目标与任务［J］.中国中医药发展大会论文集，2001：103–105

［19］王琦.中医药只有持续创新才能持续发展［J］.全国第五届专科专病暨特色疗法研讨会论文集，2001–9–26

［20］王琦.论确立辨病的核心地位与意义［J］.北京中医，1998（3）：14–16

［21］王琦.论辨病研究中存在的问题［J］.安徽中医学院学报，1998，17（2）：4–6

［22］王琦.论现代中医多元性的临床诊疗模式［J］.中国医药学报，1998，13（2）：4–6

［23］王琦.论现代中医临床诊疗体系的建立——走出轻辨病重辨证的误区［J］.内科辨病专方治疗学·序，1998

［24］王琦.论现代中医妇科临床体系的建立［J］.江苏中医，1998，19（7）：3–5

［25］王琦.中医临床存在十大问题及其对策［N］.健康报，1996–10–25

［26］王琦，夏仲元.实践呼唤新的中医理论思维［J］.南京中医药大学学报，1996，12（6）：3–5.

［27］王琦.辨证论治并非普遍法则［N］.健康报，1994–03–04（2）

［28］王琦.形成科学规范的开放式诊疗体系.健康报，1994–03–18

［29］王琦.宛若长江水　不尽滚滚来——中医理论体系问题专题讨论述要与思考［N］.中国中医药报，1994–11–28（3）

［30］王琦，陆云飞.辨证论治.中国大百科全书：中国传统医学：辨证论治［M］，北京：中国大百科全书出版社，1993

［31］刘艳娇，王琦.关于辨证论治若干问题的思考及对策［J］.中医药时代，1993，3（3）

［32］王琦.论中医男科临床的理论思维变革［J］.中国性学，1993（3）

［33］王琦.谈中医的理论与临床思维［J］.云南中医学院学报，1989，12（3）：6–12

［34］王琦，邱德文，李铁君.浅论中医学的科学性［J］.上海中医药杂志，1981（2）：25–27，36

［35］王琦，盛增秀.关于如何创造新医学新药学的探讨–略论辨证论治的再提高［J］.新医药学杂志，1977（11）：7–12

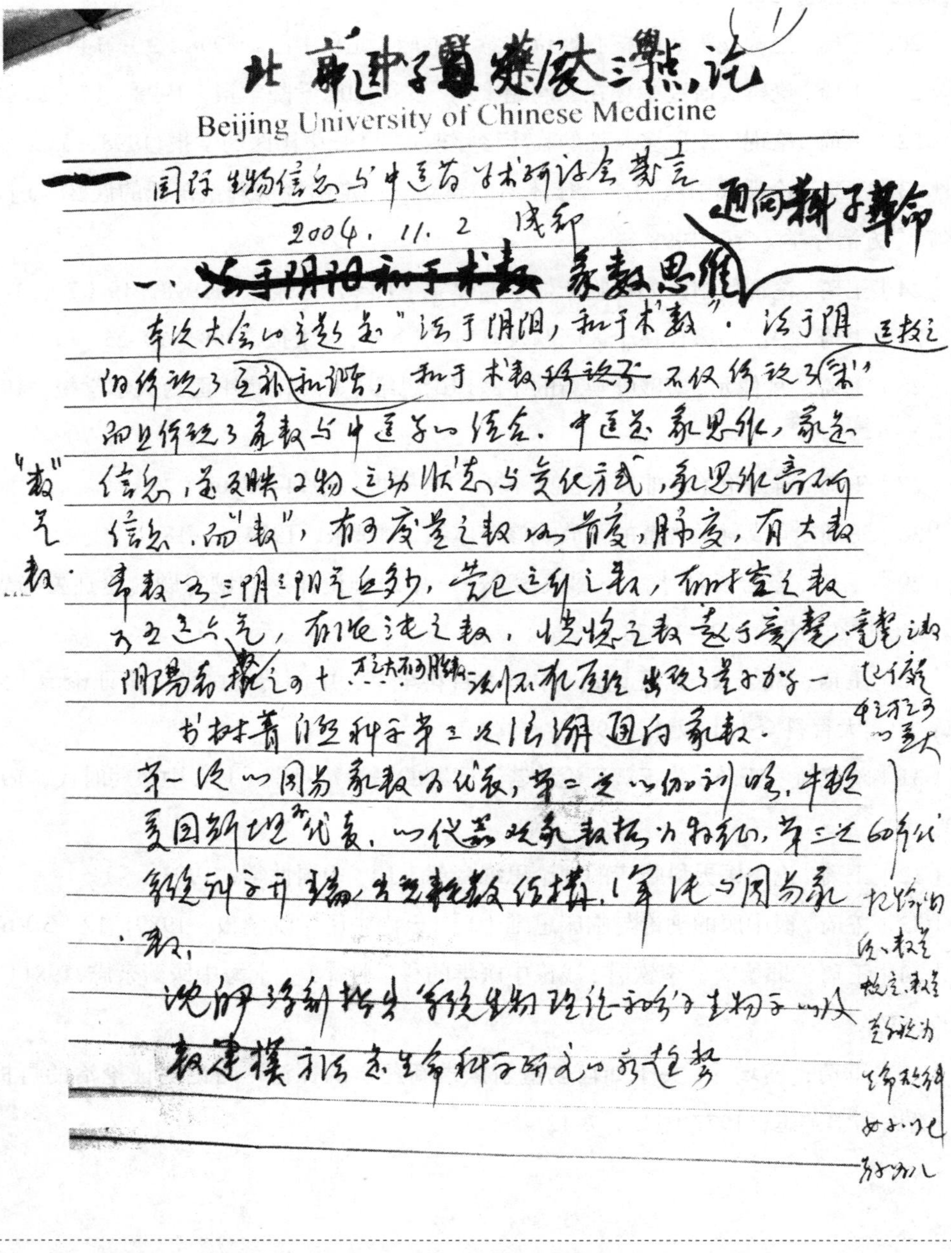

图Ⅳ-1 王琦教授参加国际生物信息与中医药学术研讨会发言手稿

二、中医学转型时期与多学科相和谐共生

中医学处于历史一转型时期，生物技术理论和报道的蓬勃下其表达方式、学科细绍，科学内涵有待重新构筑，为当代生命科学提供了认知经验，甲乌吡大会的各研专题信息与中医方法研究一一批论一成果。

专此大会讨论了以下内绍

其一 在老师会草，代表部分为治，沈明尹系统生物学与中医学研究，主来浮肾阳虚基因组经到研究·谱学生物医疗之平台于临床免疫，为精生物信息在现代过研究中的途径

其二、多学科交义修改与中医学心和谐共生。中医学是多学科，草草论是免进一神经神科学认知科学、诗学科诗依诙的研究，忖论乡中医学研究作多学科心研究思坊、忖硬中医学融入当代知识心经验中·终致易中医学本身代科学祥语论建中的法语礼力。度铆此
忛仍過主胆期丰人疫道扶度强烈与基因表达渻研究对疫道化能胆丰经绣人和非疫道化胆丰人词心以心与甚希蒃上基因

... ATP ...

③ 说明 **地** 源 **中** 医 **样** 式 **大** 学 ...

... University ...

... 其三系研究领域方法，体现了多学科交叉...

中医学与生物诊疗，中医学与生物信息，中医学
与数理科学。物信息研究中包括...，...
...，中药制剂，临床...包括新...种
...都有...。...。 **三、形成与发展信息**

中医理论是具有与时俱进的品质，形成发
展修养，我们一... 我们思想观念学习与... 所用而
...之后者...与时代...时代... 内涵，不断
获取... 提取新信方法之...具有鲜明一时代...

我们... 中医学进行现代表述，与... 建立...的
联系方式，... 需要从原生态语境和经验
... 转接成... 理论表现形态，才能与... 相
...沟通等。

... 大会组织者为我们... 提供... 交流
... 机会，愿各位... 同努力取得国内成功。

东方思维与中医十讲

讲　稿

王　琦

北京中医药大学

2007 年

图Ⅳ –2　王琦教授"东方思维与中医十讲"讲稿

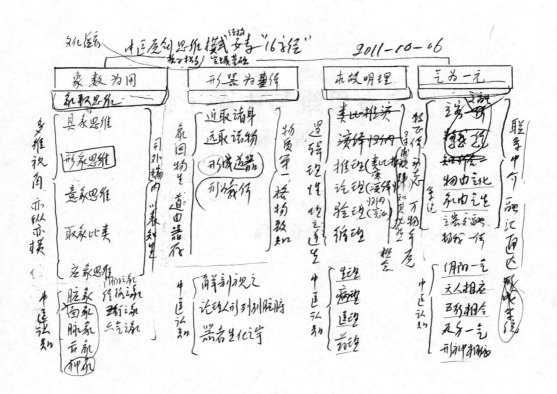

论"取象运数，形神一体，气为一元"的中医原创思维模式

摘　要：提出"取象运数，形神一体，气为一元"是中医学的原创思维模式，指出该模式符合思维模式和思维要素的界定；并对中医原创思维模式的要素"象数"、"形神"、"气"之内涵进行详细的阐述，并认为该模式在对生命进行认知的思维过程，亦是"明理"、"求理"的过程。中医原创思维是中华民族最具原始创新的科学智慧，它以不同的视角与思维方式认识生命和健康，形成了独特的理论体系。

关键词：中医；原创思维模式

要明白什么是中医原创思维模式，首先应该明确什么是思维模式。思维模式是在一定时代的人们在一定的观念、知识和方法的基础上形成的思维过程中的思维形式、思维方法和思维程序的总和，是一种思维框架，它本质上是人们社会生产和生活的反映。简言之就是指人类思维过程中采用什么思维方式。同时，人的思维过程包含三个要素，思维主体、思维工具和思维对象。中医原创思维模式的研究应符合思维模式和思维要素两个界定条件。什么是中医学的原创思维模式？中医学的原创思维模式是中国传统医学认识自然生命现象，解决医疗实践问题的开拓性的、特有的、与众不同的、创造性的思维方式。我们通过对几千年中医学发展史的溯源，提出中医原创思维是以"取象运数，形神一体，气为一元"的整体思维模式，即中医学的"象数观"、"形神观"、"一元观"，三者共同构成的思维模式体现了思维三要素，并符合了思维模式的界定。从思维的过程来看，作为认识的主体（医者），以象数作为认识的工具，获取客体的信息进而认识客体，作为认识客体的人，是形神合一，形神一体的，而"象"、"形神"的内在本质是由气构成的，这是中医独特的、与众不同的思维方式。

（一）象数观：象数思维指运用带有直观、形象、感性的图像、符号、数字等象数工具来揭示认知世界的规律，通过类比、象征等手段把握认知世界的联系，从而构建宇宙统一模式的思维方式，是象思维和数思维的合称。[1]

1、象思维："象"在中国传统文化中，主要有物象和意象两层意思，是事物

---

[1]张其成.中医哲学基础[M].北京:中国中医药出版社,2004:289.

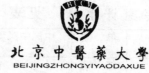

北京中醫藥大學
BEIJINGZHONGYIYAODAXUE

中医原创思维 再思考

一、回答的是"中医、原创思维

中医结作作为自巴科学子属性要回答

中医怎样认识生命现象,健康状态

及为何进行医疗保健的实践的思维

方式,以表述与选择思维根应思维

的不同及其科学内涵与价值;

二、中医学的空文表述,有助确定

思维研究对象与范畴

北京中醫藥大學 王 琦 用笺

地址：北京市朝阳区北三环东路11号79信箱　邮编：100029
电话/传真：(010) 64286312　E-mail: Wangqi710@126.com

图Ⅳ-3　王琦教授研究中医原创思维手稿

专家评审意见表

姓 名	路志正	单 位	中国中医科学院	职 称	
联系方式		邮 箱	Sanzhitang@sohu.com		

中医学脱胎于中国传统文化和古代哲学，是中国传统文化中最灿烂的瑰宝之一，既是古代先民医疗实践经验的总结和概括，更是中国灿烂文化的集中体现和创造性成果，为我国乃至全人类的健康作出了重要贡献。近百年来，社会各层面对中医质疑之声不断，我想这主要是由于思维模式不同造成的，思维模式不同导致认识上的差异。因此，认真研究和构建中医原创思维模式对中医学的发展具有重要意义。

王琦教授经过 2 年多的努力，创见性地提出"取象运数，形神一体，气为一元"的中医原创思维模式，从思维科学的角度阐明了中医理论认知特点和内在规律，反映了认识过程，明确中医医疗实践活动的思维模式，对中医学的发展具有指导性的意义。

"取象运数，形神一体，气为一元"准确提炼和概括了中医原创思维模式的基本内涵，是中医学认知生命、健康和疾病的基本思维框架，体现了中医原创思维的独特性，说明中医学是以不同的思维方式认识生命现象。"象数—形神—气"三者是一个不可分割的整体，其在理论认知上体现了中医学的特点--整体论原则，表明中医思维是"天人合一"、主客交融、物我一体，是一个不破坏、不干扰、自然态的整体。"取象运数"是医者从认识开始，采用司外揣内、以表知里的思维方式；"形神一体"说明从认识的主体到客体，这个客体是形神合一，不可分离，这是中医学不同于西方医学的对人体的认识；"通天下一气尔"从本体论上说明了世界万物以及作为万物之一的人的本原，从认识的现象深入到本质。

中医学的发展必须理论和实践相结合，理论能够指导临床实践。王琦教授提出的"取象运数，形神一体，气为一元"中医原创思维模式，是根源于医疗实践，是对临床医疗实践的总结和提炼，必然能够对实践起到很好的指导作用。

总而言之，王琦教授提出的"取象运数，形神一体，气为一元"的中医原创思维模式是不同于建立在解剖学、生物化学、生理学等人体的还原论医学模式，展现了人与自然及人体自身整体论思维图景，必将促进中医学的发展，是中医界的一件大事。因此，对王琦教授的研究表示支持与肯定。

专家签字：路志正

2011 年 11 月 28 日

图Ⅳ–4　国医大师路志正对中医原创思维的评议

专家评审意见表

姓　名	李济仁	单　位	皖南医学院	职　称	教授
联系方式	0553-5711245	邮　箱	241001		

　　中医原创思维是中医学的灵魂，也是中医学区别于其他医学的本质特色。王琦教授提出"取象运数，形神一体，气为一元"是中医原创思维模式，这一学术观点是作者经过查阅大量相关文献、征求各方面意见之后提出来的，是作者深入思考的结果，我很赞同。

　　这一观点涵盖了中医思维模式的几个最重要的要素"象数""形神""气"，理清了这几个思维要素之间的关系。文章就这几个思维要素的内涵进行了详细的阐述，指出"象数观""形神观""气一元论"作为中医思维的三要素，符合中医整体思维特征。这一命题既考虑到了中医思维认识的主体和客体，又把握了中医思维认识的工具和本原。"象数"、"形神"的内在本质通过"气"贯通内外上下，达到整体联系、动态统一，这一表述充分体现了中医学独特的、原创性思维特征。

这一研究必将大大推进中医学的传承与发展，有效地指导中医的临床实践，并对中医核心价值体系的弘扬具有重要的意义。

专家签字 李济仁

2011 年11 月29日

图Ⅳ-5　国医大师李济仁对中医原创思维的评议

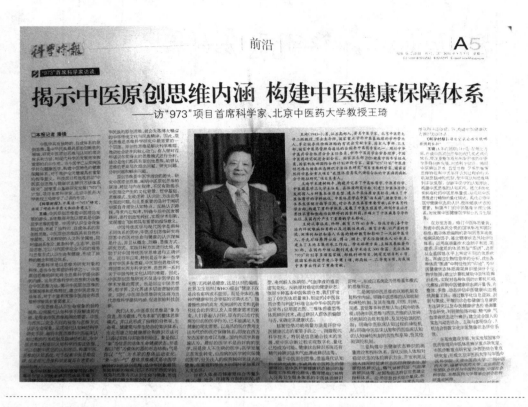

图Ⅴ-1　科学时报发表《揭示中医原创思维内涵，构建中医健康保障体系——访"973"项目首席科学家、北京中医药大学教授王琦》一文

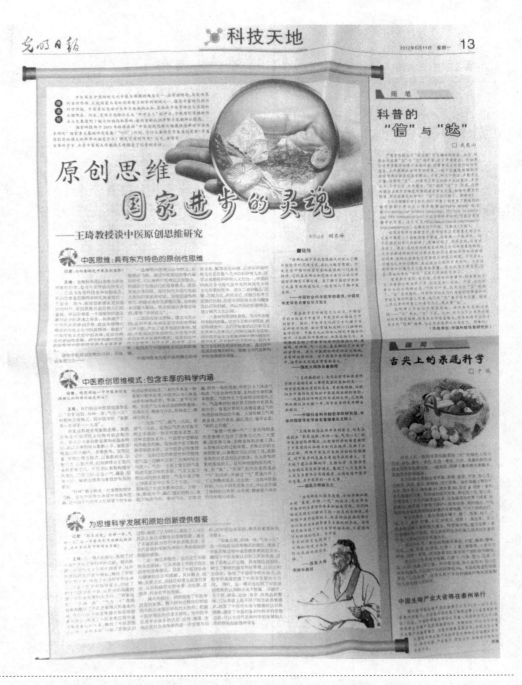

图 V -2　光明日报发表《原创思维 – 国家进步的灵魂——王琦教授谈中医原创思维研究》一文

鸣　谢

本书在编写过程中参考了以下著作：

[1] 施莫邦，王琦.中国大百科全书·中国传统医学卷辨证分支 [M].北京：中国大百科全书出版社，1992.

在此，特向参与以上著作编写者表示感谢！